ÉLÉMENS

D'HYGIÈNE.

TOME SECOND.

DE L'IMPRIMERIE DE J. GRATIOT.

ÉLÉMENS D'HYGIÈNE,

OU

DE L'INFLUENCE DES CHOSES PHYSIQUES ET MORALES SUR L'HOMME, ET DES MOYENS DE CONSERVER LA SANTÉ ;

PAR ÉTIENNE TOURTELLE,

PROFESSEUR A L'ÉCOLE SPÉCIALE DE MÉDECINE DE STRASBOURG, MEMBRE DE PLUSIEURS ACADÉMIES NATIONALES ET ÉTRANGÈRES, ET ASSOCIÉ DE L'INSTITUT DE SANTÉ ET DE SALUBRITÉ POUR LA PRÉFECTURE DU GARD SÉANT A NÎMES.

TROISIÈME ÉDITION.

—

TOME SECOND.

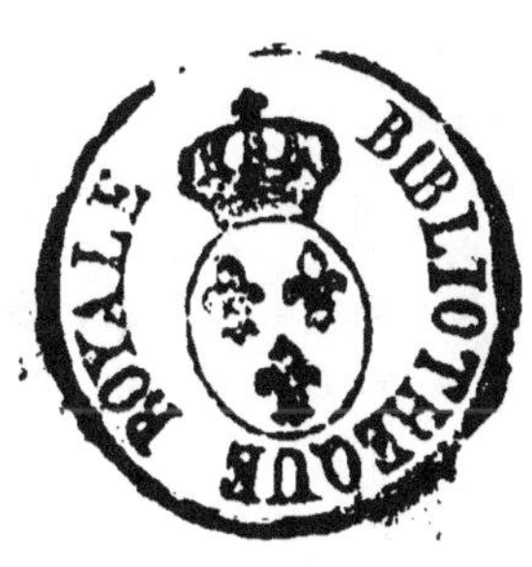

A PARIS,

Chez RÉMONT et FILS, Libraires, rue Pavée, N° 11, près du quai des Augustins.

====

OCTOBRE 1815.

ÉLÉMENS
D'HYGIÈNE,

OU

DE L'INFLUENCE DES CHOSES PHYSIQUES ET MORALES SUR L'HOMME, ET DES MOYENS DE CONSERVER LA SANTÉ.

SUITE DE LA SECTION III.

CHAPITRE III.

Des alimens végétaux.

CETTE classe d'alimens comprend, 1°. les fruits, 2°. les herbes potagères, 3°. les graines, 4°. les végétaux farineux non graminés, 5°. enfin, les noix.

ARTICLE PREMIER.

Des Fruits.

Les botanistes donnent le nom de fruit à la substance reproductive de l'arbre ou de la plante : ainsi le gland est le fruit du chêne, la poire celui du poirier, etc. Le nom de fruit s'étend également aux graines de toutes les espèces, soit nues, soit renfermées dans une enveloppe quelconque. Mais on ne considère dans l'hygiène que les fruits dont se nourrit l'homme.

On peut en général diviser les fruits, par rapport à leur saveur, 1°. en fruits acides, 2°. en fruits doux, 5°. enfin, en fruits astringens ou acerbes.

§ Ier. *Des fruits acides.*

Les fruits, surtout ceux d'été, appelés par les Latins *fructus horœi*, sont en général rafraîchissans; ils apaisent la soif, et excitent, en vertu d'un léger stimulus, la sécrétion de la salive et du suc gastrique; ils jouissent aussi, mais non dans un degré éminent, de la vertu antizymique : c'est pourquoi ils sont très utiles dans les maladies inflammatoires et bilieuses.

Les fruits possèdent aussi à un haut degré la qualité sédative, car ils diminuent d'une manière très sensible l'action du système sanguin : ils produisent cet effet dès qu'ils sont reçus dans l'estomac. Il paraît que c'est à leur vertu sédative qu'ils doivent la propriété de diminuer la chaleur animale. Il est très vraisemblable qu'en affaiblissant l'action du système vasculaire, ils empêchent le sang artériel de repasser rapidement à l'état de

sang veineux; il en résulte que, ce sang ne repre-
nant pas promptement de l'hydrogène carboné,
il s'en dégage moins de calorique. Outre cela,
comme ils agissent sympathiquement sur tout le
système, ils diminuent la fréquence des actes de
la respiration, et il passe par conséquent moins
de calorique dans le sang pulmonaire. C'est de
cette seule manière qu'on peut concevoir leur action réfrigérante. On a voulu expliquer celle-ci
en assimilant ces substances aux sels qui produisent du froid lors de leur solution dans l'eau;
mais cette explication n'est pas satisfaisante; car le
froid occasionné par les sels ne dure que l'instant
de la solution, au lieu que les fruits produisent
cet effet sur le corps pendant un espace de temps
très long. D'ailleurs, les acides qui s'échauffent
avec l'eau à un degré très marqué, sont de puissans
réfrigérans, lorsqu'on les avale étendus dans une
certaine quantité d'eau.

Les vertus dont je viens de parler rendent
l'usage des fruits très utile dans les maladies où
l'action des vaisseaux est très augmentée, ainsi que
dans les affections nerveuses qui dépendent d'un
excès de force et de ton. Van-Swieten cite l'observation d'un maniaque qui fut entièrement guéri
après avoir mangé une grande quantité de cerises.
On trouve dans les écrits des médecins plusieurs
guérisons de ce genre opérées par l'usage des fruits.

Néanmoins l'excès peut en être très préjudiciable à la santé, surtout lorsqu'ils sont récens : ils produisent la dyspepsie, la diarrhée, et plusieurs autres affections analogues. L'expérience prouve aussi qu'ils peuvent déterminer le retour des fièvres intermittentes et des dyssenteries : leur puissance débilitante favorise singulièrement l'action morbifère du miasme des marais, qui est le principe de ces maladies, et dispose éminemment le système à les contracter.

Les acides décomposent la bile, et la font couler par le bas. Les fruits d'été produisent cet effet en raison de l'acide qu'ils contiennent, et leur usage modéré prévient ainsi les désordres qu'occasionnent la surabondance et l'acrimonie de cette humeur. Les fruits contiennent en outre une certaine quantité de matière sucrée qui les rend nourrissans. Ils fermentent dans l'estomac et y laissent dégager beaucoup d'air; ils sont diurétiques à raison de l'acide et de l'eau qu'ils contiennent. Leur usage est indiqué en été par la nature même, et c'est sans raison que quelques médecins des siècles précédens les regardaient comme pernicieux, et leur attribuaient des maladies qu'ils guérissent au contraire ou préviennent. L'auteur de la nature les a fait croître abondamment dans les pays chauds et dans les saisons chaudes, parce qu'ils étaient absolument utiles à l'homme : de là

vient qu'une sorte d'instinct les lui fait rechercher
de préférence aux autres alimens, dans ces pays et
dans ces saisons, de même que dans les cas où le
système humoral tend fortement à la bilification (1).
Il convient néanmoins de n'en pas abuser, ainsi
que je l'ai déjà dit, surtout dans la convalescence
des fièvres d'accès et des dyssenteries, et dans les
pays où ces maladies sont endémiques.

Les fruits qui n'ont pas le degré de maturité
convenable sont mal sains et doivent être rejetés
de l'usage. Leur tissu compact les rend moins solubles ; ce qui fait que, séjournant trop dans l'estomac, ils passent à la fermentation acide, qui,
lorsqu'elle n'est pas contenue dans de justes bornes,
occasionne pour l'ordinaire du trouble et du désordre dans toute la machine. Les fruits, même
parvenus à leur dernier point de maturité, et dont
on use immodérément, donnent lieu à de semblables effets, en contractant cette même fermentation, surtout ceux qui, dans l'état de maturité,
contiennent beaucoup d'acide.

On met dans la classe des fruits acides, les baies
d'épine-vinette, les cerises aigres, les citrons, les
pommes et les groseilles rouges.

____

(1) *Creator eos (fructus) jussit abundare æs tempore, dum molesto calore æstuant sub æstivo aëre homines, et disponitur sanguis ad atrabiliariam, nec non inflammatoriam cacochymiam ; durant in æstatem usque, ut illorum usu [illegible] possit, et [illegible] [illegible] saburra æstate [illegible] collecta.* VAN-SWIETEN.

I. *L'épine-vinette, vinétier (berberis ; berberis vulgaris*, LINN.), est un arbrisseau épineux qui croît dans toute l'Europe et en Amérique. Les étamines de ses fleurs donnent des signes d'irritabilité quand on les touche. Ses baies mûrissent en automne : elles contiennent de l'acide citrique, et ont un goût exquis lorsqu'elles ont éprouvé la gelée. On fait un très grand usage de ce fruit en Egypte, où cet arbrisseau est très multiplié, surtout dans les fièvres ardentes et pestilentielles. Prosper Alpin rapporte qu'ayant été lui-même attaqué d'une fièvre pestilentielle, avec diarrhée considérable, il n'avait dû son rétablissement qu'aux baies de l'épine-vinette. Simon Pauli en a obtenu le même succès et fut guéri dans un cas semblable à celui d'Alpin. On fait avec ce fruit du sirop, de la gelée, et des confitures qui offrent une boisson et une nourriture aussi agréables qu'utiles dans tous les cas où la diète rafraîchissante est nécessaire.

II. Les *cerises aigres (cerasa acida ; **prunus cerasus**,* LINN.; *cerasus sativa, fructu rotundo, rubro et acido,* TOURN.), fruits à noyau d'un arbre dont le tronc est d'une moyenne grosseur, très aigres et très rafraîchissans : ils contiennent à peu près autant d'acide citrique que d'acide malique. La chair en est succulente, et ce fruit est aussi sain qu'il est beau et agréable, surtout quand il est cuit ou adouci avec du sucre.

III. Les *citrons* (*citreum malum ; citrus medica* , L.), fruits à pepins d'un petit arbre toujours vert, qui a été apporté d'abord de l'Assyrie et de la Médie en Grèce, et de là dans les pays méridionaux de l'Europe : c'est pourquoi ses fruits sont appelés en latin *mala medica, mala assyria.* On ne mangeait point encore de citron du temps de Pline ; l'usage en commença du temps de Galien et d'Apicius. Il contient une grande quantité d'acide citrique, et il jouit des mêmes vertus que les fruits précédens.

IV. Les *pommes* (*poma, mala ; pyrus malus,* L.), fruits à pepins d'un arbre qui est propre aux pays tempérés. Il est rare dans le milieu de l'Italie et des départemens méridionaux de France, à cause de la chaleur du climat. Il en existe beaucoup d'espèces et de variétés. Les plus estimées sont les *reinettes* , les pommes de *Rambour,* celles de *calville rouge,* la *reinette d'Angleterre,* le *fenouillet,* la pomme *violette* et d'*api.* Les pommes sont très nourrissantes , et contiennent beaucoup d'acide malique et d'acide carbonique. Ce dernier rend ces fruits très flatulens. Les pommes sauvages sont très aigres ; on ne s'en sert guère que pour faire du cidre, dont la qualité est supérieure à celui qu'on obtient des fruits du pommier cultivé. Le cidre est la boisson ordinaire dans la ci-devant Normandie et dans plusieurs provinces d'Angleterre. L'usage immodéré des pommes n'est pas sans danger : il donne quelquefois lieu à des maladies graves, et surtout à des coliques très dangereuses, et à des affections rhumatismales ; la *colique végétale* en est souvent l'effet. Celle qui régna épidémiquement dans le Dévonshire en 1724, et qui a été décrite par Huxham, était due à l'usage excessif qu'avait fait le peuple du cidre, ainsi que des pommes qui avaient été très abondantes. Ce sont sans doute de semblables accidens, occasionés par les pommes, qui ont fait dire à Horace que es années fertiles en pommes étaient mauvaises : *Pomifero grave tempus anno* (1).

V. Les *groseilles* (*ribesia*), fruits d'un arbuste dont on cultive deux espèces dans les jardins : la première est originaire des bois (*ribes rubrum*, Linn.) ; elle a deux variétés, l'une à baies rouges l'autre à baies blanches, en grappes : la seconde est le cassis, ou groseille noire, qui est bien moins aigre, et qui a une odeur nauséabonde (*ribes nigrum*, L.). Elle est originaire des bois humides. Les groseilles noires ont la propriété de faire couler les urines. On en fait un ratafia, en y ajoutant une poignée de ses feuilles ; il passe pour être stomachique, et bon contre les indigestions : il est permis de douter de ces vertus. Les groseilles rouges sont les plus rafraîchissantes ; elles contien-

---

(1) Od. 23 , lib. III.

nent à peu près autant d'acide citrique que d'acide malique; elles ont plus d'arome que les blanches, et le perdent quand elles ont atteint leur point de maturité parfaite. On mange les groseilles blanches et rouges encore attachées à leurs grappes et sans aucune préparation; ou bien on les en sépare et on les mêle avec le sucre. Les enfans, et surtout les jeunes filles qui sont affectées des pâles couleurs, les femmes enceintes et les fébricitans, les recher-chent avec avidité à cause de leur saveur acide, vineuse et agréable. On en fait avec le sucre des confitures qui fournissent un aliment léger et rafraî-chissant, qui convient surtout dans les convales-cences des maladies aiguës. On fait avec le suc de ces fruits un sirop qui ne diffère guère de celui de limons, et que son goût agréable a fait passer de la pharmacie à la boutique du limonadier. On peut faire du vin avec toutes les espèces de groseilles.

§. II. *Des fruits doux.*

Les fruits doux contiennent plus de sucre que d'acide: ils sont non seulement très agréables au goût, mais encore très nourrissans et d'une diges-tion aisée, car ils sont très solubles dans le suc gastrique. Cette classe comprend l'ananas, les abri-cots, les oranges, les cerises douces, les melons, les melons d'eau, les concombres, la courge, les dattes, les figues, les fraises, les framboises, les fruits de grenade, les jujubes, les pommes douces, les mûres, les mûres du renard, les pêches, les pennes, les raisins et les groseilles à maquereau.

I. L'*ananas* (*bromelia ananas*, LINN.), plante originaire de l'Amérique méridionale. On la rencontre aussi dans l'île de Madagascar. On le cultive dans les jardins d'Europe; mais sa culture exige beaucoup de soins. Son fruit a une saveur exquise, et qui surpasse celle de tous les fruits connus. Il se digère très aisément, est très nourrissant et provoque les urines. On en retire par expression un suc dont on fait une excellente liqueur, qui vaut presque la malvoisie, et qui est enivrante. Ce fruit confit est propre à ressusciter les feux de l'amour. On le mange aussi cru ou par tranches, dans du vin et dans de l'eau-de-vie.

II. Les *abricots* (*mala armeniaca; prunus armeniaca*, LINN.), fruits à noyaux d'un arbre originaire d'Arménie, acclimaté dans les pays chauds et tempérés de l'Europe. Il en est de plusieurs espèces : on en distingue entr'autres deux qui diffèrent, en ce que l'amande de l'une est douce, tandis que celle de l'autre est amère. La fleur hâtive de l'abricotier demande à être garantie, par des paillassons, de l'impression des froids tardifs, qui la font tomber. Le fruit des abricotiers qui viennent en plein vent ont un goût et un parfum supérieur à ceux d'espalier, sans doute parce que les premiers profitent davantage des influences de l'atmosphère. Les abricots sont très faciles à digérer et très nourrissans, mais ils passent vite. Cullen les regarde comme les plus sains des fruits à noyau. Galien les préférait aux pêches. Ils font l'ornement des tables, soit crus, soit confits au sucre, ou préparés en marmelade, en compote, etc. Le noyau entier ou concassé, entre dans le ratafia de noyaux : on peut retirer de l'huile de son amande, et en faire de l'orgeat. Il découle des abricotiers une gomme qui peut remplacer la gomme arabique. L'extravasion de cette gomme est pour les abricotiers une maladie qui fait périr les branches.

III. Les *oranges douces* (*aurantia ; citrus aurantium*, Linn.), fruits à pepins de l'oranger, petit arbre originaire de la Chine, naturalisé dans le midi de la France. L'oranger est un des plus beaux arbres, par la blancheur et l'odeur suave de ses fleurs très recherchées des abeilles, par ses feuilles d'un beau vert et dont il ne se dépouille pas, par ses fruits couleur d'or, et par le spectacle agréable des boutons, des fleurs épanouies et des fruits qu'il réunit en même temps. Les oranges douces jouissent, dans un degré éminent, de la vertu sédative et rafraîchissante. Leur usage est très utile dans les pays chauds et dans les saisons chaudes, pour prévenir les fièvres inflammatoires et les maladies bilieuses putrides. On distille les fleurs d'orange, et on en retire une huile volatile et une eau aromatique très agréable, que l'on emploie dans les parfums et dans les assaisonnemens. Son écorce donne aussi de l'huile volatile que le sucre rend miscible à l'eau. Le fruit se mange cru et confit. L'espèce d'oranges la meilleure est celle dont la chaire est rouge.

IV. Les *cerises douces* (*cerasa dulcia*). Il en est un grand nombre d'espèces et de variétés, dont les principales sont le cerisier ordinaire à fruits doux; le *bigarreautier* (*cerasus carne durá*); le *griottier* (*cerasus sativa fructu majori*); le *guignier* (*cerasus fructu aqueo*), et le *mérisier*, ou grand cerisier des bois (*cerasus fructu nigro*). Toutes ces espèces diffèrent par rapport à la grosseur, à la couleur, à la consistance et à la saveur. Elles contiennent beaucoup de sucre, sont très nourrissantes et faciles à digérer.

Le cerisier croît naturellement dans les bois des environs de la mer Noire et de la ville de Cherasonda ou Chirisonda. Ce n'est pas Lucullus qui a introduit le premier cet arbre en Europe, car Diphilus Siphnius, contemporain de Lysimaque, a déjà parlé des cerises. Van-Swieten rapporte plusieurs guérisons de maniaques opérées par l'unique usage des cerises prises à la quantité de plus de vingt livres par jour. Fernel a vu plusieurs mélancoliques guérir par la décoction de cerises desséchées.

V. Les *melons d'eau, pastèques* (*citrulli, anguriæ; cucurbita citrullus*, LINN.), plante cucurbitacée, annuelle, originaire de la Jamaïque. Quelques amateurs la cultivent en Europe. Ses fruits sont d'une grandeur énorme; on en voit en Égypte qui ont plus de trois pieds de long sur deux de large. Ils sont très nourrissans et rafraîchissans, et font la principale nourriture du peuple dans ce pays, durant une partie de l'été. Ils sont très diurétiques; mais comme ils sont très froids et très fermentescibles, on ne doit en user qu'avec prudence. On les confit au sucre; dans cet état, ils sont moins à redouter.

VI. Les *melons* (*melones; cucumis melo*, L.), plante cucurbitacée, rampante, annuelle, à fleurs mâles et femelles séparées sur le même pied, et originaire d'Afrique. Il existe un grand nombre de variétés de melons. Les meilleurs sont les *cantaloupes*, remarquables surtout par leurs grosses galles : on estime surtout ceux de grosseur moyenne et à chair rougeâtre. Les melons ont une odeur aromatique et suave; ils contiennent une certaine quantité de matière sucrée, et sous ce rapport ils sont nourrissans : mais ils passent aisément à la fermentation, et produisent dans les estomacs faibles les effets qui résultent de l'acidité, la colique, les vents, la diarrhée, et quelquefois la dyssenterie. Il convient d'en user modérément, surtout lorsque l'estomac ne digère pas aisément. On peut prévenir les effets et aider la digestion du melon, en l'assaisonnant avec le sucre, ou du sel et du poivre, et en buvant un peu de bon vin par-dessus. Le melon diminue singulièrement la transpiration, d'après les expériences de Sanctorius ; mais il augmente ordinairement les urines, non seulement en raison de la grande quantité d'eau qu'il contient, mais encore parce qu'il possède, comme diurétique la faculté d'exciter le sentiment propre des organes urinaires, et par conséquent d'en augmenter l'action. Il jouit aussi de la vertu laxative dans un plus haut degré que la plupart des autres fruits, et cette vertu est commune à tous les fruits de la classe des cucurbitacées. Le melon, encore vert et petit, se confit au vinaigre. On le mange cru quand il est mûr. Sa semence sert à faire des émulsions ; les anciens la mettaient au nombre des quatre semences froides majeures : on en tire aussi par expression une huile très anodine. Les chevaux aiment beaucoup la côte du melon.

VII. Les *dattes* (*dactyli*), fruits à noyau, qui contiennent une grande quantité de matière sucrée, et qui sont très nourrissans. Leur qualité nutritive est démontrée par l'usage de plusieurs nations qui en font leur unique nourriture : des familles entières dans l'Égypte, la Syrie, la Perse et la Turquie, ne vivent que de dattes. Elles sont légèrement astringentes; c'est pourquoi Hippocrate les recommandait dans la diarrhée.

VIII. Les *figues* (*ficus; ficus carica*, L.), fruit du figuier, arbrisseau laiteux, originaire d'Asie, très cultivé dans le midi de la France, dans l'Europe méridionale et occidentale, et qui ne supporte pas les froids rigoureux. Les espèces principales sont la blanche, la longue, la ronde, l'angélique et la violette.

On a cru que le figuier ne portait point de fleurs, mais les botanistes les ont enfin découvertes; elles sont cachées dans le fruit même : on observe dans l'intérieur, autour de la couronne du fruit, les étamines qui sont supportées par de petits stilets, et les pistils près du pédicule; ceux-ci sont remplacés par de petites graines dures.

Les figues sont en général très adoucissantes et nourrissantes : elles contiennent beaucoup de sucre et de muqueux. Les athlètes en faisaient usage, au rapport de Pline, et les cultivateurs de l'Archipel en font encore aujourd'hui leur principale nourriture. Hippocrate les recommandait, à raison de leur qualité adoucissante et légèrement laxative, dans la constipation et les affections de poitrine et des reins. Les figues se mangent fraîches ou sèches ; on en retire de l'eau-de-vie par la fermentation. Les jujubes et les sébestes diffèrent peu des figues quant aux qualités alimentaires : seulement ces fruits sont moins nourrissans et moins agréables au goût.

IX. Les *fraises* (*fraga ; fragaria vesca*, LINN.), fruits rouges ou blancs du fraisier, qui est une plante basse, traçante, des bois, et qu'on cultive dans les jardins, d'une saveur sucrée et légèrement acidule : elles portent leurs semences à la surface. Les fraises contiennent de l'acide citrique et de l'acide malique, à peu près en égale quantité ; elles sont tendres, très solubles et nourrissantes. On rapporte que les habitans de l'Appenin les sèchent pour en faire usage en hiver. En général elles sont rafraîchissantes et diurétiques. Schultz assure qu'elles ont guéri plusieurs personnes affectées de l'étisie. Hoffmann cite la guérison d'une phthisique opérée par ces fruits. On a des observations de maniaques et de mélancoliques entièrement rétablis par les fraises prises pour toute nourriture durant plusieurs semaines, à la quantité de vingt livres par jour. Le célèbre Linné dit qu'il s'est préservé des retours de la goutte en mangeant tous les ans de grandes quantités de fraises ; mais il est à croire que sa guérison doit être attribuée à une autre cause, car beaucoup de personnes sujettes à cette maladie, ont tenté infructueusement d'en prévenir les accès par ce même moyen. On mange ordinairement les fraises avec du sucre et de l'eau, du vin, du lait ou de la crême : il faut en éviter l'excès, surtout quand l'estomac est faible, car elles s'aigrissent aisément dans l'estomac. On remarque aussi que les urines contractent souvent l'odeur des fraises. Celles qu'on cultive dans les jardins ont un goût plus exquis que celles des bois; cependant ces dernières ont plus de parfum et sont plus salutaires. En laissant fermenter leur suc, elles donnent du vin dont on peut retirer de l'alcohol; si la fermentation se prolonge trop, il s'aigrit et se corrompt. On recommande de laver les fraises avant d'en manger, parce que les crapauds et les serpens, qui en aiment l'odeur, repairent souvent sous les fraisiers, et jettent leur bave sur les fruits. On fait avec le suc de fraises, le suc de limon et de l'eau, mêlés ensemble en quantité égale avec un peu de sucre, une boisson qui est fort agréable, et qu'on appelle *bavaroise à la grecque*. L'eau distillée de fraises est, dit-on, un excellent cosmétique, qui efface les rousseurs et les lentilles du visage : il est permis d'en douter. Au reste elle est un moyen innocent dont les femmes peuvent user sans crainte, car, si elle ne produit pas l'effet qu'on en attend, au moins elle ne saurait faire de mal.

X. Les *framboises* (*rubus idœus* , L.), fruits du framboisier, qui ont beaucoup de parfum et une saveur très agréable. Ils jouissent, à peu de chose près, de toutes les qualités des fraises, et donnent à la distillation une eau chargée d'arome, dont la saveur est délicieuse. On fait en Russie et dans la Livonie polonaise, avec les framboises, un hydromel exquis, et qui ressemble au vin de Portugal. On mange ces fruits crus, mêlés avec les fraises et les groseilles; on en fait des confitures, des gelées, des compotes, des conserves, des dragées, du sirop, du vinaigre : ils entrent dans la composition de plusieurs ratafias. On prépare avec les framboises, le sucre et l'eau, une boisson très rafraîchissante, qui provoque les urines, et d'un goût très agréable. Infusées dans le vin, ou le vinaigre, elles leur communiquent une odeur et une saveur exquises. On ne peut les conserver quelques jours mûres, sans être confites, parce qu'elles moisissent promptement, et qu'il s'y engendre des vermisseaux qui les gâtent. En les faisant fermenter, elles fournissent du vin dont on peut retirer de l'alcohol.

XI. Les *grenades* (*mala punica; punica granatus* , L.), fruits du grenadier, arbrisseau qui croît spontanément dans l'Asie, l'Afrique, et dans l'Europe méridionale et occidentale. Ils ont une saveur douce et vineuse ; il en est qui sont acides. Ils contiennent un grand nombre de grains assez ressemblans à ceux du raisin, dans lesquels est une amande amère et un peu astringente. La pulpe de grenades est nourr ssante ; elles ont les propriétés générales des autres fruits, et n'offrent rien de particulier.

XII. Les *mûres* (*mori*) sont les fruits d'un arbre indigène de l'Europe méridionale, et qui s'est très bien acclimaté en France. C'est cet arbre dont les feuilles servent de nourriture aux vers à soie. Il y en a deux variétés principales, le mûrier blanc (*morus alba,* L.), et le mûrier noir (*morus nigra,* L.). On peut tirer de son écorce, qui est filamenteuse, le même parti que de l'ortie, pour faire de la toile et des cordes : on la détache du bois en le faisant rouir dans l'eau. On peut en faire aussi du papier. Ses fruits sont très doux et très sucrés ; ils n'ont rien d'astringent, ainsi que quelques médecins l'ont pensé ; ils sont au contraire laxatifs.

XIII. Les *mûres de renard* sont les fruits de la ronce des haies (*rubus fruticosus,* L.). Elles sont douces, sucrées, et n'ont pas beaucoup d'arome. Elles sont rafraîchissantes, apaisent la soif, et

2 *

n'ont rien de malfaisant, comme le pensent quelques personnes.

XIV. Les *pommes douces* (*mala dulcia*) ont les mêmes qualités que les autres fruits de cette classe. Néanmoins, comme leur tissu est dur, elles ne se dissolvent que lentement dans le suc gastrique, et passent souvent à l'acidité dans les estomacs faibles. On a vu, dans des cas de dyspepsie, les pommes être rejetées par le vomissement, sans avoir éprouvé d'altération sensible, deux et même trois jours après avoir été mangées. Il convient de les faire cuire et de les assaisonner avec du sucre, de même que les pommes acides, lorsqu'on a l'estomac faible.

XV. Les *pêches* (*persica mala; amygdalus persica*, L.), fruits à noyaux du pêcher, arbre qu'on croit originaire de l'Asie et de l'Amérique. Il y en a un grand nombre de variétés. C'est sans fondement que quelques personnes, qui regardent comme infaillible l'autorité des anciens, leur attribuent des qualités nuisibles et malfaisantes; les pêches fournissent une nourriture innocente, savoureuse, délicate, rafraîchissante et saine, quand on les mange mûres et en petite quantité. On les confit à l'eau-de-vie, au vinaigre, au sucre, et on en fait du vin.

XVI. Les *groseilles vertes, groseilles à ma-*

quereau (*uvæ crispæ, grossularia ; ribes uva crispa*, L.), sont très douces et contiennent une grande quantité de sucre : elles sont très solubles et nourrissantes, mais elles se corrompent facilement dans l'estomac. Les Anglais font du vin de ces fruits mûrs, en les mettant dans un tonneau, et en y jetant de l'eau bouillante ; ils bouchent bien le tonneau, et le placent dans un lieu tempéré durant 20 ou 50 jours, jusqu'à ce que l'eau soit imprégnée de l'alcohol de ces fruits, qui restent alors insipides. On met ensuite cette liqueur en bouteilles avec du sucre : on les bouche, et on n'y touche pas que la fermentation ne l'ait changée en vin.

Lorsque ces groseilles sont encore vertes et non mûres, on les emploie comme assaisonnement en place de verjus.

XVII. Les *raisins* (*uvæ vitis*), fruits à grappe de la vigne (*vitis vinifera*, L.), qui est un arbrisseau sarmenteux, originaire d'Asie, où on le cultivait de temps immémorial, car l'usage du vin doit être aussi ancien que le monde, puisque dans les temps les plus reculés et chez presque tous les peuples, une des parties principales du culte consistait à offrir à l'Être suprême du pain et du vin. La vigne croît naturellement dans les bois de la Louisiane et du Canada, et s'y multiplie d'elle-même.

Il existe un grand nombre d'espèces et de variétés de raisins, qui diffèrent de forme, de grosseur, de couleur, de saveur, de précocité, et dont les uns sont préférables pour la table, et les autres pour le vin. On cultive la vigne dans les pays chauds et tempérés de l'Europe, et elle vient bien partout où les étés ne sont pas courts et où les pluies ne sont pas fréquentes, comme entre le trentième et le cinquante-unième degré de latitude nord : au-delà de ces termes la culture en est infructueuse.

On cultive la vigne dans la plus grande partie de la France ; et peut-être les vignes attirèrent-elles les Francs dans la Gaule, comme elles avaient attiré les Gaulois en Italie. Mais il règne aujourd'hui dans beaucoup de départemens vignobles un abus non moins préjudiciable au bien public qu'à l'intérêt particulier, et dont la cessation est très à désirer ; c'est la culture multipliée de la vigne dans les terrains bas et plats. Outre que le vin qu'on en retire est d'une qualité inférieure, le travail que les vignes ainsi situées exigent, devient nuisible au cultivateur. J'ai vu souvent avec déplaisir les vignes occuper des terrains que leur plan horizontal rend propres à recevoir la charrue : je pensais que l'on peut se passer de vin, mais non de pain.

Il est très certain que les terrains plats ne sont

pas les plus propres à la culture de la vigne. En la
reléguant sur le sol que lui a destiné la nature,
on favorise la population, parce qu'on assure du
pain à un plus grand nombre d'individus. Ce sont
les coteaux, surtout ceux qui sont rapides, qui
conviennent le mieux à la vigne : ils ont le double
avantage de produire de meilleurs fruits et d'en
faciliter la culture. On ne peut façonner les ceps
qu'avec des outils, tels que la marre, le fessoul,
ou le hoyau. Tous forcent également le vigneron
à une position très gênante : il est obligé de se
courber avec excès dans les terrains horizontaux,
et cette attitude, extrêmement fatigante, jointe à
la chaleur du jour, le rend incapable d'un travail
constant. Il résulte de ces efforts contre nature des
accidens innombrables. Il est rare de voir dans un
pays où les vignes sont plantées dans des terrains
bas, de vieux vignerons, ou plutôt de jeunes journaliers que le travail n'ait vieillis, dont le corps
ne soit courbé en devant et la poitrine rentrée
en dedans, et qui ne soient enfin difformes et souf-
frans.

Ces inconvéniens n'ont pas lieu chez les ouvriers
qui cultivent les vignes assises sur les coteaux. Le
vigneron, en remontant du pied vers la cime, n'a
à se baisser qu'à moitié pour atteindre un sol
placé, par sa direction naturelle, presque à la hauteur de ses bras. Alors on ne recueille du vin

qu'où le blé ne peut croître, et on moissonne partout où le bœuf peut tracer des sillons. Le vin est meilleur, et la gaieté qu'il fait naître n'est point empoisonnée par l'idée des malheureux qui se dévouent à la douleur et à une mort prématurée pour le faire venir. Mais que m'importent, dira le riche égoïste, les angoisses et les mutilations du pauvre vigneron, pourvu que je boive le nectar dans des coupes d'or ! car tel est souvent l'effet des richesses ; elles endurcissent le cœur, et le rendent inaccessible aux doux sentimens de l'humanité.

Les raisins possèdent dans un haut degré toutes les qualités des fruits doux et sucrés ; ils contiennent beaucoup de sucre : c'est pourquoi ils sont très nourrisans. On y rencontre aussi de l'acide tartareux et de l'acide citrique tout formés, en différentes proportions, selon le degré de maturité et l'espèce de raisin. C'est la grande quantité de sucre et la présence de l'acide tartareux contenus dans le raisin, qui donnent au vin qu'on retire de ce fruit délicieux, la supériorité dont il jouit sur les autres vins.

Les raisins récens fermentent aisément, et il est prudent de n'en pas manger de grandes quantités, lorsqu'on a l'estomac faible : d'ailleurs leurs pellicules se digèrent très difficilement, et il est des personnes qui, d'après le témoignage de Galien, de Kerckring et de plusieurs autres, ont gardé dans leur estomac des grains de raisins entiers pendant plus de trois mois. Les pepins sont astringens, et le moût très fermentescible : il est dangereux d'en boire, par rapport à la fermentation qu'il contracte bientôt dans les premières voies, et qui occasionne quelquefois les plus grands troubles dans la machine. *Mustum inflat et subducit ac conturbat fervens in ventre, et alvo secedit* (Hipp., lib. II de Diætâ).

On mange les raisins frais, secs ou confits. On fait sécher principalement, comme les plus agréables au goût et les plus faciles à conserver, les *raisins de Corinthe* (*passulæ minores*), dont les grains sont plus petits que ceux des groseilles rouges, et les *raisins de Damas,* dont les grains ressemblent à de petites prunes par leur grosseur; ils sont très nourrissans, et ceux de Corinthe plus laxatifs.

XVIII. Les *prunes* (*pruna; prunus domestica,* L.), fruits à noyaux du prunier, arbre moyen, originaire de l'Europe méridionale, et dont il existe un grand nombre de variétés, qui diffèrent par la forme, la couleur, la saveur, le volume et l'époque de leur maturité. Les principales sont, 1°. la *prune de Damas noir,* ou le *gros damas violet de Tours.* On la mange crue; on en fait aussi des pruneaux : sa pulpe est laxative. On en prépare et on en fait sécher de grandes quantités dans la ci-devant Touraine. 2°. La *prune de Monsieur*, qui est très belle et grosse, d'un jaune violet : elle est très bonne, surtout dans les pays chauds, comme dans les départemens méridionaux de France. 3°. La *prune de Sainte-Catherine*, qui est grosse, blanche, bonne à manger et à faire des pruneaux. 4°. Le *damas gris*, ou *prune abricotée*, qui est grosse, ronde, blanche, un peu rouge, ce qui la fait ressembler à un petit abricot, et d'un goût exquis. 5°. La *prune de Brugnoles*, qui est petite, d'un rouge clair, d'une chair un peu ferme, légèrement acide et vineuse; elle est humectante et rafraîchissante. 6°. La *reine-claude*, dont la peau est fine, verte, la chair succulente et très sucrée ; elle est la meilleure de toutes les prunes. 7°. Enfin, la *mirabelle*, qui est estimée particulièrement en confitures.

Les prunes ont en général beaucoup d'analogie avec les abricots, par rapport à leurs effets sur l'économie animale. Celles qui sont les plus aqueuses, fermentent aisément dans l'estomac; celles qui sont douces et qu'on a desséchées, sont très laxatives. En général, les pruneaux sont de tous les fruits secs ceux qui conservent le plus la qualité laxative. La dessiccation dépouille les fruits d'une grande partie de leur eau et de l'air qui y était contenu : elle concentre la matière sucrée, et les rend ainsi plus doux et plus nourrissans. Les prunes sont très fermentescibles : on en retire par la distillation, lorsqu'elles ont fermenté, une liqueur forte qui approche de l'eau de cerises, et qu'on appelle *zwetschgen-wasser*.

Tous les fruits acides et doux jouissent plus ou moins de la vertu laxative, et sous ce rapport ils diminuent la transpiration.

§ III. *Des Fruits astringens ou acerbes.*

On appelle fruits astringens ceux qui ont la propriété de rapprocher, de resserrer le tissu des solides, de les condenser et d'en augmenter la force de cohésion. Toutes les substances végétales astringentes ont une saveur âpre et acerbe : elles contiennent pour la plupart l'acide gallique dont on reconnaît aisément la présence par la précipitation du fer en noir, qu'il opère des différentes dissolutions de ce métal par les autres acides.

Les principaux fruits qui ont la saveur âpre, sont les prunelles, les cornouilles, les coings, les nèfles, les airelles, les olives, les poires et les sorbes.

I. Les *prunelles* (*prunioli ; prunus insitiva*, L.), sont les fruits d'un arbrisseau épineux, appelé prunellier ou prunier sauvage. Ils sont astringens quand ils sont encore verts, et un peu laxatifs quand ils sont mûrs. Ils sont peu estimés et d'un goût désagréable. En Allemagne, on prépare avec les prunelles une sorte de vin et de bière qu'on recommande dans les flux de ventre et les règles immodérées. On fait sécher les prunes sauvages non mûres, et on les fait fermenter ensuite avec du moût ou de la bière. On exprime aussi le suc de prunelles non mûres, et on l'épaissit par la coction, jusqu'à la consistance d'extrait solide. On lui donne le nom d'*acacia d'Allemagne*, et on le substitue au vrai acacia; cependant il est plus acide et plus astringent. Le suc de ces mêmes fruits, exprimé après la maturité, est purgatif; les droguistes s'en servent pour falsifier le tamarin.

II. Les *cornouilles* (*corna; cornus mas*, L.), fruits à noyaux d'un petit arbre originaire des bois, qui croît dans l'Europe tempérée, qu'on cultive, et dont il existe plusieurs espèces. Ils ont une saveur âpre et sont astringens. On s'en servait autrefois en médecine, et on les mange rarement crus ; on les confit comme l'épine-vinette, et au vinaigre, comme les olives. On les mêle aussi à d'autres fruits pour faire des boissons fermentées. On s'en sert encore pour perfectionner le cidre et le poiré. L'amande du noyau donne de l'huile.

III. Les *coings* (*cydonia; pyrus cydonia*, L.), fruits à pepin du cognassier, arbre moyen qui a été apporté de Crète en Italie, et qu'on cultive aujourd'hui dans toute l'Europe. Leur chair est très odorante, et un peu acide; ils sont astringens. On les mange rarement crus : cuits, ils sont plus amis de l'estomac. C'est avec leur pulpe qu'on fait la gelée appelée *cotignac*, ou rob de coing. On en fait aussi du vin, des liqueurs, et un sirop que l'on croit propre à évacuer ou à corriger la pituite. Ses semences sont mucilagineuses et propres à faire des émulsions.

IV. Les *nèfles* (*mespili; mespilus germanica*, L.), fruits du néflier, arbre moyen qui croît dans l'Europe tempérée. Ils ont une saveur âpre, mais ils acquièrent en vieillissant de la douceur, et un goût vineux. Ils sont si astringens, que Wedel rapporte les avoir vus occasionner une constipation suivie de l'épilepsie.

V. Les *airelles*, ou *mirtilles, raisins des bois, morets* (*mirtilli ; vaccinium myrtillus*, L.), fruits d'un petit arbrisseau qui croît dans toute l'Europe. Ils sont âpres, astringens et mêlés d'une certaine douceur, ce qui les fait rechercher des bergers et des montagnards. On en fait un rob qui est astringent, et qu'on peut substituer au suc d'acacia. Les falsificateurs se servent des baies de l'airelle pour donner la couleur rouge aux vins blancs, qui en deviennent astringens.

VI. Les *olives* (*oleæ ; olea europæa*, L.),

fruits à noyau de l'olivier, petit arbre qui croît naturellement dans l'Europe méridionale et dans l'Asie orientale. On recueille ses fruits vers le commencement d'octobre, non encore mûrs, et on les lessive avec des cendres pour les dépouiller de leur principe amer : on les assaisonne ensuite, et on les envoie ainsi dans des barriques par toute l'Europe. Les olives sont astringentes : elles contiennent une certaine quantité d'huile douce et agréable, qu'on en retire par expression, et qui est d'un usage très étendu. Elles sont difficiles à digérer, et les personnes d'une constitution faible et délicate doivent s'abstenir d'en manger. Les branches ou rameaux d'olivier sont, depuis très long-temps, des signes de concorde, d'amitié et de paix, comme les branches de laurier sont l'emblème de la gloire.

VII. Les *poires* (*pyri; pyrus communis*, L.), fruits à pepin du poirier, grand arbre des forêts. Il en existe au moins cent cinquante variétés, différentes par la grosseur, la couleur et la saveur. C'est le poirier sauvage qui leur a donné naissance. Celui-ci donne des fruits extrêmement âpres, dont les habitans des Pyrénées font un cidre d'une mauvaise qualité. C'est la culture qui a adouci les fruits du poirier, et qui les a rendus très doux, pour la plupart; car il y en a qui retiennent de l'âpreté de la poire sauvage, et qui occasionnent,

quand on les mange, un sentiment de strangula-
tion. Le poirier se dépouille de ses épines par la
culture; mais si on le multiplie en en semant les
pepins, il reprend ses épines, et les fruits en sont
âpres comme ceux de l'espèce des bois. Les poires
des espèces cultivées ont à peu près les mêmes
qualités que les pommes douces : elles sont plus
aqueuses, plus sucrées, et passent par conséquent plus aisément à la fermentation acide dans
les premières voies; elles sont aussi plus laxatives.

On ne doit point manger les poires avant leur
parfaite maturité, parce qu'elles sont d'un mauvais
suc et très nuisibles. En général, les poires sont,
pour la plupart, venteuses, et on corrige cette qualité par la coction. On les mange crues, séchées,
tapées, cuites, confites au sucre, à l'eau-de-vie, et
au vin cuit. Dans les pays où la vigne ne croît pas,
on fait, en exprimant le suc des poires, une boisson
appelée poiré. Le poiré nouveau est très agréable;
il ressemble au vin blanc, mais il ne se conserve pas
comme le cidre : on en tire une excellente eau-de-
vie, et du vinaigre.

VIII. Enfin, les *sorbes* ou *cormes* (*sorba; sor-
bus domestica*, L.), fruits à pepins du sorbier ou
cormier, cochêne, un des beaux arbres de nos forêts, qui se plaît dans les climats tempérés de l'Europe : ils sont petits, ont la forme de la poire, et

une saveur âpre. Les sorbes , bien mûres , sont agréables au goût , et préférables aux néfles : leur usage convient spécialement dans les diarrhées par relâchement ; Hippocrate s'en servait dans ces cas. On retire de ces fruits , par la fermentation , un cidre plus fort que celui des pommes.

ARTICLE II.

Des Plantes potagères.

Les plantes potagères, appelées en latin *olera ,* sont douces et presque insipides ; elles ne contiennent qu'une modique quantité de mucilage ou *muqueux :* de là vient qu'elles sont peu nourrissantes. Celles qui sont très sapides sont employées plutôt comme assaisonnemens que comme alimens. Elles ont la plupart un tissu tendre et sont très solubles , mais très acescentes, et contiennent beaucoup d'acide carbonique : c'est pourquoi elles produisent très souvent des aigreurs et des vents. Ces effets sont d'autant plus sensibles qu'elles sont plus avancées dans leur vie végétale : ainsi il est nécessaire d'en dégager l'acide carbonique par la coction , et d'y joindre des assaisonnemens.

I. Le *concombre* (*cucumis ; cucumis sativus,* Lin.), fruit d'une plante cucurbitacée annuelle : ses variétés sont le blanc , le jaune , celui à gros fruits :

Il est des potirons hâtifs qui donnent un fruit plus petit, vert, appelé *cornichon*, que l'on blanchit, et que l'on confit au vinaigre et au sel. L'usage de se servir du cuivre pour augmenter ou conserver leur couleur verte est très pernicieux, et doit être absolument proscrit. Le concombre contient beaucoup de matière nutritive : Hippocrate le mettait au rang des alimens qui engraissent. On en fait usage de nos jours avant qu'il ne soit bien mûr, et dans cet état il n'est que très peu nourrissant. Il est aqueux, acescent et rafraîchissant. Ces qualités le font estimer en été; mais comme il n'est pas bien soluble dans le suc gastrique, et qu'il séjourne long-temps dans l'estomac, on n'en doit user que modérément, surtout lorsque ce viscère est faible et paresseux. Il convient même d'y ajouter quelques assaisonnemens : autrement on a à craindre des rapports aigres, des flatuosités, des coliques, la diarrhée; en un mot, les symptômes qui accompagnent ordinairement les mauvaises digestions. On le mange cru, ou cuit; ses semences sont émulsives, donnent de l'huile, et font partie des quatre semences froides.

II. La *courge* ou *calebasse* (*cucurbita*; *cucurbita pepo*, L.), fruit d'une plante cucurbitacée annuelle. Sa chair ou pulpe est très aqueuse, peu nourrissante, mais rafraîchissante et laxative. On ne la mange point crue, parce qu'elle est fade et insipide; mais on la fait entrer dans les potages. En général, toutes les cucurbitacées jouissent des mêmes propriétés, mais elles sont laxatives, ainsi que l'avait remarqué Hippocrate. *Cucurbita frigefacit, et humectat, et alvum movet* (Lib. II, de Diætâ). Leur usage habituel n'est point salubre; elles affaiblissent, causent des tranchées, la diarrhée, et quelquefois le vomissement. La coloquinte, qui est de cette famille, ainsi que le concombre sauvage, sont de violens purgatifs.

III. Le *potiron* (*melopepo; cucurbita melopepo,* L.), fruit d'une plante annuelle du genre des cucurbitacées, qu'on cultive dans les jardins. Le potiron contient beaucoup plus de matière nutritive que les précédens; il se convertit en une substance farineuse, lorsqu'il a acquis le degré de maturité convenable, et dans quelques pays on mêle une partie de cette farine avec deux de celle de froment, pour en faire du pain, qui est très nourrissant. La semence du potiron est une des quatre grandes semences froides; elle donne une huile très douce et très bonne par expression.

La *citrouille* ne diffère du potiron que parce qu'elle est oblongue, ses couleurs plus variées, sa chair moins abondante et moins délicate. Ce qui a été dit du potiron s'applique à la citrouille. On fait avec l'un et l'autre des potages, des fricassées, etc.

IV. L'*aubergine* ou *mayenne, melongène* (*me-*

longena , fructu oblongo violaceo ; T. Inst. 151),
fruit d'une plante annuelle, originaire d'Asie, d'A-
frique et d'Amérique, qu'on cultive dans les pays
chauds de l'Europe, et notamment dans les pays
méridionaux de la France. Il y en a plusieurs espèces.
Tournefort distingue cette plante de la morelle , par
son fruit qui est solide, charnu et sans cavité , au
lieu que celui de la morelle est mou et plein de
suc. On mange l'aubergine en salade, ou cuite ,
comme le concombre. Les habitans des Antilles la
font bouillir après l'avoir pelée, ensuite il la cou-
pent par quartiers, et la mangent avec de l'huile
et du poivre. Ailleurs on la confit au vinaigre ,
comme les cornichons. En Égypte, on la cuit sous
les cendres ou dans l'eau , et on la sert journellement sur les tables. On en mange aussi beaucoup
aux Indes orientales. L'aubergine passe pour être
insalubre; elle est froide, insipide, venteuse, et d'une
digestion difficile. Quelques modernes la croient
aussi pernicieuse que les champignons , et pensent
qu'elle est la mandragore mâle ; c'est pourquoi ils
l'ont appelée *mala insana.*

V. La *chicorée* (*cichorium ; cichorium intybus*
L.), plante vivace, laiteuse, amère et âcre, qui croît
dans toute l'Europe. Celle qu'on cultive dans les
jardins est moins amère et âcre que la chicorée
sauvage, et devient plus grande. On n'en emploie
que les feuilles dans l'usage alimentaire ; elles se

digèrent aisément et sont un peu toniques. On les prive de leur acrimonie, en les faisant blanchir. On les mange souvent aussi en salade. Cette plante est très salutaire en été et en automne, surtout aux bilieux et aux atrabilaires ; elle convient dans les fièvres intermittentes. Geoffroi a vu de ces fièvres très opiniâtres guérir par l'usage assidu des salades de feuilles de chicorée, sans le secours d'aucun autre remède. Le *taraxacum* ou *pissenlit* (*leontodon taraxacum*, L.) jouit des mêmes propriétés. Sa semence est une des quatre semences froides mineures.

VI. L'*endive*, *chicorée blanche*, *chicorée frisée* (*endivia, scariola ; cichorium endivia*, L.), plante annuelle potagère, a les mêmes propriétés que la chicorée dont je viens de parler, et dont elle n'est qu'une variété. Elle est une excellente nourriture pour les chevaux, et pourrait être cultivée utilement pour les bêtes à laine. Sa semence est émulsive et une des quatre semences froides.

VII. La *poirée blanche* ou *bette* (*beta alba vel pallescens, quæ cicla officinarum ; beta cicla*, L.), plante potagère. On ne fait usage que de ses feuilles, qui sont très adoucissantes, mais qui contiennent peu de muqueux : ce sont les côtes des feuilles de *poirée blanche* que l'on nomme *cardes*.

VIII. La *betterave*, *poirée rouge* (*beta vulgaris*, L.), plante bisannuelle. On en mange les racines,

qui sont très nourrissantes et rafraîchissantes. Marggraff en a retiré du sucre. Elles se conservent dans
le vinaigre et dans le sel. Réduites en pulpe, elles
fermentent, deviennent acides et agréables au
goût.

IX. La *laitue* (*lactuca*; *lactuca sativa*, L.),
plante potagère annuelle, qui offre un grand nombre de variétés pommées et non pommées, qu'on
cultive de temps immémorial dans les jardins, et
dont on ignore l'origine. Les laitues tiennent le
premier rang parmi les plantes potagères. Elles
sont excellentes, crues et cuites. Elles rafraîchissent, humectent, relâchent, et ont bien moins
d'acrimonie que les autres plantes de la classe des
demi-fleuronnées (*semi-flosculosæ*), dont elles
font partie, surtout lorsqu'elles sont jeunes. Elles
ne contiennent qu'une petite quantité de muqueux,
et sont peu nourrissantes : elles sont très tendres et
solubles, mais flatulentes. Leur usage, au rapport
de Lanzonius et de Geoffroi, a guéri des hypo-
condriaques. On croit qu'elles ont la vertu de
procurer le sommeil ; mais elles ne produisent cet
effet qu'en modérant le mouvement du sang et la
chaleur, et non par un principe narcotique, qu'elles
n'ont pas.

On a dit que l'usage des laitues produisait l'évi-
ration dans les hommes et la stérilité chez les
femmes. Il est présumable qu'elles tempèrent les

feux de l'amour ; mais il est faux qu'elles les éteignent entièrement. Ainsi elles conviennent aux tempéramens ardens, et dans tous les cas où l'on a pour but de réprimer les désirs vénériens : mais les personnes mariées qui souhaitent remplir le but du mariage, n'ont pas à en redouter l'effet. Sa semence est émulsive, et une des quatre semences froides mineures.

X. Le *pourpier* (*portulaca ; portulaca oleracea,* L.), plante potagère qui croît dans les quatre parties du monde, même dans le Canada et la Jamaïque. Elle est succulente et rafraîchissante. Galien en recommandait l'usage dans le scorbut. Sa semence est une des quatre semences froides mineures.

XI. Les *épinards* (*spinachia ; spinachia oleracea,* L.), plante annuelle, originaire d'Arabie, et cultivée depuis environ deux siècles. Les épinards sont tendres, solubles, mais peu nourrissans. Comme on les apprête ordinairement avec beaucoup de beurre, ils relâchent et affaiblissent les premières voies ; c'est pourquoi ils occasionnent fréquemment le flux de ventre, et quelquefois des nausées, surtout chez les personnes qui ont naturellement l'estomac faible. Il est utile de leur mêler des assaisonnemens.

XII. La *mâche, blanchette, doucette* (*valerianella arvencis, lactuca agnina ; valeriana lo-*

custa olitaria, L.), plante annuelle sauvage, potagère, dont il existe plusieurs variétés. Elle croît partout, dans les champs, les vignes : on la cultive aussi dans les jardins, et elle est bonne à manger au printemps. On n'en use guère qu'en salade. On en prépare aussi des bouillons qu'on aiguise avec le jus de citron, et qui sont utiles dans les fièvres. On la cuit aussi avec l'oseille, qu'elle adoucit. Les agneaux l'aiment beaucoup. Elle se rapproche beaucoup de la laitue par ses qualités.

XIII. *L'oseille (acetosa ; rumex acetosa* , L.), plante acide, vivace, originaire des bois, et qu'on cultive dans les jardins. Il en est plusieurs variétés, qui toutes contiennent l'oxalate acidule de potasse. L'oseille est peu nourrissante : on en use plutôt comme assaisonnement que comme aliment. On la mêle avec d'autres plantes potagères, auxquelles elle communique sa saveur aigre. Elle excite l'appétit et aide la digestion. Elle est rafraîchissante, et convient dans tous les cas de bilescence, surtout dans le scorbut. Les Groenlandais la mêlent avec le cochléaria, dans des bouillons d'avoine ou d'orge, pour cette maladie.

XIV. Le *houblon* , *vigne du nord* (*lupulus ; humulus lupulus* , L.), plante vivace, traçante et cultivée. On mange les jeunes pousses du houblon au commencement du printemps, apprêtées de la même manière que les asperges. Elles ont un peu d'âcreté et d'arome, mêlé à l'amertume. Cette plante se digère bien; elle relève le ton de l'estomac, est apéritive, antiscorbutique, diurétique, et convient dans les maladies de la peau : mais elle contient peu de muqueux, et est par conséquent peu nutritive. Les enveloppes de la graine sont employées dans la bierre; elles lui donnent de l'amertume, atténuent sa viscosité, et l'empêchent d'aigrir.

XV. Le *chou* (*brassica*; *brassica oleracea*, L.), plante de la famille des crucifères, qui présente un grand nombre d'espèces et de variétés, et qui était en telle vénération chez les anciens, qu'au témoignage de Pline, Pythagore et Caton avaient écrit plusieurs volumes sur ses merveilleuses propriétés. Sa culture remonte à l'antiquité la plus reculée. Le chou est, de toutes les plantes de la classe des tétradynames de Linné et des crucifères de Tournefort, la moins âcre et la plus nourrissante. Sa douceur et son goût sucré l'ont fait regarder avec raison comme un excellent aliment. L'eau dans laquelle on a fait cuire le chou, exhale une odeur très fétide; elle précipite le mercure dissous dans l'acide nitrique, et à la distillation elle donne de l'ammoniaque. Il en est de même des autres plantes de la même famille : ce qui prouve qu'elles contiennent l'azote, puisque l'ammoniaque est un composé d'azote et d'hydrogène. Bertholet et d'autres chimistes ont trouvé du phosphore dans ces plantes, ainsi que dans quelques autres des marais. Le chou-fleur (*brassica botrytis*, L.) et le chou-brocolis (*brassica gongylodes*, L.) sont de toutes les espèces de choux, les plus tendres, les moins flatulentes et les plus aisées à digérer. Le chou de Savoie (*brassica sabauda*), ou chou frisé, est très sucré et très tendre, surtout ses feuilles supérieures et centrales. Le chou pommé (*cabus*, *brassica capitata*) contient la matière nutritive en grande quantité.

Les choux sont en général très flatulens, en raison de la grande quantité d'acide carbonique qui leur est combiné, et ils ont cela de commun avec toutes les plantes tétradynames, comme le prouvent les expériences de Macbride. Les jeunes choux, qui sont les plus tendres, sont aussi les moins venteux; et comme le chou pommé est plus long-temps à croître que les autres espèces, il acquiert aussi un tissu plus ferme et plus compact; c'est pourquoi il est plus flatulent et plus acescent que les autres. Il y a deux espèces de chou pommé, le blanc et le rouge : ce dernier est le plus sucré et le plus tendre.

Il est une préparation du chou très commune dans les pays du Nord, ainsi que dans les départemens du haut et du bas Rhin, connu sous le nom de *sauerkraut*, choucroutte, et qui consiste à lui faire éprouver la fermentation acide. Pour cela, on hache des choux par petits morceaux, et on les met dans un tonneau propre, en répandant sur chaque couche du genièvre et du sel, à la quantité d'une livre et demie de ce dernier, et de deux livres de genièvre, pour vingt-cinq choux entiers. On presse bien le tout, et après avoir rempli le tonneau, on le couvre avec un linge et quelques planches, sur lesquelles on met des poids considérables pour que la fermentation ne puisse les soulever. Ces choux laissent couler une grande quantité d'eau au-dessus, entre les bords du tonneau et les planches. On y ajoute un peu d'eau tiède avec du sel et du poivre en grain, quand ils paraissent se dessécher.

Dans cette préparation, toute la substance de chou n'est pas acétifiée; il reste encore une certaine quantité de matière sucrée qui rend la choucroutte nourrissante. Elle est une des substances alimentaires les plus propres à prévenir le scorbut : il est très utile d'en approvisionner les vaisseaux, pour préserver les marins de cette maladie, et de leur en distribuer fréquemment, surtout dans les voyages de long cours.

XVI. Le *cresson de fontaine* (*nasturtium aquaticum; sisymbrium nasturtium aquaticum,* L.), plante vivace aquatique, qui est moins employée comme aliment que comme assaisonnement :

il est âcre, un peu amer et aromatique, contient peu de matière nutritive, et est un des antiscorbutiques les plus puissans. Le cresson d'eau, mangé cru avec les volailles et sous les viandes rôties, est un assaisonnement aussi agréable que salutaire ; il excite l'appétit : on le mange aussi en salade, soit seul, soit avec d'autres herbes. On le confit aussi au vinaigre. Son usage diététique est très analogue à celui de la moutarde. Le *cresson alenois* ou *des jardins*, le *cresson des prés*, le *cresson sauvage*, et *la capucine* ou *nasturtium indicum* (*tropæolum minus*, L.), jouissent des mêmes qualités. Cette dernière espèce croît naturellement dans l'Amérique méridionale, d'où elle a été apportée en Europe ; et on la cultive aujourd'hui dans presque tous les jardins, dont elle fait un des principaux ornemens. On mange la fleur en salade avec d'autres herbes, et on confit sa semence au vinaigre.

XVII. *L'estragon* (*dracunculus ; artemisia dracunculus*, L.), plante potagère vivace, originaire de l'Asie septentrionale, et qu'on cultive aujourd'hui dans presque tous les jardins d'Europe. Elle a une odeur aromatique, une saveur âcre et agréable. Elle est incisive, apéritive, excite l'appétit, aide la digestion, dissipe les vents, provoque les règles, et favorise la sécrétion de la salive. On ne s'en sert que comme assaisonnement ; on la mange en salade avec des herbes aqueuses et insipides, telles que les laitues, dont elle corrige la fadeur et relève le goût, pendant qu'elle est encore jeune et tendre. On en fait un vinaigre fort agréable et qui est très en usage.

XVIII. Le *persil* (*petroselinum ; apium petroselinum*, L.), plante potagère, bisannuelle, origiginaire de Sardaigne, qu'on cultive dans tous les jardins. Elle est employée comme assaisonnement : elle est âcre et a une odeur qui lui est propre. L'usage du persil est d'une très haute antiquité. Il jouit de la propriété d'augmenter la sécrétion des urines, et sa racine est mise au nombre des plus puissans diurétiques, et des cinq racines apéritives. Ses feuilles, par leur saveur aromatique, relèvent les alimens qui ne sont pas bien sapides, et rendent les bouillons diurétiques. Sa décoction décide les sueurs. Sa semence est employée pour détruire les poux : elle est une des quatre semences chaudes mineures, qui sont celles d'ache, de persil, d'ammi et de daucus. L'usage du persil est nuisible aux personnes affectées d'épilepsie ; il multiplie les accès de cette maladie (Éphém. d'Allemagne ; décurie 3, ann. III) : il porte spécialement son action sur la tête, car il y cause des douleurs à ceux qui en font un usage excessif. Les moutons qui mangent du persil trois ou quatre fois par semaine, sont préservés du tac : les lièvres et les lapins en sont très friands.

XIX. Le *cerfeuil* (*chærophyllum ; scandix ce-refolium*, L.), plante annuelle et cultivée, qui est encore un des assaisonnemens les plus communs. Elle est exotique, et a une odeur et une saveur âcres. On mange cette plante avec d'autres herbes dans la salade : elle rend les bouillons agréables, et jouit de la propriété diurétique. On a observé que son usage excitait la toux, et il convient de l'inter-dire dans les affections de poitrine, et surtout dans celles qui sont accompagnées de crachement de sang. Il est une espèce de cerfeuil appelé musqué, qui est vivace, originaire d'Italie, et qu'on cul-tive dans nos jardins. Cette plante a une odeur qui approche de celle de l'anis. On mange en salade ses graines vertes hachées. Le bétail et les lapins mangent les feuilles de l'une et de l'autre espèce.

XX. La *rave*, le *navet* (*rapa*), plante bisan-nuelle dont on distingue deux espèces principales, la *rave mâle* ou *vraie* (*rapa sativa rotunda ; bras-sica rapa*, L.), et la *rave femelle* ou *en navet* (*rapa sativa oblonga*, *seu fœmina ; brassica napus*, L.). Elles sont odorantes et ont une saveur amère, lorsqu'elles sont encore jeunes ; mais elles la perdent entièrement, et deviennent très douces, quand elles ont atteint le point de maturité conve-nable. La rave du Limousin (*rapum*, ou *brassica rapa*), contient une pulpe douce, tendre, qui se digère aisément ; et sans donner lieu aux flatuosités. Elle est un peu sucrée ; néanmoins Marggraff n'en a pu retirer du sucre. C'est dans la partie corticale que réside l'acrimonie qui lui est propre. En général, les raves sont peu nourrissantes ; elles passent pour être diurétiques. On les mange crues, cuites à l'eau et sous la cendre. On en met dans les soupes, auxquelles elles donnent un très bon goût. Il faut les choisir tendres, bien nourries, ayant peu de feuilles, et la racine longue. Coupées minces, on les fait aigrir dans de l'eau salée, et par des procédés à peu près pareils à ceux dont on se sert pour faire la *sauerkraut* (choucroutte), on obtient une nourriture qui ne le cède en rien à celle-ci.

On peut faire venir en tout temps des raves de salade par le procédé suivant. On fait tremper de la graine de rave. pendant vingt-quatre heures dans de l'eau, puis on la met dans un sac de toile bien lié qu'on expose à la plus forte chaleur du soleil pendant le même espace de temps ; la graine ne tarde pas à germer : on la sème alors dans une terre bien exposée au soleil, et on la couvre avec des baquets qui s'adaptent exactement sur d'autres qui contiennent la terre et la semence : au bout de trois jours on trouve des raves bonnes à manger en salade. En hiver, il faut faire tiédir l'eau ; on chauffe aussi les baquets, on arrose la terre bien fumée avec de l'eau chaude, et on porte les baquets dans une bonne cave.

XXI. La *rave*, le *radis* (*raphanus ; raphanus sativus*, L.), plante potagère, annuelle, qui contient peu de matière nutritive. C'est dans sa partie corticale seule qu'est l'acrimonie dont le radis jouit, et pour laquelle on en fait principalement usage. Il n'est point flatulent et nourrit très peu. Il jouit de la vertu diurétique. Le *raifort* (*raphanus silvestris ; cochlearia armoracia*, L.) est plus âcre, et possède cette propriété dans un degré plus éminent.

XXII. Le *scorsonère* (*scorzonera ; scorzonera hispanica*, L.), plante laiteuse, potagère, vivace, originaire d'Espagne, de la Sibérie, et de l'île de Corse. On a commencé à l'employer en médecine au milieu du seizième siècle ; mais l'usage n'en est devenu commun que dans le dix-septième siècle. On ne se sert que de sa racine, dont le suc est laiteux, très doux, et un peu sucré. Elle n'est pas fort nourrissante, devient très tendre quand on la fait bouillir, et est venteuse. On l'a recommandée comme spécifique dans les maladies malignes causées par des miasmes contagieux, par des poisons, de même que contre la piqûre des serpens ; mais l'expérience n'a pas justifié les magnifiques éloges qu'on lui a donnés pour ces prétendues vertus.

XXIII. Le *salsifis*, *sersifis*, *barbe de bouc* (*tragopogon; tragopogon porrifolium*, L.), plante laiteuse bisannuelle qui croît spontanément dans

l'Europe méridionale et en Angleterre : on la cultive dans nos jardins. Il ressemble beaucoup à la
scorsonère par ses qualités alimentaires et médici-
nales, et par le caractère botanique ; il n'en diffère
qu'en ce qu'il est un peu plus flatulent. La racine
de salsifis, ainsi que celle de scorsonère, rôties
et moulues, fournissent une décoction semblable
au café, qui, à peu de chose près, a la même
odeur, mais non les mêmes vertus.

XXIV. Le *chervis* (*sisarum ; sium sisarum,*
L.), plante vivace. Ses racines sont d'une consistance ferme lorsqu'elles sont récentes ; mais elles
deviennent très tendres en les faisant bouillir dans
l'eau. Elles contiennent une certaine quantité de
fécule et beaucoup de sucre : c'est une des racines
dont Marggraff a retiré plus de sucre, lequel était
peu inférieur à celui des cannes à sucre. Elles sont
très nourrissantes, peu flatulentes, et très aisées à
digérer, à raison de leur arome qui excite doucement le sentiment propre de l'estomac : elles sont
néanmoins peu en usage, parce qu'elles ont une
saveur un peu désagréable, approchante de celle
du panais, qu'elles conservent même après l'ébullition dans l'eau. Les racines de chervis se mangent
cuites dans l'eau, dans le lait, dans les bouillons, etc.
Pline le naturaliste rapporte que l'empereur Tibère
les aimait tellement qu'il les exigeait des Allemands
en forme de tribut annuel. Boerhaave les regardait

comme de puissans vulnéraires, et les recommandait comme des spécifiques dans le crachement et
le pissement de sang.

XXV. L'*ache* ou *céleri* (*apium dulce*), qui est
une variété de l'*apium graveolens*, L., ou de l'*ache
des marais*, plante bisannuelle, aromatique et âcre,
qui croît naturellement dans les lieux humides; qui
s'adoucit et s'attendrit par la culture et le blanchî-
ment. Elle croît dans toute l'Europe, et surtout au
nord. Les anciens en faisaient déjà usage, et les
Grecs la cultivent encore aujourd'hui sous le nom
de *selinum*. On n'en emploie dans l'usage alimentaire que la racine, qui est naturellement âcre, mais
qui s'adoucit par la culture : néanmoins elle ne
perd jamais entièrement son âcreté, pas même lorsqu'on la fait blanchir. Elle contient une certaine
quantité de matière nutritive; et, lorsqu'elle a été
cuite dans l'eau, elle est tendre et soluble, mais elle
retient encore de son arome, qui lui donne la propriété d'exciter l'appétit et d'aider à la digestion. On
l'a regardée, depuis Hippocrate, comme apéritive
et diurétique : il en recommandait particulièrement
l'usage dans les cas d'obstructions.

XXVI. L'*asperge* (*asparagus ; asparagus officinalis*, L.), plante vivace, qui croît dans les
lieux sablonneux par toute l'Europe, excepté dans
les pays dont la température est extrême. Ce sont
ses jeunes pousses qu'on mange au printemps, après

les avoir fait bouillir dans l'eau. Elles sont très tendres, légèrement sucrées et nourrissantes; elles imprègnent les urines d'une odeur particulière et désagréable, et resserrent le ventre, au rapport d'Hippocrate. *Asparagus siccus est, et alvum sistit* (Lib. II, de diætà.) Elles sont apéritives et diurétiques. On les compte au nombre des cinq racines apéritives majeures, qui sont l'*ache*, le *fenouil*, le *persil*, le *petit houx* et l'*asperge* : mais leur usage excessif n'est pas sans danger; il a occasioné quelquefois le pissement de sang. Boerhaave et Van-Swieten, son commentateur, rapportent que les asperges ont quelquefois accéléré le retour des accès de goutte.

XXVII. L'*artichaut* (*cinara*; *cinara scolymus*, L.), plante vivace, de la famille des chardons, qui croît en Arabie, en Europe, et dans l'Amérique méridionale, et dont il existe plusieurs variétés. Les seules parties alimentaires de cette plante sont le réceptacle de la fleur et les portions de ce réceptacle, que l'on enlève en emportant les écailles séparées qui forment le calice. Tout ce réceptacle est très peu âcre, et on l'adoucit parfaitement en le faisant bouillir dans l'eau; il est alors d'un tissu tendre, d'une digestion facile, un peu sucré et mucilagineux, et par conséquent nourrissant. L'usage habituel de l'artichaut empêche le sommeil. On ne lui connaît aucune autre qualité remarquable.

XXVIII. La *carotte* (*daucus ; daucus carotta,* L.), plante bisannuelle, qui croît naturellement dans les lieux sauvages et arides par toute l'Europe, et que la culture a perfectionnée. Il y en a quelques variétés, mais qui ont toutes les mêmes qualités alimentaires et médicales. On ne fait usage que de sa racine, qui est très douce et très nourrissante en raison du sucre qu'elle contient, et un peu aromatique. Elle fournit un aliment léger, non flatulent et très sain, surtout celle qui a une couleur d'orange. Elle est adoucissante, béchique et diurétique.

XXIX. Le *panais* (*pastinaca sativa,* L.), plante bisannuelle, originairement sauvage, et qu'on cultive dans les jardins. Sa racine est très nourrissante, et contient une fécule abondante : Marggraff en a retiré du sucre; aussi a-t-elle une saveur sucrée. Elle a une odeur qui lui est particulière, et passe pour être diurétique. Elle acquiert des qualités nuisibles en vieillissant, et a occasioné quelquefois des vertiges et le délire. Willis rapporte qu'une famille entière fut attaquée du délire pour avoir mangé des racines de panais; mais ce fait est douteux : il est bien plus probable que cet effet avait été produit par des racines de ciguë, qu'il est très aisé de confondre avec celles de panais, tant par rapport à leur goût douceâtre qu'à cause de la ressemblance des deux plantes.

4*

XXX. L'*ail* (*allium*), plante vivace, bulbeuse, originaire de Sicile. Il y en a trois espèces : 1°. l'*ail vulgaire* (*allium vulgare ; allium sativum*, L.); 2°. *l'échalotte* (*allium ascalonicum*, L.); 3°. la *rocambole* (*allium scorodoprasum*, L.). Leurs racines et leurs feuilles ont une odeur très forte et pénétrante. On emploie les aulx plutôt comme assaisonnemens que comme alimens ; cependant toutes ces espèces renferment de la matière nutritive, et dans les pays chauds, où l'ail est peu âcre, il est beaucoup plus nourrissant. On fait partout usage des alliacées : elles excitent l'appétit et aident à la digestion. Elles ont la vertu de décider la transpiration et les sueurs, sans doute à raison de l'arome qu'elles contiennent; et quand elles ne produisent pas cet effet, elles augmentent la sécrétion des urines. On mange l'ail cru ou cuit; on en assaisonne les viandes. Il est bien plus âcre dans le Nord que partout ailleurs. Il contient du soufre tout formé.

XXXI. L'*ognon* (*cepa ; allium cepa*, L.), plante bisannuelle, bulbeuse, potagère, originaire d'Afrique, dont il existe plusieurs variétés, entre autres la *ciboule* (*cepa fissilis ; allium schœnoprasum*, L.), dont on ne se sert que comme de l'ail, pour assaisonner les viandes. La racine de l'ognon a une sorte d'acrimonie volatile qui lui donne une saveur forte et piquante, surtout dans le

Nord; elle est plus douce dans les pays méridionaux. Elle est nourrissante, et contient du sucre et
du soufre. Lorsqu'on a dissipé son acrimonie par
l'ébullition, elle a une saveur légèrement sucrée.
L'ognon, ainsi que toutes les alliacées, est diurétique et sudorifique; il jouit en outre de la vertu
béchique incisive; mais son usage excessif ou long-
temps soutenu, n'est pas sans danger. Spigelius a
observé qu'il dérangeait les fonctions cérébrales.
Les peuples ichtyophages en font un très grand
usage, ainsi que de l'ail; et il paraît, d'après l'expérience, que ces racines sont l'assaisonnement le
plus approprié aux poissons. Ramazzini rapporte
que l'usage des aulx et des ognons cuits, a guéri
une fièvre épidémique qui exerçait ses ravages dans
beaucoup de campagnes, et qui avait été occasionée par la grande quantité de poissons que les
habitans avaient mangés.

XXXII. Le *porreau* (*porrum ; allium porrum* , L.), plante potagère dont il existe deux espèces, et qui n'est employée que comme assaisonnement. Elle est difficile à digérer, gluante et
venteuse, mais provoque les urines et les règles, et
porte spécialement son action sur les parties de la
génération, dont elle excite le jeu. Elle jouit des
autres propriétés des alliacées.

XXXIII. Les *champignons* (*fungi*), famille de
plantes qui comprend plusieurs genres, un grand

nombre d'espèces et de variétés. Elles croissent dans la terre, à sa surface, sur des végétaux vivans, et sur des substances végétales et animales qui se décomposent : on en rencontre dans toute l'Europe, excepté dans les pays du Nord.

Les champignons sont des végétaux de nature animale, qui, quoique très nourrissans et très agréables au goût, sont néanmoins suspects. Les uns incommodent, d'autres donnent la mort, et tous se digèrent difficilement. Les moins malsains sont ceux qui viennent dans les lieux secs; ils sont dangereux dans les endroits humides, et le deviennent en se gâtant, ou pour avoir été cueillis trop tard. Néanmoins la sensualité l'a toujours emporté sur le danger, et les anciens étaient aussi gourmands que les modernes. Néron avait coutume d'appeler les champignons, le *ragoût des dieux*, parce que Claude, auquel il succéda, empoisonné par des champignons, fut mis après sa mort au rang des dieux. Bien plus, on a fait un art d'élever les champignons sur des couches de fumier, et même en pleine campagne, et on en fait venir dans les jardins en toute saison. Ce sont ces champignons, qui croissent sur couches, dont on fait le plus grand usage. Les *maîtres de la science de la gueule*, pour me servir des expressions de Montaigne, croient distinguer sans méprise les bons champignons des mauvais. Les bons, selon eux, sont ceux qui prennent leur accroissement dans la durée d'une nuit, qui sont d'une grosseur médiocre, à peu près comme celle d'une châtaigne, charnus, bien nourris, blancs en dessus, rougeâtres en dessous, d'une consistance ferme, moëlleux intérieurement, d'un goût et d'une odeur agréables. Les champignons nuisibles sont ceux qui ont des qualités contraires, ou qui, ayant demeuré long-temps sur la terre, sont devenus bleus, rouges ou noirâtres. Mais ces marques générales sont très incertaines, et ne suffisent pas pour rassurer ; et l'on peut dire, d'après l'expérience, qu'en général tous les champignons sont suspects, si l'on en excepte la *morille* (*phallus esculentus*, L.), qui n'est point dangereuse, à moins qu'elle n'ait été gâtée par les insectes, et le *champignon en forme de mitre* (*helvella mitra*); les autres sont pour la plupart vénéneux. On prétend même qu'il y en a certaines espèces dont l'odeur a produit à quelques personnes l'épilepsie ou la folie ; plusieurs autres ont été empoisonnées pour en avoir mangé. Ils ne donnent point d'acide à la distillation, mais de l'ammoniaque ; abandonnés à la fermentation, ils ne donnent aucune marque d'acidité et pourrissent sur-le-champ.

Les effets des champignons vénéneux sont ordinairement lents ; leur action ne se développe quelquefois qu'après douze et même vingt-quatre heures. Ils se manifestent par un violent choléra, l'oppression, des urines sanglantes, la tension de l'estomac et du bas-ventre, la cardialgie, les tranchées dans les entrailles, une soif ardente, le délire, le gonflement des hypocondres, des anxiétés et des angoisses inexprimables, la prostration des forces, les syncopes, le hoquet, le froid des extrémités, les sueurs froides, un tremblement universel, la gangrène ; en un mot, tous les symptômes d'une mort prochaine. Néanmoins tous ces funestes phénomènes n'ont pas lieu ensemble, ni au même dégré, dans tous les individus ; ce qu'on doit attribuer à la quantité plus ou moins considérable du poison qu'on a avalé, à la plus ou moins grande sensibilité du sujet, et à une foule d'autres circonstances. Le vomissement est très salutaire, lorsqu'il survient de bonne heure ; il entraîne dans ce cas une partie du poison, et il en reste quelquefois si peu dans les premières voies, après cette évacuation, que le malade paraît entièrement rétabli. Mais on n'en a pas moins à redouter les suites ; et, de même qu'à l'occasion des autres poisons, il se manifeste presque toujours ensuite des crampes, des contractions dans les membres, des affections paralytiques, et un état de faiblesse et de langueur, qui amènent inévitablement la mort lorsqu'on n'a pas secouru à temps les malades.

Pour remédier à l'empoisonnement causé par les champignons, il faut évacuer fortement et le plus promptement possible, par haut et par bas, et en même temps faire prendre de grandes quantités de boissons mucilagineuses ou huileuses, les décoctions d'althéa, de graines de lin, l'huile, le lait. On emploie aussi avec succès les lavemens purgatifs, ainsi que les bains et les fomentations émollientes. Lorsqu'on a procuré des évacuations suffisantes, on fait avaler dans chaque verre de boisson un peu d'éther sulfurique. Ce remède, d'après les expériences de Paulet et de Parmentier, est de tous ceux qui ont été tentés sur les animaux empoisonnés par des champignons, celui duquel on a obtenu le plus de succès et qui a le mieux réussi à calmer les désordres qui subsistent encore après les évacuations. On commence à la dose d'un gros, et on l'augmente graduellement jusqu'à deux, lorsque l'estomac peut le supporter. Enfin, quand on est parvenu à calmer tous les accidens, et qu'il ne reste plus que de la faiblesse, on administre au malade des cordiaux, et surtout du vin, et on prescrit des alimens succulens, faciles à digérer, mais en petites quàntités à la fois dans les commencemens de la convalescence.

XXXIV. La *truffe* (*tuber ; lycoperdon tuber,* L.) est de la nature des *champignons*, et croît sous terre sans racines, ni tige, ni feuilles ; elle a une odeur fade et presque semblable à celle du sperme humain. Elle était déjà en usage chez les anciens Romains. La nature la multiplie prodigieusement dans les départemens de la Dordogne. La truffe passe pour aphrodisiaque. On la pèle avant que de la manger, et on ne la sert sur les tables que lorsqu'elle est devenue noire; blanche elle est insipide. Les truffes d'Italie et des départemens méridionaux de la France, ont beaucoup plus de saveur et de parfum que celles des autres pays : elles exhalent même une odeur assez forte pour que les cochons et les chiens, exercés à les fouiller, puissent les découvrir par l'odorat et les tirer de terre. Quoique la truffe soit très nourrissante, elle est néanmoins un aliment très malsain, d'une solution difficile, et qui passe promptement à la fermentation putride. Elle est de la famille des fungus, dont la plupart sont pernicieux, et presque tous suspects : il est prudent de n'en pas faire usage, ou de n'en manger qu'en petite quantité. On la conserve dans l'huile, ou séchée en poudre; on la cuit et on l'assaisonne : elle parfume les viandes. On en rencontre une variété blanche dans les pays du Nord, mais qui n'a pas autant d'arome ni une saveur aussi agréable que celle des pays chauds.

ARTICLE III.

Des Graines.

Il est deux espèces de graines ou semences : les *graminées* (*cerealia*) *, et les légumineuses* (*legumina*).

§ Ier. *Des graminées.*

Les graminées sont très nourrissantes, en raison de la fécule ou amidon, et de la matière sucrée qu'elles contiennent. Leurs feuilles servent de nourriture au bétail, et les plus petites de leurs graines aux oiseaux : la plupart servent communément d'alimens à l'homme, dans presque toutes les contrées du globe. Toutes sont salutaires, excepté l'ivraie et la covette, qui paraissent être vénéneuses.

C'est sans doute à raison de leur grande utilité, ou plutôt du besoin qu'en ont les hommes, que la nature a extrêmement multiplié ces plantes dans tous les climats habitables, et que leurs semences sont formées de manière à pouvoir être transportées au loin par les vents. Ces végétaux cosmopolites croissent partout où il y a de la terre, et remplissent les plus petits vides. Leurs tiges et leurs feuilles flexibles ne se brisent pas aisément, et se relèvent après avoir été foulées : la pluie la plus douce les fait reverdir, quand elles ont été desséchées par l'ardeur du soleil.

La fécule est une substance nutritive très abondamment répandue dans le règne végétal ; la plus grande quantité de cette matière précieuse réside dans les graines, et surtout dans celles des graminées : elle y est déposée pour servir à la nutrition et au développement du germe de la plante. C'est une nourriture toute préparée, et pour ainsi dire digérée par la mère plante, pour le soutien des commencemens de la vie des embryons encore trop faibles pour extraire de la terre et de l'air la nourriture qui leur est convenable. L'homme a reconnu, par une espèce d'instinct, dans les graines des graminées, un aliment analogue à sa nature, et qui méritait la préférence sur une infinité d'autres. Il est probable qu'il a commencé par broyer ces graines sous ses dents, et par s'en tenir, ainsi que les animaux, à celles qui croissaient spontanément çà et là sur la surface de la terre. Mais ses facultés intellectuelles, qui le distinguent des autres animaux, lui ont fait essayer dans la suite de multiplier ces plantes par la culture, de séparer la farine des graines, et enfin de lui donner les préparations qui la rendent plus agréable au goût et d'une digestion plus aisée. Les essais multipliés qu'il fut obligé de faire avant que de parvenir au point où nous en sommes aujourd'hui, supposent une longue série de siècles, et la haute antiquité de l'homme. Combien de tentatives ne lui a-t-il pas fallu faire, et combien d'arts n'a-t-il pas dû inventer, pour atteindre son but ! Ce qu'il y a de certain, c'est que l'usage des graminées et leur culture remonte à des milliers de siècles, et qu'elles font la base de la nourriture de la plupart des nations, soit policées, soit sauvages (1).

I. L'*orge* (*hordeum*), plante annuelle, dont il y a quatre espèces : 1°. l'*orge commune* (*hordeum vulgare*, L.), qui est originaire de Sicile et de Russie ; 2°. le *nu* ou *sucrion* (*orge de Mars; hordeum distychum*, L.), originaire de la Tartarie et de la Sibérie, où elle croît spontanément dans les montagnes, au rapport de Heinzelmann ; 3°. l'*escourgeon* (*hordeum hexastychum*, L.), qui est l'espèce que les brasseurs préfèrent pour faire la

---

(1) Ce sont les réflexions sur les opérations de la nature, qui ont fait faire les premiers pas dans la carrière des arts. On a remarqué que le grain qu'on mangeait sans aucune préparation, était broyé par les dents, délayé par la salive, et qu'il éprouvait ensuite la chaleur de l'estomac. On imagina qu'en imitant ces procédés naturels, on ferait du grain un aliment plus agréable et plus aisé à digérer, et on ne se trompa pas. Ainsi les dents servirent de modèle aux moulins ; la langue et la salive donnèrent l'idée du pétrissage, et l'estomac celle des fours. On fit cuire, pendant des siècles, la pâte sous la cendre, avant que d'avoir inventé les fours. Ceux-ci sont cependant très anciennement en usage, car on s'en servait déjà du temps d'Abraham. Lorsqu'on eut trouvé le moyen de séparer la farine du son, on ne sut pas encore faire le pain : on mangea long-temps une espèce de bouillie faite de farine et d'eau. Cet usage est encore établi chez les montagnards d'Écosse et chez plusieurs autres peuples.

bierre ; 4°. enfin , le *plat*, l'*éventail* ou *riz d'Alle-*
magne (*hordeum zeastichum*, L.) La farine d'orge
est douce et employée à titre d'aliment depuis un
temps immémorial , ainsi que le rapporte Pline.
Elle sert encore de nos jours aux habitans des
Alpes , de même qu'aux peuples du Nord , pour
faire du pain. La raison qui fait qu'on cultive l'orge
de préférence dans les pays froids , c'est la promptitude avec laquelle elle mûrit. Linné dit que ,
dans les contrées les plus reculées du Nord , on
la moissonne cinquante-cinq ou cinquante-huit
jours après l'avoir semée. Le pain qu'on fait avec
sa farine , a le défaut de se sécher beaucoup. La
germination développe dans l'orge , ainsi que dans
toutes les semences des autres graminées , la matière sucrée , et c'est pour cela qu'elles passent
aisément à la fermentation vineuse; mais cette fermentation s'excite plus promptement , et se fait
plus complétement dans l'orge que dans les autres
semences : c'est ce qui fait qu'on s'en sert plus
généralement pour faire la bierre , qui n'est autre
chose qu'une décoction de farine d'orge germée et
ensuite séchée , qu'on fait fermenter à l'aide d'un
levain , et dans laquelle on ajoute du houblon.
C'est la boisson en usage chez les peuples du Nord ,
qui en retirent aussi de l'eau-de-vie , appelée *eau-*
de-vie de grain.

L'orge est rafraîchissante et acescente : son usage

est utile aux bilieux et aux atrabilaires , ainsi que dans tous les cas où le système humoral tend fortement à l'alcalescence. Aristote a dit que l'orge était peu nourrissante ; mais son opinion est démentie par l'expérience : des peuples entiers en font leur principale nourriture , et s'en trouvent fort bien. Celse la regardait comme un aliment d'un mauvais suc : ce sentiment n'est pas mieux fondé que celui d'Aristote.

L'orge est très nourrissante, même dans l'état de *malt :* comme celui-ci a déjà éprouvé un commencement de fermentation, il jouit de la vertu antiseptique , qui le rend très utile pour prévenir et pour guérir le scorbut. C'est dans ces vues que les Anglais en approvisionnent leurs vaisseaux , pour les voyages de long cours , surtout vers le Nord.

On fait usage de l'orge après l'avoir dépouillée de ses balles. On appelle *orge mondé,* celle qu'on a légèrement écrasée pour lui enlever son écorce, et *orge perlé,* celle à laquelle on a fait subir une sorte de préparation qui la fait ressembler aux grains de millet. Il faut faire attention , lorsqu'on veut faire usage de l'orge qu'on a dépouillée de son écorce, et qui a été gardée long-temps , s'il n'y a pas de moisissure à sa surface extérieure , car elle la contracte très aisément : c'est pourquoi il est convenable de la laver à plusieurs reprises , pour en séparer la moisissure qu'elle aurait pu contracter.

Les anciens prescrivaient l'orge , sous forme liquide, comme aliment dans les maladies aiguës ; ils lui avaient donné le nom de *tisane*, dont ils faisaient trois espèces. La première était une décoction d'une partie d'orge mondé dans dix ou quinze parties d'eau ; ils faisaient cuire jusqu'à ce que l'orge, parfaitement dissous , ne formât plus qu'une masse : ils appelaient celle-ci *tisane* , ou *tisane entière* , *tisane non passée*. Ils la passaient à la chausse, pour en séparer le grain, lorsqu'ils avaient à traiter des maladies très aiguës : cette seconde espèce était nommée *tisane passée* (*ptisana Græcorum transcolata*), *colature de tisane, jus de tisane.* C'est cette espèce qu'Hippocrate loue comme le meilleur et le plus doux des alimens : *Lentor illius lævis et jucundus et continuus , lubricus et mediocriter humidus , et sitim extinguens , et facilè eluitur* (de victu in acutis). Les médecins latins et arabes employaient une troisième sorte de tisane , qu'ils faisaient d'orge commune non privée de son écorce, et qu'ils faisaient bouillir dans l'eau ; mais cette dernière est simplement une boisson , et ne peut être considérée comme aliment. Les modernes ne font usage dans les maladies aiguës que de la tisane de la seconde espèce , que l'on connaît sous le nom de *jus* ou de crème d'orge.

L'orge qu'on mêle au blé dans la proportion d'un tiers, et même de moitié, fait de très bon pain : seule, elle en fait un qui est de qualité très inférieure; ce dernier ne convient qu'à ceux qui ont un estomac fort, et qui s'exercent à de rudes travaux, parce qu'il est difficile à digérer. Du temps de Pline, les gladiateurs athéniens, qui avaient coutume de se nourrir d'orge, étaient surnommés *hordeati*. Le *maza* ou *masse huile* des anciens, était composé de farine d'orge rôtie, mêlée et pétrie avec un liquide, comme de l'eau, de l'huile, du lait, du vin cuit, du miel, etc. On faisait aussi une bouillie d'orge appelée *polenta*.

II. L'*avoine* (*avena; avena sativa*, L.), plante céréale annuelle, dont il y a deux principales variétés, la blanche et la noire. On ne connaît aucun pays où elle croisse spontanément, et il est fort incertain que ce soit vraiment de l'avoine qu'ait trouvée Anson dans une des îles de la mer australe. Le grain de l'avoine a peu de farine; celle qu'elle donne n'a pas une saveur bien sucrée, et n'est pas plus acescente que celle des autres graines. Lorsqu'on convertit l'avoine en malt, elle fermente aisément, mais elle ne fait pas une bière bien forte. La farine d'avoine sert de nourriture à plusieurs nations septentrionales de l'Europe.

L'avoine a les mêmes qualités que l'orge, et convient dans les mêmes circonstances. Néanmoins

Galien la regardait comme un aliment insalubre ; mais le contraire est démontré par l'expérience des peuples qui en font usage , et qui n'en sont point incommodés. Pline rapporte que les anciens Germains faisaient leur principale nourriture de la bouillie d'avoine. Les Écossais , et ceux qui habitent le nord de l'Angleterre, n'ont pas pour nourriture d'autres graminées , et cependant ils sont très forts et très robustes ; d'ailleurs les animaux granivores se trouvent fort bien de son usage. On en fait des crèmes ou jus qui non-seulement plaisent au goût, mais encore se digèrent facilement. Les habitans de la Suisse septentrionale font avec la farine d'avoine rôtie, une bouillie qui est très nourrissante. Le pain d'avoine est noir , amer, et se digère difficilement.

III. Le *blé noir, sarrasin* (*fagopyrum* , ou *frumentum saracenicum* ; *polygonum fagopyrum* , L), plante rameuse annuelle, dont le fruit ressemble à celui du hêtre, et qui est originaire d'Asie, d'où elle a été apportée en Europe au quatorzième siècle. On en fait un pain qui est noir et dont la mie n'est point cohérente, mais qui est d'une meilleure saveur que celui d'orge. Ce pain est humide, et d'une facile digestion , mais peu nourrissant, passe plus vite et cause plus de vents que le pain de seigle. On fait aussi avec sa farine des bouillies qui sont de couleur grise , et dont on conseille l'usage aux personnes qui ont le ventre paresseux. Le sarrasin de Tartarie est préférable, en ce qu'il supporte le froid, que son grain est plus gros, et qu'il mûrit plutôt.

IV. Le *maïs ; blé de Turquie* ou d'*Espagne*, d'*Inde ; cara* des Péruviens (*zea mays*, L.), plante annuelle, originaire d'Amérique, où on la cultive de temps immémorial, et naturalisée dans tous les pays tempérés de l'Europe, où elle a été apportée au commencement du seizième siècle. Sa semence donne une farine très nourrissante et très agréable au goût ; elle durcit par la maturation, et on la réduit aisément, après l'avoir séchée, en une farine plus ou moins fine : elle n'est point acescente. Seule, ni même avec addition de levure de bière, elle n'est pas susceptible de fermenter assez pour donner un pain léger ; mais on en fait un excellent en la mêlant dans des proportions convenables avec celle de froment. Elle contient beaucoup de fécule et de sucre, et est très nourrissante. On en prépare aussi, avec l'eau ou le lait, une espèce de bouillie appelée *gaudes, polente, miliasse, cruchades*, qui non-seulement plaît au goût, mais encore se digère facilement. Elle fait une grande partie de la nourriture des gens de la campagne dans les départemens du Doubs, de Haute-Saône, du Jura, etc. Il est faux que son usage occasionne la gale ; car cette maladie dans ces pays, ainsi que partout ailleurs, reconnaît pour cause principale la malpropreté, et la gale ne règne pas davantage dans les pays où l'on fait un usage habituel du maïs, que dans ceux où cet aliment est inconnu.

On a trouvé le moyen de faire du maïs un mets très délicat : on cueille les jeunes grappes, lorsqu'elles sont de la grosseur du petit doigt, et encore vertes ; on les fend en deux, et on les fait frire avec de la pâte comme des artichauts. On les confit aussi au vinaigre, comme les cornichons. Les Américains retirent de ces grains pilés et macérés dans l'eau, une liqueur vineuse enivrante, et qui donne de l'alcohol à la distillation.

La tige du maïs contient un suc de même nature que celui de la canne à sucre. On en peut faire un sirop très doux et qui a le véritable goût du sucre. Le maïs est sujet à une excroissance qui se change en une poussière noire, non contagieuse : on remédie à cette maladie en l'extirpant dès qu'elle se manifeste.

V. Le *millet* (*milium ; panicum miliaceum*, L.), plante annuelle, originaire de l'Inde, et dont il y a plusieurs variétés. La farine de la graine de millet est un peu sucrée, peu acescente, et se digère assez aisément, lorsqu'on en fait usage sous forme de bouillie. Elle faisait autrefois la nourriture des Éthiopiens et des Sarmates. Hippocrate lui a attribué la vertu de resserrer le ventre. On en fait du pain dans quelques endroits de la France; mais il est visqueux, pesant, compacte, et ne se digère que difficilement.

VI. Le *riz* (*oryza sativa*, L.) est originaire de l'Inde, de la Nigritie, des îles Philippines et de l'Amérique. On le cultive aujourd'hui dans tout l'Orient, dans la Caroline, dans la Georgie, la Jamaïque, l'Italie et l'Espagne. Le riz du Levant et celui d'Espagne sont rouges, celui de la Caroline, blanc, et ses grains plus gros. On use aujourd'hui de riz dans toute l'Europe, et il est devenu l'aliment général d'une multitude de nations. Il est un peu sucré, peu acescent et peu fermentiscible. Il est très nourrissant, facile à digérer, et ne possède pas la vertu astringente, comme on le croit communément : s'il réussit quelquefois dans les diarrhées et des dyssenteries, c'est en raison de son mucilage. On fait avec le riz diverses préparations alimentaires, qui sont très agréables au goût et très salubres. Cuit dans l'eau jusqu'à ce qu'il ait une certaine consistance, et ensuite passé, il donne une crème qui a les mêmes vertus que celle d'orge, et qui convient dans les mêmes cas : on prescrit les deux fréquemment aujourd'hui dans les maladies aiguës. On peut faire un bon pain avec sa farine mêlée à celle de froment.

M. Bernard, médecin, a lu à la séance de l'académie de Beziers, tenue le 8 novembre 1786, un mémoire tendant à prouver que l'usage habituel du riz n'est pas exempt de danger, et qu'il occasionne des affections extraordinaires ; il appuie son opinion du témoignage de Bontius, qui prétend que l'abus du riz porte essentiellement sur les nerfs, affaiblit considérablement la vue, et a même causé un aveuglement total ; puis il cite l'observation d'un négociant de Beziers, qui, après avoir fait pendant quelque temps usage de riz, qu'il aimait beaucoup, sans en avoir éprouvé la moindre incommodité, devint tout à coup sujet à de fréquens éternumens et à une bouffissure du visage, qui se manifestaient dès qu'il avait pris quelques cuillerées de riz, et qui se dissipaient, dès que la digestion était avancée. Le ci-devant comte de Manse annonça, quelque temps après la lecture de ce mémoire, qu'après avoir mangé du riz, il avait plusieurs fois éprouvé des effets analogues, contre lesquels le hasard lui avait fait découvrir la puissance tonique de l'eau froide appliquée sur les parties affectées, et qu'il s'était garanti de ces accidens en faisant torréfier le riz avant que de le faire préparer pour sa table.

Il semblerait d'après cela que le riz contient quelque chose de vénéneux ; et en effet les poisons produisent souvent des bouffissures en différentes parties du corps. Néanmoins, le riz est innocent :

l'abus seul de cette substance, de même que de
tous les mucilages, peut produire de semblables
phénomènes sympathiques. Il est une multitude
de faits qui prouvent cette assertion. Tissot rapporte avoir vu un malade qui, toutes les fois qu'il
prenait de la manne, avait de fréquens éternumens, qui ne cessaient que lorsqu'elle n'était plus
dans l'estomac. Le célèbre Porta parle d'une jeune
dame très peu sensible à l'effet des sternutatoires,
qui éternuait trente ou quarante fois dès qu'elle
avait avalé la plus petite quantité de vin d'Espagne.
Certains fruits, même de bonne qualité, mais pris
pour la première fois, ont occasioné, au rapport
de Boerhaave, des bouffissures de l'espèce dont je
viens de parler. Que conclure de là? Sinon que
dans certains individus le sentiment gastrique est
affecté d'une manière particulière par certaines
substances, et que les irradiations sympathiques
que lance ce viscère dans ces circonstances, affectent de préférence telle ou telle partie, selon l'état
actuel d'analogie dans lequel elles sont avec ce
viscère. Il est probable que l'usage excessif ou trop
long-temps soutenu du riz, ainsi que les autres
substances de ce genre, affaiblit l'estomac, et détermine dans ce viscère un spasme *atonique*, qui,
rayonnant sur les nerfs de la membrane pituitaire
et sur le tissu cellulaire de la face, produit l'éter-
nument et la bouffissure. L'eau froide, qui jouit

de la vertu tonique, fait cesser ces accidens, en dissipant le spasme ; et la torréfaction du riz les prévient, en le privant d'une bonne partie de son mucilage, dans lequel réside la puissance *asthénique* du riz.

VII. Le *seigle* (*secale ; secale cereale*, L.), plante céréale annuelle qui croît spontanément en Sibérie. Il est incertain si les anciens ont cultivé cette graminée ; il paraît, d'après la description qu'en a donnée Pline, qu'elle différait de la nôtre. Plusieurs botanistes pensent même que le seigle des anciens était le *siligo :* Nonnius dit que c'était le *contenum* d'Isidore, que les Espagnols désignent sous le même nom. Sa farine est douceâtre, un peu noire, et contient un peu de gluten ; elle est très acescente, et lorsqu'on n'est pas habitué à son usage, elle s'aigrit très vite dans l'estomac, et relâche le ventre. Le pain de seigle fait néanmoins la principale nourriture des habitans du Nord et des montaguards ; ils en font des galettes dures comme le biscuit de mer, qui se conserve toute l'année. La force et la vigueur dont ils jouissent, leur en permettent l'usage, et même le leur rendent nécessaire. On retire aussi, par la distillation, de l'eau de-vie de la farine de seigle en la faisant fermenter avec de l'eau.

Le seigle est sujet à une maladie connue sous le nom de *clou*, de *blé cornu*, *ergot*, *seigle ergoté*

(*ustilago*) : il naît dans les épis des grains plus longs que les autres, qui sont tantôt droits, tantôt courbes, bruns ou noirs extérieurement, et ont leur surface raboteuse : souvent on y aperçoit trois sillons qui se prolongent d'un bout à l'autre ; quelquefois on rencontre à leurs surfaces des cavités qui paraissent être l'ouvrage des insectes. Dans l'intérieur du grain ergoté on voit une farine assez blanche, recouverte d'une autre farine rousse ou brune, qui, quoiqu'elle ait une certaine consistance, peut s'écraser entre les doigts. Ces grains, mis dans l'eau, surnagent, et se précipitent ensuite ; si on les mâche, ils laissent une impression vive et piquante.

La farine rousse ou brune, contenue dans le grain ergoté, qui présente la forme d'une capsule allongée, d'une corne ou de l'ergot d'un coq, contient réellement un acide qui précipite l'eau de chaux, comme le prouvent les expériences de M. Girod-Chantrans ; il a une qualité irritante et septique, et est un vrai poison lorsqu'il en entre une certaine quantité dans le pain. Si on use de ce seigle pur, il donne sûrement la mort, après avoir occasioné des convulsions, des douleurs aiguës dans les parties extérieures, l'engourdissement, l'ivresse : sa qualité enivrante est même supérieure à celle de l'opium. Plus souvent il produit dans les membres, comme les cuisses, les jambes, les

pieds, les bras, les mains, une sorte de gangrène
sèche appelée *ustilagineuse*, et qui est telle, qu'a-
près avoir été affectés de douleur et de stupeur, ils
se flétrissent, se sèchent pour l'ordinaire sans tu-
méfaction, et perdent ensuite complétement le sentiment et le mouvement, et se détachent spontanément des autres parties sans hémorragie. On a
vu quelques hommes affectés de cette terrible gangrène, à qui il ne restait plus que le tronc, et qui
ont cependant vécu en cet état durant plusieurs
jours.

Cette maladie du seigle a lieu dans les années
pluvieuses et dans les terrains marécageux, tels que
ceux de la Sologne près d'Orléans, ceux du Blai-
sois, du Gâtinais et des environs de Bourges. Les
accidens graves qu'occasionne l'usage du seigle ergoté sont ordinairement suivis de la mort, et ré-
gnent communément depuis la moisson jusqu'à
l'hiver ; ils sont épidémiques quand il y a disette
de blé et lorsqu'on est obligé de se servir du seigle
ergoté. Cette gangrène attaque un plus grand nombre d'hommes que de femmes. Celle qui régna épidémiquement dans la Sologne affecta plus souvent
les extrémités inférieures que les supérieures. Il est
des physiciens qui pensent que cette épidémie n'é-
tait point occasionée par l'usage du seigle ergoté,
mais qu'elle était plutôt l'effet d'un vice de la saison. A la vérité, il a régné en Flandre, en 1749

et en 1750, une épidémie semblable, qui a exercé les plus grands ravages sur les pauvres de la campagne, surtout ceux qui habitaient des maisons humides, après différentes vicissitudes du chaud et du froid, et le fléau de la guerre. Mais on s'est assuré, par des expériences faites sur différens animaux, que le seigle ergoté était un véritable poison qui donnait la mort en très peu de temps. On a réussi à en rétablir quelques uns par l'unique usage du lait : on pourrait tenter ce moyen sur les hommes affectés de cette maladie. Il est des médecins qui attribuent l'ergot au défaut de fécondation ; ils se fondent sur ce qu'on n'a jamais trouvé de germe dans les grains ergotés. Tillet et Duhamel soupçonnent qu'il est occasioné par la piqûre d'une chenille qui fait une espèce de gale aux grains de seigle.

VIII. Le *froment*, *blé* (*triticum*), plante céréale annuelle, dont il existe plusieurs espèces (telles que le *triticum æstivum*, *hybernum*, *spelta*, L.), et qu'on doit regarder comme une cosmopolite des plus utiles. Chaque climat produit des espèces végétales qui lui sont propres ; mais le blé, qui sert de nourriture à la plupart des hommes civilisés, soutient également les températures extrêmes, la chaleur et le froid. Il croît aussi bien dans les pays du Nord qu'en Egypte et en Barbarie. On ne connaît pas les pays dont il est originaire.

Peut-être a-t-il été dans le principe un *gramen* ou *chiendent* que l'on foulait aux pieds, et que la culture a ensuite amené au point de perfection où il est aujourd'hui ; car on voit tous les jours que l'homme a une sorte d'empire et exerce un pouvoir presque créateur sur les productions de la nature, qu'il les embellit, les perfectionne, et les change presque à son gré par ses travaux et ses soins. Il en est qui pensent que la Sicile est la patrie du froment. Linné prétend, d'après Heinzelmann, qu'il croît spontanément, ainsi que l'orge, chez les Baskiriens (dans la Tartarie moscovite). Il n'est point de moyen plus sûr de connaître son origine que celui de la dégénération. Il est vraisemblable que le blé de nos pays est le même que celui désigné par les anciens sous le nom de *pyros,* qui ressemble à celui de Sicile, dont le grain est rougeâtre et très dur : mais le nôtre est plus tendre. Il est le même que celui qu'on cultive en Égypte, en Grèce et chez les Orientaux ; au reste il n'est guère possible d'en démêler les variétés d'après les descriptions des anciens et même des modernes.

Le blé forme la principale nourriture de presque tous les peuples du vieux continent. Ce don précieux du Créateur est toujours renaissant, se rajeunissant et se perpétuant sans cesse avec une prodigieuse fécondité pour la conservation de l'espèce. Sa farine, dépouillée de la balle, est employée d'une

infinité de manières : on en retire de l'eau-de-vie ;
mais cet usage serait criminel au milieu des riches
vignobles qui embellissent nos coteaux. On en fait
de l'amidon ; mais comme il croît dans nos pays
beaucoup de plantes communes qui contiennent
beaucoup de cette substance, celles-ci doivent remplacer le blé pour cet usage. Enfin, on l'emploie
très utilement à faire du pain, en pétrissant sa farine avec de l'eau et du levain, pour exciter la fermentation, qu'on arrête ensuite, en cuisant la pâte
à un degré convenable.

Outre la fécule et la matière sucrée que contient
la farine du blé, de même que celle des autres graminées, elle renferme encore une autre substance
particulière, découverte par Beccaria, qui a été
nommée substance *végéto-animale*, et qui est connue aujourd'hui sous le nom de *gluten*, ou de
substance glutineuse : elle est de même nature et
a les mêmes propriétés que le gluten ou la partie
fibreuse du sang et des muscles. On peut l'obtenir
aisément par des lotions réitérées de la farine dans
l'eau chaude, qui dissout la fécule et la matière
sucrée, et laisse précipiter le gluten, qui est insoluble. Elle a le caractère des substances les plus
animalisées ; elle est naturellement concrète, élastique, ductile, et a la forme fibreuse ou membraneuse ; elle a une saveur fade et l'odeur du sperme
humain ; elle brûle à la manière des substances

animales, donne à la distillation une grande quantité de gaz azote et d'ammoniaque, se dissout en partie dans l'alcohol, et passe rapidement à une putréfaction complète, sans éprouver auparavant la fermentation vineuse ni acide : elle se colore en jaune par le contact de l'acide nitrique, qui en dégage du gaz azote, et se convertit en acide oxalique. Le gluten diffère de la *fécule* ou *substance amylacée, amidon*, en ce que celle-ci est pulvérulente, sèche, blanche, insipide, combustible, qu'elle donne beaucoup d'acide pyro-muqueux à la distillation, qu'elle est soluble dans l'eau chaude, forme avec elle une gelée : elle se change en acides malique et oxalique par le moyen de l'acide nitrique, et passe spontanément à la fermentation acide. La *fécule* existe dans toutes les matières blanches et cassantes des végétaux, et surtout dans les racines tubéreuses et les semences des graminées. Le gluten diffère du *muqueux*, en ce que ce dernier est gluant, visqueux et fade; qu'il donne, de même que la fécule, beaucoup d'acide pyro-muqueux à la distillation; qu'il est soluble dans l'eau chaude et froide. Il est insoluble dans l'alcohol, susceptible de se coaguler au moyen des acides faibles, se charbonne au feu sans donner de flamme, et donne une grande quantité d'acide carbonique par la combustion. La lumière ne paraît pas concourir pour beaucoup à sa formation, car les plantes qui croissent dans les souterrains, en sont abondamment pourvues. Les gommes ne sont autre chose que des mucilages desséchés. Enfin, il diffère du sucre, en ce que ce dernier a une saveur piquante et agréable, qu'il est très soluble, cristallisable, et a la propriété de passer à la fermentation vineuse et de se convertir en alcohol. Toutes ces substances sont des composés de carbone, d'hydrogène et d'oxigène; elles ne diffèrent les unes des autres que par les diverses proportions de ces principes et du gluten, par la présence de l'azote qui est contenu dans ce produit végétal en grande quantité. Il est démontré que c'est le gluten du froment qui lui fait éprouver un mode particulier de fermentation, duquel résulte un pain supérieur à celui qu'on fait avec les autres graminées; car, si on ajoute à leur farine cette substance, on obtient un pain mieux levé, plus léger et moëlleux, en un mot, plus agréable et plus salutaire que celui dont la farine n'a pas subi ce mélange. On voit d'après cela, que le blé est de toutes les graminées celle qui fournit à l'homme la nourriture la plus convenable et la plus conforme à sa nature. Il réunit seul toutes les propriétés des substances alimentaires végétales et animales, par les différens principes qu'il renferme. Ainsi il est l'aliment le plus précieux et le plus salutaire, celui qui convient à tous les âges et à toutes les constitutions, et en même temps qui contient le plus de matières nutritives : aussi fournit-il peu d'excrémens. *Triticum*, dit Hippocrate (lib. de Diætâ), *fortius est hordeo et magis nutrit, minùs autem per alvum secedit.*

Le pain est un objet qui mérite la plus grande considération sous le rapport économique et sous celui de la santé. L'expérience a fait reconnaître la bonté des préceptes suivans.

1°. Le grain pur et de bonne qualité est préférable : quoique plus coûteux que le mauvais, le pain qu'il rend est moins cher, et d'une meilleure qualité.

2°. Le froment et le seigle nouveaux ne sont pas sains, surtout lorsque l'année a été humide; il convient d'attendre, pour les travailler, qu'ils aient au moins passé l'hiver. C'est d'ailleurs une économie, car le blé et le seigle nouveaux ne donnent pas autant de farine que ceux qui sont vieux.

3°. Il ne faut pas faire moudre le seigle et le froment ensemble, parce que, le grain du seigle étant plus petit que celui du froment, la mouture ne porte pas également sur l'un et sur l'autre : il vaut mieux ne mêler les farines qu'après qu'elles ont été faites séparément.

4°. Lorsque les meules vont trop fort, ou sont trop serrées, le son devient menu comme de la farine, et passe avec celle-ci dans le bluteau; il pèse davantage, à la vérité, mais il ne fait pas un pain nourrissant ; d'ailleurs, le pain qui contient du son, reste humide, et moisit promptement.

5°. On peut, au moyen de la mouture économique, retirer huit produits distincts du blé. On obtient de quatre-vingt-cinq à quatre-vingt-dix livres de farine par quintal.

6°. Lorsque le son est trop gros, et qu'on y a laissé trop de farine, il faut le tremper dans l'eau durant une nuit, et passer cette eau dans un linge, avant que de l'employer à faire le pain.

7°. Quand le grain n'est pas assez moulu, il en reste dans la farine des morceaux entiers qui sont en pure perte.

8°. La farine est meilleure quand elle est faite depuis un mois.

9°. Il ne faut pas tenir la farine près des écuries, ni d'aucun endroit d'où s'exhalent de mauvaises odeurs. Il est nécessaire que les sacs de farine soient posés sur des planches et non sur la terre. Il est utile aussi de retourner de temps à autre ces sacs, pour mettre plus à l'air le côté qui était contre la muraille.

10°. Lorsque la farine est de bon grain, bien faite et pure, quinze livres prennent sept à huit livres d'eau.

11°. Le vieux levain donne un goût aigre au pain.

12°. Quand on ne fait pas souvent du pain, il

faut tenir le levain très chaudement, pour lui conserver sa force, et le rafraîchir tous les jours, c'est-à-dire, y ajouter un peu de farine et d'eau.

13°. Pour bien mettre en levain, on emploie plus de la moitié de la farine dont on veut faire le pain.

14°. Toutes les eaux potables sont bonnes pour faire le pain ; néanmoins on ne doit les verser dans le pétrin qu'à travers un linge. Il est nécessaire que l'eau soit tiède, mais jamais bouillante, pas même en hiver. Lorsqu'on veut faire le pain à l'eau froide, comme en été, il faut le pétrir davantage, de cette manière il est meilleur.

15°. Il faut pétrir toute la pâte, jusqu'à ce qu'elle ne tienne plus aux mains. Plus on l'aura pétrie, meilleur sera le pain. Le pétrissage est de la plus grande utilité : ce n'est que par son moyen qu'on unit intimement la farine, l'air et l'eau, union absolument nécessaire pour l'uniformité et la promptitude de la fermentation.

16°. Lorsque la pâte est faite, et qu'on la met lever sous des couvertures, il faut avoir le plus grand soin que celles-ci soient propres : sans cette précaution le pain contracte une mauvaise odeur, et ne lève pas assez.

17°. Les vieux bois qui ont été peints, sont dangereux pour chauffer le four : ils donnent au pain une mauvaise qualité.

18°. Lorsque la pâte est assez levée, il faut enfourner sans délai, autrement la pâte fermente trop et s'aigrit, et veiller à ce que le four ne soit ni trop chaud ni pas assez, et que la chaleur soit également répandue partout.

19°. Les pains trop grands se forment et se cuisent mal.

20°. On doit laisser ressuer et refroidir le pain avant que de le manger, non-seulement afin qu'il ne nuise pas, mais encore pour qu'il dure davantage.

21°. Le gros pain, ou pain bis, tient le ventre libre, mais n'est pas bien nourrissant (1). Le pain blanc de fine farine, bien séparée du son, nourrit beaucoup, et fait peu d'excrémens. Celui qui est fait avec le levain, se digère très aisément. Le pain azime est plus difficile à digérer, mais il nourrit davantage.

22°. Le pain du jour, bien cuit, ou cuit deux fois (*bis coctus*), qui n'est plus chaud, vaut mieux que le pain de la veille (2). La vieille farine fait du mauvais pain.

Le meilleur pain est celui qui est léger, blanc, troué, fait de bonne farine de froment, ou de froment et d'un peu de seigle mêlés ensemble, bien

----

(1) *De vict. rat. lib. II.*

(2) *Ibid.*

levé et cuit à propos. Celui qui réunit toutes ces qualités, se digère très aisément et est très nourrissant. Il convient de le manger frais et non chaud, autrement il se digère moins facilement et occasionne des vents.

C'est à l'heureuse invention de faire lever la pâte avant de la cuire, qu'est due la perfection du pain. Le pain fermenté diffère beaucoup de celui fait sans levain : non-seulement il est bien moins compacte, moins pesant et d'une saveur plus agréable, mais encore il se trempe plus facilement, et ne forme pas une colle gluante et visqueuse comme le dernier, ce qui est un avantage infini pour la digestion.

On fait avec la farine de blé diverses préparations alimentaires, telles que les *vermicelli*, les *macaroni*, les *semoules*, etc. Mais, en général, toutes les pâtes, les bouillies, en un mot, les farineux non fermentés des graminées, ne se digèrent pas aisément dans les estomacs faibles ; ils produisent fréquemment des aigreurs, des coliques, des vents et la diarrhée. Ces sortes de mets ne peuvent convenir qu'à des hommes forts et robustes, qui ont besoin d'une nourriture propre à exercer d'une manière énergique les forces digestives, ainsi que je l'ai dit plus haut. Tels étaient les anciens Romains, qui faisaient habituellement usage de bouillie : tels sont encore de nos jours plusieurs peuples qui sont très robustes, et qui en font leur principale nourriture. Néanmoins ces exemples ne justifient point leur pernicieux usage pour les enfans du premier âge, et surtout ceux des villes; leurs estomacs ne sont pas assez forts pour les digérer : aussi des observations multipliées ont-elles prouvé que c'était à cette nourriture qu'étaient dues la plupart des maladies de l'enfance, telles que les aigreurs, les vers, les engorgemens du mésentère, l'hydropisie, les coliques, les vents, les diarrhées, les convulsions, le rachitis, les écrouelles, et une multitude d'autres affections non moins dangereuses.

« Tous les médecins voient et décrivent ces ma-
» ladies, dit Zimmermann, et aucun ne peut les
» prévenir, par rapport à l'aveuglement opiniâtre
» des femmes, et en général du peuple. D'où vient
» que sur vingt-cinq mille morts il se trouve main-
» tenant à Londres tous les ans huit mille enfans
» qui meurent de convulsions, si ce n'est parce
» qu'on leur farcit l'estomac et les intestins d'un
» aliment (la bouillie) qui les empoisonne? Mais
» il serait plus aisé de transporter les Alpes dans les
» vastes plaines de l'Asie, que de désabuser une
» femme écervelée (1). »

Comme le blé fait aujourd'hui la principale

____

(1) Traité de l'Expérience, tome III, page 36.

nourriture de l'homme, il est très essentiel de connaître les moyens les plus propres à la conserver. Les deux plus grands obstacles qui s'y opposent, sont les insectes qui le rongent, et la fermentation qui l'altère.

Il est un insecte du genre des phalènes, connu sous le nom de *papillon des blés*, et qui ressemble à bien des égards à celui des fausses teignes. La femelle pond quatre-vingts ou quatre-vingt-dix œufs, dont, huit jours après, il sort de petites chenilles qui se logent entre les lobes du grain, et déchirent l'écorce pour s'y introduire ; ensuite ils le vident et y filent une coque, qui reste fermée jusqu'à ce que le papillon sorti de la nymphe la jette dehors pour en sortir. Il ne faut que vingt-huit à vingt-neuf jours pour une génération ; leur multiplication est prodigieuse. Le moyen le plus efficace pour en préserver le blé, est de le passer au four, dont la chaleur tue ces insectes. Le grain peut supporter, sans en éprouver d'altération, une chaleur de quatre-vingt-dix degrés ; c'est à peu près celle du four lorsque le pain en est retiré. Si l'on y met alors le grain, la chaleur est bientôt diminuée, et le thermomètre descend en douze heures jusqu'à trente-trois degrés. On peut encore, avant que de semer le blé, le lessiver et jeter tous les grains qui surnagent. Cette précaution garantit encore de l'accident qu'on appelle le *pourri*.

Le charanson se nourrit de la substance farineuse du blé, et cause des dégâts terribles par sa prodigieuse multiplication. Tous les moyens que l'on a proposés jusqu'ici pour en garantir les blés, sont ou insuffisans ou impraticables. La seule vapeur du soufre les fait périr, mais elle communique au blé une odeur désagréable. On peut remédier en partie au mal en remuant fréquemment le grain, en le criblant et en le passant sur un grillage de fil de fer en plan incliné, dont les fils soient assez serrés pour que le bon grain ne fasse que couler dessus, tandis que le blé vermoulu et les charansons passent entre ces fils et sont reçus dans une poche de peau. Il est des départemens où l'on mêle du millet avec le blé, parce qu'on a remarqué que les charansons s'attachent de préférence au millet. On passe ensuite les grains sur un crible qui retient le blé, et qui laisse passer le millet avec sa poussière.

La fermentation du grain n'est autre chose qu'un commencement de végétation, et un mouvement intérieur des principes constituans du blé, qui le fait tendre au développement; en sorte que, pour conserver le grain, on doit brider la germination et en prévenir le mouvement. On y parvient en entretenant le blé, et en général toutes les semences des graminées, dans un état de sécheresse et de fraîcheur. Pour cela, on étuve le blé, en le mettant au four immédiatement après qu'on en a retiré le pain, et en l'y laissant jusqu'à ce que le four ait perdu sa chaleur. L'expérience a appris que le blé ainsi étuvé, mis en terre, n'est plus propre à la germination, et y reste intact et sans altération. On porte ensuite le blé ainsi préparé dans les *greniers de conservation*, imaginés par Duhamel. Ces sortes de greniers, propres à contenir mille pieds cubes de blé, consistent en une grande caisse de treize pieds en carré sur six de haut, placés sur des chantiers ; à quatre pouces du premier fond de la caisse, on en fait une autre de deux rangs de tringles qui se croisent à angles droits, et qu'on recouvre d'une forte toile de crin, qui empêche le blé de s'échapper et laisse à l'air un libre passage : à la partie supérieure de cette caisse, on place un couvercle plein pour empêcher les souris et autres animaux d'y entrer ; on y pratique seulement quelques trous qui s'ouvrent et se ferment à volonté. On fait jouer dans cette machine un ou deux ventilateurs qui aspirent l'air extérieur, et par le moyen d'un porte-vent l'introduisent par un trou pratiqué au fond de la caisse. L'air, poussé vivement dans l'espace qui se trouve entre les deux fonds, traverse le grain si rapidement qu'il l'élève quelquefois à un pied de hauteur, se charge de l'humidité, et sort par les ouvertures du couvercle supérieur.

Ce grenier a l'avantage de contenir dans le plus petit espace une très grande quantité de froment, et d'empêcher la fermentation et la chaleur. Un propriétaire a simplifié ce moyen, en pratiquant dans son grenier, plusieurs ouvertures au mur qui était au nord. Ces fentes, semblables à celles des guérites, ne donnaient point passage aux oiseaux, mais seulement à l'air, qui soufflait presque toujours et avec force sur le tas de blé.

Les auteurs du Dictionnaire raisonné des Sciences parlent d'un autre moyen, non moins efficace. Le grenier, disent-ils, doit être bien nettoyé, avoir des ouvertures à l'orient ou au nord, et des soupiraux en haut. Le blé qu'on y met, doit être bien sec et bien net. Il faut, durant les six premiers mois, le remuer de quinze en quinze jours, et, les dix-huit mois suivans, le remuer tous les mois. Il n'est plus à craindre que passé ce temps-là il s'échauffe. On en fait des tas aussi gros que le plancher peut le permettre. On met ensuite sur chaque tas un lit de chaux vive en poudre, de quatre pouces d'épaisseur; puis avec des arrosoirs on humecte cette chaux, qui forme avec le blé une croûte. Les grains de la surface germent, et poussent une tige d'environ un pied et demi de haut, que l'hiver fait mourir. C'est par ce moyen qu'on a réussi à conserver jusqu'en 1707, dans la citadelle de Metz, de grands amas de blé que le duc d'Espernon y avait fait faire environ l'année 1570. La croûte qui s'y était formée, était si forte qu'on se promenait dessus sans qu'elle cédât.

Dans toute l'Afrique, on conserve les grains dans des puits très profonds creusés au milieu des rochers, et qui sont constamment secs. L'entrée de ces puits, appelés par les Arabes *matamores*, est très étroite; ils vont en s'élargissant : on en tapisse le fond avec de la paille sèche, avant que d'y jeter le grain; lorsqu'ils sont pleins, on les ferme avec des bois entrelassés, sur lesquels on rejette du sable, et par-dessus quatre pieds de bonne terre en talus, afin que l'eau de pluie n'y séjourne pas. En Ukraine et en Lithuanie les habitans emploient une semblable méthode, et serrent leurs blés dans des puits; mais ils ont soin de ne pas les ouvrir tout d'un coup, ils les éventent par degrés, pour prévenir les funestes effets des exhalaisons meurtrières qui en sortent.

Le blé est sujet à plusieurs maladies, dont les principales sont, 1°. le *charbon* ou la *carie*, autrement la *nielle*, qui ne sont qu'une seule et même maladie, laquelle consiste en ce qu'à mesure que le grain se forme, la farine se convertit en une poussière noire, d'une odeur fétide et contagieuse : un grain de blé noirci avec cette poussière, produit ensuite des grains de blé cariés; mais elle perd sa qualité contagieuse en vieillissant. Lorsqu'elle est récente et qu'il s'en trouve une certaine quantité dans le pain, elle lui communique des qualités malfaisantes : on en a vu résulter des convulsions, des douleurs de tête, de ventre, la diarrhée, etc. D'après les expériences de M. Girod-Chantrans, la poussière noire qui caractérise le charbon, est composée d'animalcules qui multiplient de la même manière que les volvox, et qui donnent un acide *sui generis*, qu'il a appelé *acide niellique*.

2°. La *rouille*, qui est une poussière jaunâtre qui s'attache aux feuilles et quelquefois à la tige du blé, et qui dépend d'un défaut de transpiration occasioné par l'épaississement de la séve, auquel donnent lieu les temps froids et humides.

Il est un moyen de préserver les blés de ces maladies, jusqu'à un certain point; c'est, avant de les semer, de les laver dans de l'eau où l'on a mis infuser de la cendre et de la chaux; ainsi que le prouvent les expériences de Tillet.

3°. L'*ergot* attaque quelquefois le blé, mais plus communément le seigle. Voyez ce qui en a été dit à l'article *seigle*.

4°. Enfin, la *coulure*, qu'on reconnaît lorsqu'au lieu de trouver les épis remplis de bons grains dans toute leur longueur, on en trouve l'extrémité dépourvue, ou lorsqu'on n'y rencontre que de petits grains sans farine. Cette maladie est l'effet de la non-fécondation. Lorsqu'il tombe des pluies abondantes, dans le temps que le blé est en fleur, toutes les poussières des étamines sont enlevées, et la graine, qui reste sans être fécondée, demeure petite et sans farine. La vivacité des éclairs fait aussi couler les blés. Duhamel a vu, après de grands orages, des arbres perdre leurs feuilles, et d'autres mourir sans avoir été frappés de la foudre. La gelée, qui attaque les épis, les fait aussi couler.

Le blé se trouve quelquefois mêlé d'*ivraie*, *lolium*, plante graminée annuelle, et qui donne au pain des qualités nuisibles, surtout lorsqu'on le mange encore chaud. Cette plante, qui ne se rencontre communément que dans les terres à grain mal préparées, est virulente : elle produit l'ivresse, de violens maux de tête, des vertiges, des vomissemens, des angoisses, de l'assoupissement et des convulsions qui sont quelquefois suivies de la paralysie. On a vu résulter de l'usage du pain, dans lequel il entrait de l'ivraie, des épidémies et même des morts subites; on a trouvé, à l'ouverture des cadavres, l'estomac extrêmement resserré. Sa qualité enivrante se communique à la bière et même à l'eau-de-vie qu'on en retire. C'est par des labours convenables et de fréquens sarclages qu'on extirpe cette plante dangereuse, qui, sous le nom de *zizanie*, est, chez beaucoup de peuples, l'emblème de la discorde.

Il est donc très utile, pour se procurer de bon pain et prévenir les accidens qui dépendent des mauvaises qualités du blé, du seigle et des farines, de bien connaître les uns et les autres. Les caractères distinctifs d'un blé de bonne qualité, sont d'être sec, dur, pesant, ramassé, bien nourri, plus rond qu'ovale ; d'avoir la rainure peu profonde, lisse, claire à sa surface et d'un jaune clair ; de sonner lorsqu'on le fait sauter dans la main, et de céder aisément à l'introduction du bras dans le sac qui le renferme. Mais une méthode moins longue pour reconnaître la qualité des blés, c'est de comparer leur pesanteur spécifique. Le blé le plus pesant à volume égal est à coup sûr le meilleur ; car le blé, même mouillé, pèse moins que celui qui est bien sec. La différence est telle que le poids d'un bon blé et bien sec est au poids du blé mouillé comme 280 est à 240.

La farine de froment d'une bonne qualité doit être d'un jaune citronné, sèche, grenue, pesante, s'attachant aux doigts, et elle doit, quand on la presse avec les doigts, former une espèce de pelotte qui se brise lorsqu'on ouvre la main. Pour en juger plus sûrement, il faut la pétrir avec de l'eau, et en faire une boulette : si la pâte qui en résulte, après l'avoir bien maniée, s'affermit promptement à l'air, prend du corps, et s'allonge sans se séparer, c'est un indice certain que la farine est bonne, de même que le blé qui l'a fournie.

Le bon seigle doit être clair, peu allongé, gros, sec et pesant. Sa farine bien moulue et blutée n'a pas l'œil jaune de celle du froment. Elle est d'un beau blanc, douce au toucher, et répand une odeur approchant de celle de la violette. Si on en fait une boulette avec de l'eau, elle ne devient pas longue et tenace comme celle du blé ; elle est au contraire courte, grasse ; elle adhère aux doigts mouillés, et ne se durcit pas promptement à l'air.

§ II. *Des Légumes.*

On désigne sous le nom de légumes (*legumina*), les fruits des plantes papilionacées, dont la capsule est appelée *gousse*, *légume*. Leurs feuilles servent de pâture au bétail, et leurs graines nourrissent les hommes et plusieurs espèces d'animaux. Les semences de ces plantes, parfaitement mûres et sèches, se réduisent aisément en une sorte de farine semblable à celle des graminées, mais qui a une mollesse plus onctueuse et un goût plus sucré. Triturées dans l'eau, elles la rendent plus laiteuse que les graminées; et quand elles sont entières, elles laissent transsuder, au moyen de l'expression et d'un haut degré de chaleur, une matière huileuse. Il se développe lors de leur germination une grande quantité de matière sucrée, et on pourrait alors en retirer du vin. Leur ressemblance avec les graminées est encore marquée par la grande quantité de fécule qu'elles contiennent. Les légumes sont très nourrissans, mais non aussi solubles que les graminées, par rapport à l'huile qu'ils contiennent. Ils laissent dégager beaucoup d'acide carbonique durant la digestion; c'est pourquoi on leur a reproché dans tous les temps, et avec raison, de causer des vents et quelquefois des coliques. *Legumina omnia*, dit Hippocrate, *flatuosa sunt, et cruda, et cocta, et fricta, et macerata, et viridia* (lib. de Diætâ in acutis). En général, les légumes ne conviennent qu'aux personnes fortes, robustes et dont l'estomac est bien constitué : les personnes faibles et délicates doivent s'en interdire l'usage, ainsi que celles qui mènent une vie oisive ou casanière; ils leur seraient absolument nuisibles.

On mange les légumes dans deux états différens, lorsqu'ils sont nouveaux et lorsqu'ils sont secs. Dans le premier état ils ont un tissu tendre, sont aisés à digérer et moins flatulens, mais moins nourrissans. Lorsqu'ils sont bien mûrs et secs, ils nourrissent davantage, mais ils sont moins solubles, et recèlent plus d'acide carbonique.

I. Les *pois chiches* (*cicer sativum*, L.), plante

légumineuse annuelle, qui croît spontanément dans la Syrie et dans l'Europe méridionale : ce sont ces pois que les Espagnols appellent *carvancos* , lorsqu'ils les ont rôtis , et qui sont très en usage dans l'Afrique. Ce légume est un des plus nourrissans , mais très flatulent. Hippocrate le regardait comme un puissant diurétique ; *cicer album per alvum secedit , et per urinam ejicitur , et alit.* (Lib. II, de Diætâ). On vante, dans les douleurs de calcul , sa décoction dans l'eau ; mais si on en croit quelques médecins, son usage habituel n'est pas exempt d'inconvéniens dans les affections de la vessie.

II. Les *pois* (*pisum ; pisum sativum* , L.), plante légumineuse annuelle du sud de l'Europe , dont il existe plusieurs variétés. Les pois sont peu nourrissans , mais flatulens , cependant moins que les fèves. *Pisa inflant quidem minùs fabis ,* dit Hippocrate, *per alvum autem magis secedunt.* (Lib. II, de Diætâ). Il convient de les manger récens, et non encore dans l'état de maturité : leurs enveloppes sont alors tendres et solubles.

III. La *fève* (*faba ; vicia faba* , L.), plante légumineuse annuelle, originaire d'Egypte , dont il existe deux principales variétés : la *fève des marais* ou *de jardin* (*faba major vulgaris*), et la *feverolle* (*faba minor*), qui ne diffère guère de la première que parce qu'elle est plus petite. Les fèves se mangent vertes ou mûres après les avoir assaisonnées. Isidore prétend qu'elles ont été le premier légume dont les hommes ont fait usage. Elles sont plus nourrissantes que les pois, mais très flatulentes : elles ne se digèrent pas aisément, et fournissent une nourriture peu convenable aux personnes dont l'estomac est faible; elles jouissent de la vertu de resserrer le ventre : *fabæ alunt, alvum sistunt et inflant.* C'est pourquoi ceux qui sont sujets aux douleurs de ventre, de tête, et qui ont le ventre habituellement resserré, n'en doivent pas faire usage. On prépare les fèves vertes de diverses manières, après les avoir dépouillées de leur cosse pour les rendre plus tendres. On en fait de la purée lorsqu'elles sont sèches. La farine de ce légume est au nombre des quatre farines résolutives, qui sont celles d'orge, d'orobe, de lupin et de fèves. On en distille les fleurs, et on se sert de leur eau comme d'un cosmétique propre à décrasser et à adoucir la peau. Les Égyptiens regardaient les fèves comme impures, et leurs prêtres s'en abstenaient. Elles servaient autrefois pour donner les suffrages dans les assemblées publiques.

IV. Les *haricots* (*phaseoli; phaseolus vulgaris*, L.), plante légumineuse annuelle, originaire de l'Inde, et dont il y a beaucoup de variétés. Les haricots sont moins nourrissans et moins flatulens que les pois et les fèves. Ils se digèrent aussi plus aisément lorsqu'ils sont bien cuits. Leurs siliques vertes et herbacées, bouillies dans l'eau, se rapprochent par leurs qualités des herbes potagères; elles sont tendres et solubles, mais peu nutritives.

Le haricot vert se mange cuit et se conserve confit ou séché. Lorsqu'il est mûr il se conserve très bien aussi, soit dans sa silique ou écossé, et n'est attaqué par aucun insecte : on le mange cuit, préparé de diverses façons, au gras et au maigre. Sa farine fait un mauvais pain et une bonne purée. Pour conserver les haricots verts, afin de les manger en hiver, on choisit les plus tendres et ceux dont la fève n'est pas encore formée : on en ôte les pointes ou le filet, on les jette à plusieurs reprises dans un chaudron d'eau bouillante, pour les faire blanchir; on les plonge ensuite dans l'eau froide, et on les fait égoutter sur des claies d'osier; on les laisse sécher à l'ombre ou à l'étuve , et on les serre dans une caisse ou dans des sacs de papier. Lorsqu'on en veut manger , on les fait tremper dans l'eau tiède, où ils renflent, puis on les apprête à volonté. Ils ont encore la même couleur et le même goût que s'ils sortaient du jardin. On peut aussi, au lieu de les faire sécher, les confire au vinaigre, au beurre fondu et à l'huile; mais ces préparations leur ôtent leur goût.

V. Les *lentilles* (*lentes ; lens* , HALLER), plante légumineuse annuelle, dont il existe quelques variétés , qui croît naturellement dans l'Europe méridionale. Il paraît, par les monumens des anciens, que les philosophes aimaient beaucoup les lentilles ; car Athénée dit que c'était une maxime chez les Stoïciens, « que le sage faisait tout bien, » même qu'il assaisonnait parfaitement les lentilles. (Liv. IV, chap. 18).» Ce légume fut en très grande vénération chez les patriarches juifs : on sait qu'Esaü vendit son droit d'aînesse à son frère Jacob pour un plat de lentilles. On distingue dans les lentilles deux substances ; l'une, *corticale*, qui est astringente et qui nourrit peu ; l'autre, *médullaire* ou *pulpeuse*, qui fait la purée, et qui est assez nourrissante et meilleure que la première. En général les lentilles sont difficiles à digérer. Galien les regardait comme nuisibles et disposées à se convertir en atrabile ; il rapportait en grande partie à leur usage la production de l'éléphantiasis, qui était endémique en Egypte.

ARTICLE IV.

Des Végétaux farineux non graminés.

Les principaux de ces végétaux dont on fait usage pour la nourriture, sont les fruits de l'arbre à pain, de l'arbre aux pois, la patate, la cassave, l'igname, la pomme et la poire de terre, le lichen d'Islande, le sagou et le salep.

I. Le *fruit de pain*, appelé par les Indiens *rima*,

appartient à un arbre plus gros et plus élevé que nos pommiers, qui croît dans les îles Philippines, et principalement dans celles de Jaam et de Ténian. Il est jaune et presque de la grosseur de la tête; son écorce est épaisse et dure. On ne le mange que quand il est parvenu à sa grosseur. En cet état il a une saveur à peu près semblable à celle du cul d'artichaut cuit. Quand il est tout à fait mûr, il a une saveur douce et qui approche de celle de la pêche mûre; mais on prétend qu'alors il est nuisible, et qu'il donne la dyssenterie. Néanmoins les habitans des pays où croît cet arbre, en font leur principale nourriture; ils sont tous grands, bien faits, très robustes, d'un embonpoint médiocre et d'une bonne santé. Ce fruit doit être mangé frais; il ne se garde que vingt-quatre heures, après lesquelles il se sèche, s'aigrit et devient désagréable; mais en récompense l'arbre est chargé de fruits huit mois de l'année.

II. Le *fruit de pois* appartient à un arbre légumineux, appelé *arbre aux pois*, espèce d'acacia, qui croît spontanément dans la Sibérie et en bien des endroits de l'Asie septentrionale. Beaucoup d'habitans de la Sibérie, et notamment les Tunguses, se nourrissent des pois que cet arbre produit; il en est même qui en mangent aussi les feuilles, en les dépouillant de leur amertume par l'ébullition. Ces pois se cuisent plus aisément que les nôtres, sont plus nourrissans et très oléagineux : on les dit aussi plus faciles à digérer. On fait avec la farine de ces pois d'excellens gâteaux et du pain.

III. La *batate* ou *patate* (*convolvulus patatus*) est une espèce de convolvulus dont la racine est employée à faire du pain, de l'amidon, de la poudre et de l'eau-de-vie. Cette plante ne se plaît que dans les pays chauds : elle croît nàturellement entre les deux tropiques, en Asie, en Afrique et en Amérique : on en cultive aussi en Espagne. Sa racine, appelée *apichu* par les Péruviens, est tuberculeuse : cuite dans l'eau ou sous la cendre, elle a une saveur qui approche de celle du marron.

IV. La *cassave* (*jatropha manioc*), espèce de pain qu'on fait avec la farine que l'on retire des racines d'un arbrisseau appelé *manihot, magnoc* ou *manioc, youcca foliis cannabinis*, qui croît en Amérique. Les peuples qui habitent ce continent depuis la Floride jusqu'au Magellan, cultivent cet arbrisseau avec soin, et préfèrent la cassave au maïs, qui est très abondant dans leur pays.

Dans les Indes et en Amérique, on mange les feuilles du manihot, hachées et cuites dans l'huile.

La racine de manihot est un poison. Lorsqu'on

l'a préparée, on en fait du très bon pain, qui est d'un goût supérieur à celui de blé. La préparation de cette racine consiste à la priver d'un suc laiteux qui contient un extrait dans lequel réside le poison. Après avoir arraché les racines, qui ressemblent assez à des navets, les Indiens et les sauvages, auxquels elles servent de nourriture, les lavent et en ôtent la peau, puis ils les rapent, les écrasent, et les mettent dans des sacs de jonc très lâches, sous lesquels ils attachent un vase très pesant qui reçoit le suc qu'il exprime par son poids, et qu'on rejette. On fait sécher à l'aide du feu, sur des plaques, la substance farineuse qui se forme en grumeaux, et qui est la cassave, dont on fait une sorte de pain.

On retire du lait exprimé de la racine de manihot qu'on laisse déposer, la fécule la plus fine, qui se précipite bientôt : elle est connue sous le nom de *moussache*, et on la peut employer aux mêmes usages que l'amidon, mais à la longue elle brûle les cheveux. On en fait aussi des pâtisseries, auxquelles on mêle du sucre. On fait encore avec la cassave du *langon*. Cette préparation consiste à tremper un peu de la cassave dans l'eau froide, et à la jeter ensuite dans l'eau bouillante ; on remue le tout jusqu'à ce qu'il prenne la consistance de pâte ou de bouillie : c'est là la nourriture habituelle des esclaves noirs. On y ajoute du sucre ou du sirop, quand ils sont malades.

Il résulte des expériences faites sur l'empoisonnement occasioné par le manihot non préparé, que ce poison reste entièrement dans l'estomac, et qu'il donne la mort sans laisser aucun vestige quelconque d'inflammation, d'altération dans les viscères, ni de coagulation dans le sang, quoique cependant les symptômes auxquels il donne lieu, soient presque les mêmes que ceux des poisons âcres et corrosifs ; ce qui fait penser qu'il agit sympathiquement sur tout le système nerveux, dont il détruit la sensibilité dans le court espace de quelques minutes : seulement on trouve à l'ouverture des cadavres l'estomac fort rétréci. On prétend que le suc de roucou en est l'antidote, pourvu qu'on l'avale peu de temps après le poison. Fermin a guéri un chat empoisonné par le manihot, en le faisant vomir par le moyen de l'huile chaude de navette.

V. L'*igname* (*dioscorœa sativa*), espéce de liane, qui croît dans l'Amérique et dans la Nigritie, Les nègres et quelques sauvages du nouveau continent font usage de sa racine. On la coupe en morceaux, et on la fait rôtir sous la cendre, ou on la fait bouillir avec le bœuf salé : elle sert quelquefois de pain : on en fait aussi des bouillies qui sont agréables au goût.

VI. La *pomme de terre* (*solanum tuberosum*, L.), plante vivace, originaire de l'Amérique méridionale, d'où elle a été apportée en Europe au commencement du dix-septième siècle. Il en existe plusieurs variétés. On fait usage de la racine, qui est tuberculeuse; elle contient beaucoup de fécule, qui la rend très nourrissante, et qui est de même nature que celle qu'on obtient de la farine des graminées. Pour cela, on la rape crue, puis on la broie dans l'eau, où elle fait un précipité. Elle donne par livre trois onces d'une fécule fine, blanche, légère et d'une saveur agréable, soit qu'on la cuise au lait ou au bouillon. On en peut faire aussi d'excellente colle. La grosse pomme de terre blanche à points rouges en fournit davantage. La pomme de terre est d'une grande ressource pour l'homme et les animaux. Son feuillage frais est un très bon fourrage, et cuite sous la cendre, ou à la vapeur de l'eau bouillante dans des vaisseaux couverts, ou même, sans eau, avec ou sans assaisonnement, elle est un aliment très sain pour l'homme. Cuite à grande eau et à l'air, elle perd de sa qualité : blanchie dans l'eau salée, et ensuite séchée et broyée, on en fait, pour l'usage des marins, des galettes qui ne sont point attaquées par les insectes. Malgré tous ces avantages, la pomme de terre contient le principe narcotique; mais le feu ou la simple décoction suffisent pour l'en dépouiller entièrement. Elle donne à la distillation une liqueur spiritueuse, âcre et enivrante, dont l'odeur indique assez la qualité vénéneuse. Au reste, elle n'est pas la seule plante où le poison se trouve réuni à l'aliment : cette combinaison se fait remarquer d'une manière encore plus sensible dans le manihot, ainsi que je l'ai dit plus haut. On réduit aisément la pomme de terre desséchée en une farine semblable à celle des graminées, mais elle ne contient pas le gluten comme celle du blé. La pomme de terre est très soluble, légère, d'une digestion facile et peu acescente. On en fait un très bon pain, soit avec sa farine seule, soit en mêlant sa pulpe avec la farine de froment.

La pomme de terre unit à l'avantage d'une nourriture saine et abondante celui d'une récolte assurée : elle exige peu d'apprêts, et peut se conserver très long-temps. Ainsi l'on ne saurait trop encourager ce genre de culture. Elle est d'ailleurs une très grande ressource dans les temps de disette des grains.

VII. La *poire de terre, topinambour* (*helianthus tuberosus*, L.), plante vivace, originaire du Brésil, et qui n'est cultivée en France que depuis le commencement du dix-septième siècle. On ne fait usage que de ses racines, qui sont des tubercules irréguliers, charnus, nourrissans, qui ont un goût semblable à celui de l'artichaut. Toute la plante est une fort bonne nourriture pour les bestiaux; elle multiplie beaucoup, résiste au froid, et est presque indestructible.

VIII. Le *lichen d'Islande* (*lichen Islandicus*, L.). On comprend sous le nom de lichens une famille considérable de plantes dont la plupart des espèces sont petites, parasites, vivaces, d'une consistance membraneuse, et de couleur grisâtre. Le lichen d'Islande est une espèce de lichen qui est en usage comme médicament et comme aliment. Il est amer et nourrissant; on lui attribue beaucoup de vertus, telles que celles d'être antiphthisique, antihectique, antiseptique, antiacide, vulnéraire et quelquefois purgatif. On l'emploie encore contre le scorbut, les affections catarrhales, l'hydropisie, le calcul et les hydatides de la matrice. Il est permis de douter de toutes ces propriétés : on ne doit le considérer que comme un aliment assez facile à digérer, et qui jouit de la vertu tonique. Le peuple d'Islande s'en nourrit; il fait bouillir le lichen dans l'eau, ce qui forme une espèce de bouillie : il y en a qui le préparent au lait. Lorsque les Islandais manquent de farine, ils font du pain avec le lichen pulvérisé. Il est un excellent fourrage pour les chevaux, les bœufs et les cochons. On s'en sert encore à teindre la laine en jaune.

IX. Le *sagou* (*sagusium*) est une espèce de pâte végétale, faite de la fécule qu'on retire de la

moelle de quelques espèces de *palmiers farineux*
(*cyca circinalis*, L.; et *sagus*, RUMPH.) qui
croissent dans les îles Moluques et Australes, et
depuis Borneo jusqu'à Siam. Il nous vient en grains
qui ressemblent assez à ceux d'orge mondé; on les
fait bouillir dans l'eau, avec laquelle elle forme une
gelée insipide et un peu transparente. L'état gélatineux de cette substance indique qu'elle est très
nourrissante : elle est très soluble et se digère facilement. Son usage convient parfaitement aux personnes faibles, épuisées, et surtout aux phthisiques. On en fait usage dans le bouillon et le lait,
comme du riz, de l'orge ou du vermicelle : elle y
augmente considérablement de volume, et forme
un aliment aussi sain qu'agréable.

X. Le *salep* (*salap*, *salep Turcarum*) se retire de la bulbe d'une espèce d'*orchis* (*mascula*,
L.), qui croît en Perse. C'est une fécule insipide,
dont une petite quantité se convertit en une gelée
copieuse avec un grand volume d'eau. Elle est très
nourrissante et très facile à digérer. On peut retirer
une fécule semblable de plusieurs autres espèces
d'orchis. Retz a trouvé le moyen d'imiter le salep
des Persans avec la racine d'orchis de nos pays.
Son procédé consiste à lui enlever par la décoction
son principe extractif, et à faire sécher le résidu,
qui, au moyen de la préparation, est devenu trans-

parent. Pour cela, il faut, après en avoir ôté la peau, faire bouillir la bulbe dans l'eau pendant une demi-heure, et ensuite la faire sécher. De cette manière les bulbes d'orchis deviennent semblables à celles de l'orchis de Perse, et se réduisent en gelée, en les faisant bouillir de nouveau. Le salep jouit des mêmes vertus que le sagou ; il est néanmoins un peu astringent.

ARTICLE V.

Des Noix.

On comprend sous le nom de *noix* (*nuces*), les semences recouvertes d'une enveloppe plus ou moins dure, et qui contiennent une certaine quantité de muqueux et beaucoup d'huile fixe (grasse). On obtient cette dernière par la simple expression ou par le moyen de la chaleur. Le premier procédé est préférable ; le feu altère les principes des huiles. Ces semences ne se digèrent pas aisément, séjournent long-temps dans l'estomac, et produisent souvent du malaise et même des indigestions.

Il n'y a point de peuples qui ne fassent usage des huiles fixes, soit végétales, soit animales, ce qui prouve qu'elles sont nécessaires au système animal. Elles fournissent en effet deux principes, l'hydrogène et le carbone, qui sont deux matériaux utiles à la nutrition (1). Toutes les huiles ont en général les mêmes propriétés et la même action sur le corps. Il ne faut employer que celles qui sont pures et exemptes de rancidité. Leur usage doit être interdit aux personnes sujettes aux aigreurs, à celles dont l'estomac est faible et relâché, et aux tempéramens pituiteux. *Oleum et quæcunque oleosa reficiunt et pituitosa sunt.* (HIPP., lib. de Affect.)

I. Les *amandes (amygdalæ , nuces græcæ ; amygdalus communis , L.)*, fruits de l'amandier, grand arbre indigène de la Syrie et de l'Arabie, qui fut apporté, du temps de Caton, de la Grèce en Italie. Il est cultivé aujourd'hui dans les pays méridionaux et occidentaux de l'Europe. Il y a deux espèces principales d'amandes : les amandes douces et les amandes amères.

Les amandes douces donnent la moitié de leur poids d'huile, et les amandes amères, seulement le quart. Les premières sont adoucissantes et nourrissantes, mais nuisent à l'estomac ; Hyppocrate

---

(1) Les huiles sont des corps gras, onctueux, fluides, insolubles dans l'eau et combustibles. On distingue les huiles en huiles grasses ou fixes, et en huiles essentielles ou volatiles. Les principes constituans des unes et des autres, sont l'hydrogène et le carbone : ce dernier forme à peu près les trois quarts dans les huiles fixes, et l'hydrogène est plus abondant dans les volatiles. L'hydrogène et le carbone sont combinés avec le *muqueux* dans les huiles fixes, et avec l'arome dans les volatiles.

prétend qu'elles sont échauffantes : *amygdalæ æs-tuosæ sunt , verùm probè nutriunt*. (Lib. II , de Diætâ).

On fait avec les amandes douces et le sucre diverses préparations, comme des macarons, des massepains, des pâtisseries, des compotes. On en prépare des émulsions et l'*orgeat*. Dans toutes ces préparations, on ne doit employer que les amandes les plus récentes, car si on les conserve trop long-temps, elles deviennent rances et irritent à quel-que usage qu'on les emploie ; il faut toujours les dépouiller de la pellicule jaune dont elles sont recouvertes, et qui contient une poussière résineuse âcre qui irrite le gosier.

Les amandes amères ont des qualités différentes, et leur usage excessif n'est pas sans danger. On sait depuis long-temps qu'elles sont un poison mortel pour plusieurs animaux, tels que les renards, les cochons, et la plupart des oiseaux ; l'expérience a appris qu'elles causaient l'ivresse à l'homme.

Il est très probable que beaucoup d'espèces vé-gétales de la classe appelée *icosandrie*, ont quel-que chose de vénéneux. Les fleurs de pêcher pur-gent *cum molestiâ*, et, à forte dose, font vomir ; l'eau distillée du laurier-cerise est manifestement un poison. Méad, qui excellait dans l'art de faire des expériences, regardait même l'eau de cerises comme suspecte, par rapport à sa grande ressemblance avec celle du laurier-cerise; et les médecins anglais la croient encore un véritable poison.

On croyait autrefois que l'huile d'amandes amères était amère et résolutive, et on l'employait rarement à l'intérieur; mais il est bien reconnu aujourd'hui que cette huile ne diffère pas de celle d'amandes douces, et que le principe amer réside uniquement dans la partie extractive, qui ne se mêle point avec l'huile durant l'expression.

II. Les *noisettes* (*avellanœ, nuces ponticœ*) sont les fruits du *corylus* (*avellana,* L.), noisetier ou coudrier, qui croît dans toute l'Europe, et qu'on rencontre ordinairement dans les haies et dans les bois : on le cultive dans les jardins et les vergers. Le fruit des noisetiers sauvages est plus petit et moins agréable à manger que celui des noisetiers cultivés. Les noisettes sont farineuses, huileuses, adoucissantes : on en peut faire du pain. Elles fournissent moitié de leur poids d'huile fixe qui le dispute en bonté à celle d'amandes, et qui ne se rancie pas aussi aisément. Elles ont une pellicule qui les enveloppe, et qui est astringente et irritante : de même que celle des amandes, elle excite souvent la toux dans ceux qui en mangent, ce qui n'arrive pas pour l'ordinaire quand on a eu la précaution d'enlever cette peau.

III. Les *noix* proprement dites (*nuces juglan-*

des ; juglans regia , L.), fruits du noyer, grand arbre originaire de Perse et de Syrie, transplanté en Europe depuis un temps immémorial , le plus précieux et le plus beau de ceux propres aux ouvrages de menuiserie. Il y en a plusieurs variétés. Les noix sont très huileuses : elles donnent, par expression, moitié de leur poids d'une huile qui sert non seulement dans la cuisine , mais encore à une multitude d'autres usages. Elles sont au nombre des alimens, mais non pas de ceux amis de la gorge et de la poitrine; l'huile qu'elles contiennent contracte bientôt la rancidité par la dessiccation.

On sert sur les tables les noix avant qu'elles soient parvenues à leur point de maturité; on les appelle alors *cerneaux*. Dans cet état , elles sont plutôt aqueuses et mucilagineuses qu'huileuses : il est prudent de n'en pas manger beaucoup , vu qu'elles sont difficiles à digérer , et qu'elles causent fréquemment des indigestions. Les noix encore tendres se confisent au sucre. On emploie le brou de noix à faire un ratafia qui passe pour être très stomachique. On s'en sert encore , ainsi que des racines du noyer, pour teindre en brun les étoffes, les cuirs et le bois. On conserve long-temps la noix mûre dans un lieu sec. Si on la trempe dans l'eau durant quelques jours , elle s'adoucit, s'épluche mieux , et est plus agréable à manger. Les fleurs du noyer exhalent un arome narcotique; il est dangereux de se reposer à l'ombre de cet arbre lors de sa floraison.

IV. La *châtaigne*, le *marron* (*castanea; fagus castanea*, L.), fruit du châtaignier, grand arbre des pays montagneux, chauds ou tempérés. Il en est beaucoup de variétés. La châtaigne est farineuse et sucrée; le feu développe singulièrement cette saveur. On peut la réduire en farine, en faire du pain, et la préparer d'autant de manières que les autres farineux. Le peuple en fait presque son unique nourriture en divers lieux de la Savoie et de la France, dans l'Apennin et dans les parties méridionales de l'Europe. Elle contient de l'huile, mais qu'on ne peut pas retirer par expression, parce qu'elle est dans l'état de combinaison. Elle se dissout et se digère aisément, surtout lorsqu'on l'a torréfiée ou cuite dans l'eau; mais elle est venteuse, quoique très nourrissante. Xénophon rapporte que les Grecs en faisaient autrefois usage en place de pain; et il n'est pas rare de voir de nos jours, dans l'Italie et dans les montagnes de la France méridionale, des vieillards de quatre-vingt-dix et même cent ans, qui n'ont vécu que de châtaignes et qui ont constamment joui d'une santé parfaite. On mange la châtaigne fraîche, rôtie, ou bouillie à l'eau ou au lait. Les châtaignes séchées, connues sous le nom de *châtaignes blanches*, *castagnons*, se préparent dans les départemens méridionaux de la France. Avant de les exposer au feu, on leur fait prendre un commencement de germination, qui contribue beaucoup à leur donner la douceur sucrée dont elles jouissent. On en peut faire une boisson fermentée.

V. Le *cacao* (*avellana mexicana*), fruit du *cacaoyer* (*theobroma cacao*, L.), arbre de grandeur et de grosseur médiocres, propre au nouveau continent, et qui croît naturellement dans diverses contrées de la zone torride en Amérique, et particulièrement au Mexique. Il est très nourrissant, et ne nuit point à l'estomac comme les autres noix, parce que son huile est très divisée et combinée avec la fécule, et qu'elle n'est pas aussi sujette à la rancidité. Il est néanmoins des estomacs qui ne le digèrent pas aisément. On est dans l'usage de torréfier le cacao et de le mêler par la trituration avec le sucre, la cannelle et la vanille, qui en aident la digestion : c'est cette préparation qui est connue sous le nom de *chocolat*, et qui est de diverses sortes. On appelle *chocolat de santé*, celui dans la composition duquel il n'entre point de vanille ni d'autre aromate. Néanmoins le chocolat à la vanille est préférable, lorsqu'elle n'y est pas en grande quantité, de même que la cannelle ; il se digère bien plus aisément. On prescrit le chocolat comme un aliment très restaurant, aux vieillards,

aux pituiteux et aux personnes faibles et épuisées :
on lui attribue la faculté d'éveiller les désirs vénériens et d'exciter aux plaisirs de l'amour. Il est en
général nuisible aux jeunes gens, ainsi qu'aux
constitutions chaudes, bilieuses et nerveuses. On
retire du cacao une huile qui a la consistance du
beurre, appelée *beurre de cacao*, qui réunit à la
vertu adoucissante des autres huiles, celle de ne
point contracter d'odeur et de sécher promptement.
Les femmes espagnoles s'en servent comme d'un
cosmétique qui rend la peau douce et polie, sans
qu'il y paraisse rien de gras ni de luisant.

VI. Les *cocos*, *noix de l'Inde*. Le *cocotier*
(*palma indica* ; *coccos nucifera*, L.), est une
espèce de palmier des plus précieux par son utilité.
L'Afrique, l'Asie et l'Amérique sont sa patrie. Cet
arbre est d'une très belle forme, et s'élève à la hauteur de quarante ou de soixante pieds. Son fruit,
plus gros que la tête d'un homme, a une écorce
filandreuse qui recouvre une noix fort dure, de
la grosseur et de la forme d'un petit melon, et
dont la pulpe fournit une nourriture très saine :
on en exprime au pressoir une huile qui est fort
douce, mais qui contracte de l'amertume en vieillissant. Le centre de la noix est rempli d'une eau
claire, rafraîchissante et légèrement sucrée. Lorsque le fruit est ancien, cette eau se dissipe et fait

8*

place à une amande qui remplit bientôt toute la cavité, et qui devient propre à la germination.

Lorsqu'on coupe la pointe des bourgeons des fleurs du cocotier avant leur parfait développement, il en découle une liqueur blanche, très douce, et dont on retire du sucre en la faisant bouillir avec de la chaux vive. Elle s'aigrit dans un court espace de temps, et se convertit en un très bon vinaigre. Lorsqu'on la distille dans sa plus grande force, on en retire une eau-de-vie très spiritueuse.

VII. Les *pignons* (*nuclei pini*), sont les fruits du pin, appelé aussi *pin-pignier* (*pinus pinea*, L.), qui croît en Espagne, en Italie et dans les départemens méridionaux de la France ; ce sont les pommes de pin des sculpteurs. Leurs enveloppes ligneuses contiennent une amande agréable, émulsive, qui fournit un peu plus du tiers de son poids d'une huile grasse. Hippocrate recommandait l'usage des pignons dans les affections inflammatoires : ils sont très nourrissans. On prétend qu'ils conviennent dans l'épuisement causé par l'abus des plaisirs de l'amour, et qu'ils augmentent le lait et la liqueur séminale : ces qualités ne leur sont pas propres ; tous les alimens bien nourrissans et qui se digèrent aisément, produisent les mêmes effets.

VIII. Les *pistaches* (*pistaciæ nuces*), fruits à

amande du *pistachier* (*pistacia vera*, L.), arbre moyen, originaire d'Asie, d'où il a été transplanté dans l'Europe méridionale et occidentale, dans le premier siècle. Les pistaches contiennent à peu près un onzième d'huile. Elles sont très nourrissantes et agréables au goût. On les recommande pour fortifier l'estomac et réparer les forces épuisées. Elles sont très adoucissantes, et leur usage convient dans tous les cas où il y a toux, douleur et émaciation.

IX. La *châtaigne d'eau*, *macre* (*tribulus aquaticus*; *trapa natans*, L.), fruit d'une plante annuelle des étangs, et qui demande au moins vingt pouces d'eau. Elle croît dans toute l'Europe, excepté dans les pays du Nord. Elle approche beaucoup par ses qualités de la châtaigne. Le fruit est âcre et un peu astringent. On le mange cru et cuit. Il fait une grande partie de la nourriture des habitans de la Carinthie et des Limousins : ils en font aussi du pain. Ce fruit mûrit sous l'eau, et a un mauvais goût lorsqu'on le mange cru. La coction lui ôte de son acrimonie, et lui donne de la douceur. Thompson regarde cette plante comme vénéneuse.

X. Les *faínes* sont les semences du hêtre (*fagus*; *fagus sylvatica*, L.) Elles ont un goût qui approche beaucoup de celui des noisettes, et sont très nourrissantes. On peut en faire du pain dans les temps de disette. Cornelius d'Alexandrie rapporte que les habitans de l'île de Chio se sont nourris uniquement de ce fruit pendant un siége. Mortimer dit néanmoins qu'il est un peu enivrant. On retire des faînes une huile douce, abondante, qui s'améliore en vieillissant, et qui a beaucoup d'analogie avec celle des noisettes.

CHAPITRE IV.

Des Alimens tirés du règne animal.

Les animaux fournissent en général trois sortes de substances, distinctes par leurs propriétés, qui sont la gélatine, l'albumine et le gluten : elles sont toutes caractérisées par la présence de l'azote; mais elles diffèrent les unes des autres en ce que ce principe y est contenu en des proportions différentes. Il est en plus grande quantité dans le gluten que dans les deux autres, et la gélatine est celle qui en renferme le moins.

La *gélatine* est insoluble dans l'alcohol, soluble dans l'eau, et surtout dans l'eau bouillante, avec laquelle elle forme une gelée en se refroidissant : elle est mêlée dans les os à beaucoup de phosphate et de carbonate de chaux : elle est une des prin-

cipales parties constituantes des organes blancs,
c'est-à-dire, de ceux qui ne jouissent pas de l'irritabilité. Lorsqu'elle est oxigénée, comme dans la
peau, elle prend l'état de tissu fibreux ou mem-
braneux. La gelée passe à l'acidité avant que de
pourrir. *L'albumine* en diffère en ce qu'elle prend
l'état concret par l'action du calorique, des acides,
des oxides, en un mot, par la fixation de l'oxigène : elle est soluble par les alcalis. On la trouve
plus ou moins condensée ou oxigénée et tissue
dans les membranes, les tendons, les cartilages,
ou pour mieux dire, dans toutes les parties blanches des animaux. Enfin, le *gluten* est insoluble
dans l'eau, à toutes les températures, dissoluble
dans les acides, et organisé dans la chair musculaire. Il est naturellement sous forme concrète et
fait partie du sang, dans lequel il est contenu sous
forme de chair fondue, pour se déposer ensuite
dans les muscles, qu'on doit regarder comme les
organes sécréteurs de cette substance. L'albumine
et le gluten contractent la fermentation putride,
sans éprouver auparavant la fermentation acide,
et toutes trois donnent de l'ammoniaque en pour-
rissant, ainsi que par la distillation. Lorsqu'on
traite ces matières animales par l'acide nitrique, il
s'en dégage du gaz azote et du gaz acide prussique,
et elles se rapprochent par ce moyen de leur ancien état végétal, dont elles ne paraissent différer,

comme je l'ai déjà dit, que par la présence de l'azote et quelquefois du phosphore, qui y est uni à l'hydrogène, au carbone et à l'oxigène.

Lorsqu'on traite ces substances animales par la distillation, on y rencontre le carbonate d'ammoniaque et une huile. Bertholot y a découvert un nouvel acide, auquel il a donné le nom d'acide *zoonique*, dont l'odeur ressemble assez à celle de la chair fortement rissolée, et dont la saveur est austère.

Outre ces différens principes, on rencontre encore dans les muscles une substance muqueuse, extractive, soluble dans l'eau et dans l'alcohol, qui a une saveur marquée, et qui devient âcre, amère et salée, par la concentration ; elle a une odeur particulière que le feu développe : c'est cette substance qui colore les bouillons et leur donne une odeur et une saveur agréables. Enfin l'action du feu exalte cette saveur au point de lui donner celle du sucre ou du caramel : telle est celle de la surface de la viande rôtie, qu'on appelle *rissolée.* Cette substance extractive, évaporée à siccité, et jetée sur des charbons ardens, se boursouffle et se liquéfie en exhalant une odeur acide, piquante, semblable à celle du sucre brûlé : exposée à l'air, elle en attire l'humidité, et il se forme à sa surface une efflorescence saline : lorsqu'elle est étendue dans une certaine quantité d'eau et à l'air chaud, elle s'aigrit et passe bientôt à la fermentation putride. Toutes ces propriétés rapprochent cette substance des extraits savonneux et de la matière sucrée des végétaux.

Quant au sel qui se cristallise dans l'évaporation lente de la décoction des chairs , sa nature n'est pas encore bien connue. Thouvenel , de qui est cette analyse , l'a obtenu sous forme de duvet ou de cristaux mal figurés. Il pense que c'est un sel parfaitement neutre , formé par l'union de la potasse et d'un acide qui a le caractère de l'acide phosphorique dans les quadrupèdes phytivores , et celui de l'acide muriatique dans les reptiles carnassiers. Ces sels manifestent leur présence , même avec excès d'acide , dans les bouillons , ainsi que dans les urines , au moyen de l'eau de chaux et de l'ammoniaque , qui forment des précipités blancs , et par la dissolution nitrique de mercure , qui donne dans les bouillons un précipité rose.

Les muscles contiennent encore dans leur substance parenchymateuse et cellulaire différentes humeurs , dont les unes sont concrètes , et les autres dans l'état de liquidité. Ces humeurs sont : 1°. une lymphe rouge et blanche ; 2°. de la gélatine ; 3°. enfin , une huile fixe de la nature de la graisse. La première est parfaitement semblable à la lymphe du sang, c'est-à-dire, à l'albumine ; c'est elle qui, en se coagulant par la chaleur de l'eau dans laquelle on cuit la viande pour faire le bouillon, produit l'écume qu'on enlève, et qui est d'un brun rouge sale, parce qu'elle a été altérée par la chaleur. C'est la gélée ou gélatine de la chair qui fait prendre en une masse tremblante les bouillons préparés avec la chair des jeunes animaux, qui en contient beaucoup plus que celles des vieux. Enfin, la matière grasse qui forme ces gouttes rondes et aplaties nageant à la surface des bouillons, et qui se fige par le refroidissement, présente tous les caractères de la graisse.

Les chairs des animaux sont beaucoup plus nourrissantes que les alimens végétaux : elles réparent et soutiennent davantage les forces (*maximum alimentum sub minimá mole*), et sous ce rapport elles paraissent être analogues à la nature de l'homme. Néanmoins leur usage excessif, ou la nourriture animale habituelle, sans mélange de végétaux, produit des inconvéniens réels ; elle fait une trop grande quantité de sang, et augmente la tendance naturelle du système humoral à la putréfaction, surtout lorsque les forces vitales n'ont pas assez d'énergie pour s'opposer à la puissance septique de ces alimens. Cependant les personnes dans lesquelles les forces de la vie sont intenses, ont moins à redouter l'usage de ces alimens. Mais il est généralement avantageux, pour la plupart, d'observer un régime mixte, et de faire usage à la fois des substances végétales et animales. D'ailleurs l'usage excessif des viandes, et surtout des viandes crues ou peu cuites, donne, ainsi que je l'ai déjà dit, un caractère de férocité, qui produit l'orgueil, la haine, le mépris des autres, l'indocilité, et d'autres sentimens qui dépravent l'homme et le font détester de ses semblables.

ARTICLE PREMIER.

Du Lait.

Le lait est le premier aliment de l'homme et d'une grande partie des animaux ; il est le plus convenable dans le premier âge, et surtout celui de la mère. C'est une émulsion animale, un liquide blanc, d'une saveur douce et sucrée, qui est formée de trois parties distinctes, savoir, du *sérum* ou petit lait, du fromage et du beurre. Le sérum est le véhicule des deux autres substances : il contient une matière sucrée appelée *sucre de lait*, et qui n'est, pour ainsi dire, qu'un sucre ébauché. Il contient aussi du phosphate calcaire, qui est plus abondant, toute proportion gardée, que dans les autres humeurs animales. C'est ce phosphate de chaux qui forme la base des os ; c'est pourquoi la nature l'a placé si abondamment dans le lait, pour l'accroissement et le développement des os, dans les premiers temps de la vie. Le fromage est une vraie albumine, et le beurre une huile fixe concrète, dont la concrétion et la séparation d'avec les autres parties du lait, par le simple mouvement, sont dues à l'absorption et à la fixation de l'oxi-gène de l'atmosphère, lors de la formation de la crème.

Les proportions du sérum, du fromage et du beurre, sont, à peu de chose près, les mêmes dans les laits de vache et de chèvre; celui de chèvre con-tient néanmoins un peu plus de fromage, et celui de vache un peu plus de beurre. Ce dernier a un douzième ou un treizième de sucre de lait plus que l'autre. Leurs propriétés sont à peu près les mêmes: cependant celui de chèvre est moins relâchant et plus tonique; quelquefois il passe lentement et même constipe. Le lait de brebis contient un quart de fromage de plus, le double de beurre et un tiers moins de sucre; son fromage est bien plus tenace, et par conséquent ce lait est moins aisé à digérer. Celui d'ânesse contient un tiers de sucre de lait de plus que celui de vache, mais très peu de crème, dont on ne peut faire de beurre. Spielmann n'a re-tiré par livre de lait d'ânesse qu'un gros et demi de fromage, qui était très délicat. Ces trois substances se séparent spontanément par le repos; mais aucun coagulum ne peut trancher ce lait, qui est moins gras et moins riche en fromage que celui de femme. Spielmann a obtenu de deux livres de lait de femme une once et demie de crème, qui lui a donné six gros de beurre, et une demi-once d'un fromage très agréable. Le lait de jument a le plus grand rapport avec celui d'ânesse ; mais ce qu'il est très important de remarquer, c'est que les proportions variables, ainsi que les propriétés médicales du lait, tiennent à l'état actuel de la santé de l'animal, à la nature des alimens dont il se nourrit, et aux passions qu'il éprouve.

Le lait est un aliment adapté aux forces digestives de l'enfant qui vient de naître ; il est celui qui lui convient davantage, à raison de la facilité avec laquelle il se digère. C'est surtout celui de la mère qui est le plus approprié, et aucun autre ne peut le remplacer : en effet, la meilleure nourriture pour l'enfant est celle même avec laquelle il a commencé d'être, et à laquelle la nature a donné graduellement la préparation la plus convenable à l'état et au développement de ses organes. L'allaitement a ses limites, et il y a des inconvéniens à allaiter trop peu comme trop longtemps. En général, l'allaitement ne doit pas durer moins de sept mois, ni plus de douze ou quinze, et l'usage de ne donner le sein que durant neuf mois, est fondé sur l'expérience et l'observation. L'allaitement prolongé au-delà d'un an ou quinze mois, favorise ou augmente la disposition au rachitis, surtout lorsque la dentition se fait lentement et avec difficulté. Il convient de ne donner aux enfans, durant les trois ou quatre premiers mois de la vie, que le lait pour toute nourriture.

Ce n'est qu'au bout de ce temps qu'il faut y ajouter d'autres alimens, dont on augmente insensiblement la quantité, jusqu'à l'époque du sevrage : de cette manière on n'est pas obligé de faire de grands chan-gemens, et c'est un avantage réel, vu qu'ils n'ont jamais lieu sans occasioner des dérangemens sensibles et quelquefois funestes.

Il est des signes auxquels on reconnaît les bonnes et les mauvaises qualités du lait. Galien en jugeait par le goût, l'odorat et la vue : il jugeait bon celui qui était d'une saveur douce et sans odeur, ou d'une odeur agréable ; il exigeait qu'il fût blanc, égal, et d'une consistance moyenne. Elle doit être telle que lorsqu'on en prend une petite goutte, elle conserve sa forme ronde sans couler. Il regardait comme pernicieux celui qui était trop consistant ou trop séreux, inégal, et surtout celui dont le goût approchait de l'amer ou du salé. Primerose essayait le lait en en imbibant un linge blanc, qu'il faisait ensuite sécher, et proscrivait avec raison celui qui donnait au linge une couleur quelconque, autre que celle qui est naturelle au lait.

Lorsque le lait ne jouit pas des qualités convenables, il se digère mal, et occasionne des aigreurs, des coliques, la diarrhée, des convulsions, des obstructions mésentériques, l'étisie, etc. Quand les mauvaises qualités du lait ne peuvent pas se corriger par le régime de la nourrice, il faut en choisir une autre. Souvent aussi les aigreurs et les autres affections dont je viens de parler, reconnaissent pour cause l'usage excessif des végétaux, celui des bouillies, et d'autres fois l'extrême faiblesse des organes digestifs. Dans le premier cas, il faut changer la nourriture de l'enfant; dans le second, que désigne ordinairement le lait coagulé que l'on rencontre dans les selles, il convient de faire prendre à l'enfant quelques légers toniques, et surtout *l'infusum* aqueux de rhubarbe. Les terres absorbantes ont été préconisées par beaucoup de médecins, comme des moyens efficaces dans les aigreurs auxquelles sont sujets les enfans; mais l'expérience et l'observation n'ont pas justifié cette pratique : au contraire, elles ont appris que l'usage de ces substances augmentait le plus souvent le mal, et donnait lieu à des accidens plus graves.

Le lait des animaux ruminans, qui est le plus caséeux de tous, peut suppléer à celui de la mère, jusqu'à un certain point; mais il n'est jamais aussi avantageux. Ce n'est que dans le cas où elle ne peut nourrir sans s'exposer à des dangers, ou lorsque le lait ne convient pas à l'enfant, ce qui est rare, qu'elle doit abandonner l'allaitement. Je préférerais dans ces circonstances le lait des animaux à celui d'une nourrice mercenaire; il y a trop de risques à courir avec la plupart de ces femmes qu'un intérêt sordide ou le besoin font renoncer à la qualité de mère, sans parler des passions déréglées auxquelles beaucoup d'entre elles se livrent, de leur mauvaise conduite, du défaut de soins, et de plusieurs autres causes semblables qui ont une grande influence sur la santé de leurs nourrissons. Combien n'y a-t-il pas de ces femmes qui leur transmettent avec le lait les maladies et les vices dont elles sont infectées, et qui leur préparent une existence misérable et pénible, si la mort ne la termine pas dans le premier âge?

Le lait est un aliment salutaire, préparé des mains de la nature, et, pour ainsi dire, à demi digéré. Il est utile spécialement aux personnes dont les organes digestifs sont très affaiblis, de même que dans tous les cas d'épuisement, dans la plupart des phthisies, des étisies et des marasmes : on est même quelquefois parvenu à faire cesser les dispositions à ces maladies et à en arrêter les progrès, par l'usage du lait donné pour toute nourriture, réuni aux exercices convenables et proportionnés aux forces des malades. Il est néanmoins des cas où cet aliment ne convient pas dans ces mêmes maladies, comme l'avait déjà fort bien observé Hippocrate : *Lac dare capite dolentibus, malum ; malum verò etiam febricitantibus et*

*quibus hypochondria elevata sunt murmurantia,
et siticulosis ; malum autem et quibus dejectiones
biliosæ et quæ in acutis sunt febribus, et quibus
copiosi sanguinis facta est ejectio. Convenit verò
tabidis non admodum valde febricitantibus lac
dare, et in febribus longis et languidis, nullo
ex suprà dictis signis præsente, et præter ratio-
nem quidem extenuatis.* (Aph. 64. sect. V).

Le lait ne convient pas dans la plupart des cas
mentionnés dans cet aphorisme, parce qu'ils sont
accompagnés ou produits par la présence des saburres gastriques ou intestinales : or, ces matières,
en altérant le lait, augmentent le foyer d'irritation
et de corruption, et la maladie s'aggrave ; c'est pourquoi Hippocrate dit encore : *impura corpora, quo
magis nutriveris, eo magis lædes.* (Aph. 10,
sect. II). Le lait ne convient pas non plus, d'après
Hippocrate, aux personnes très exténuées, parce
que les sucs digestifs n'ont pas assez d'énergie, et
les forces de l'estomac sont insuffisantes pour le digérer ; il résulte de là qu'il acquiert des qualités
nuisibles, et qu'il donne lieu aux saburres nidoreuses
ou acides, aux coliques et aux flux de ventre qui
précipitent leurs jours. Une fièvre forte contre-
indique aussi l'usage du lait, parce que, le travail
de la digestion ne pouvant se faire d'une manière
convenable dans cette circonstance, le lait se digère
mal et devient un nouveau stimulus morbifique.

2.   9

La meilleure manière de prendre le lait dans les cas dont je viens de parler, c'est de téter l'animal, ou d'avaler son lait tout en sortant de ses mamelles, ou de le faire chauffer au degré de chaleur qu'il a lorsqu'il vient d'être trait; mais les deux premières manières sont préférables, parce que le lait a encore tout son arome, et que dans cet état il est bien plus restaurant. Il ne faut jamais le faire bouillir, autrement il devient bien plus difficile à digérer, et perd son *aura*.

La nourriture et la constitution de l'animal qui fournit le lait, ne sont pas des objets indifférens : elles ont la plus grande influence sur ses qualités, et méritent la plus grande attention. Le lait des vaches en chaleur se coagule très difficilement. Il est aussi beaucoup de végétaux qui, mangés en certaine quantité par ces animaux, changent la nature du lait et de ses parties constituantes. Les cosses de pois surtout opèrent cet effet. Le lait conserve la couleur, l'odeur, le goût et la plupart des autres propriétés des alimens dont l'animal se nourrit. Le safran lui donne la couleur jaune, et la garance le teint en rouge. Le thym lui communique son odeur, l'ail sa saveur, l'absinthe le rend amer, etc. Il serait donc à désirer que l'animal ne fît usage que des plantes qui conviennent à l'espèce de maladie pour la guérison de laquelle on emploie le lait. Il est certain que de cette manière on parvien-

drait plus sûrement à guérir et à prévenir les maladies auxquelles on n'oppose ordinairement que
des armes faibles et impuissantes, parce qu'on n'apporte pas ces précautions dans son usage.

Quant à la constitution de l'animal, il faut qu'il
soit fort et robuste, en bon âge et en bonne santé.
Le lait des jeunes animaux est trop clair, celui des
vieux est trop sec. Le lait d'un animal en chaleur
n'est pas bon, non plus que celui de l'animal qui
approche du terme de l'accouchement, ou qui a
mis bas depuis peu de temps. Le lait est meilleur
au mois de mai et pendant l'été que pendant l'hiver.
Il est trop épais dans cette dernière saison.

Quoique le lait soit en général un aliment très
salutaire, son unique usage serait néanmoins très
nuisible aux hommes forts et robustes, à ceux qui
se livrent habituellement à des travaux pénibles :
il ne soutiendrait pas leurs forces d'une manière
convenable, il les jetterait bientôt dans un état de
faiblesse et d'épuisement pernicieux. Il est aussi des
personnes chez lesquelles le lait ne passe pas ou
passe mal, et à qui il est par conséquent nuisible :
dans le premier cas il produit la constipation, et
dans le second, un sentiment de pesanteur à l'estomac, des coliques et la diarrhée. On recommande,
pour remédier à la constipation, d'associer au lait
l'usage des doux laxatifs ou des lavemens ; et lorsqu'il cause des douleurs et la diarrhée, de le couper

avec l'eau, et de faire prendre en même temps quelques légers toniques. J'ai vu, dans ce cas, de bons effets de la rhubarbe en poudre, que je prescrivais à la dose de cinq à six grains, une ou deux fois par jour, avant que d'avaler le lait. Lorsque ces moyens sont inutiles, et que le lait continue à ne pas se digérer aisément, il faut absolument en cesser l'usage.

Le beurre possède les mêmes qualités que les autres huiles fixes : il est nourrissant, mais, de même que ces dernières, il ne se digère pas aisément dans les estomacs faibles. L'usage habituel de ces substances relâche les premières voies, les jette dans l'atonie, et favorise les hernies abdominales. Le beurre, en vieillissant, rancit, ainsi que les huiles fixes végétales, et devient amer, *bilescit*. Il doit être rejeté de l'usage. La crème n'est autre chose que le beurre qui est mêlé à une certaine quantité de fromage : elle se digère plus aisément que le beurre; mais elle s'aigrit dans les estomacs qui abondent en acide, et alors elle peut produire des accidens très graves.

La substance caséeuse, ou le fromage, est la principale partie nutritive du lait; elle est très analogue au gluten, dont elle possède presque toutes les propriétés. Le fromage fait avec le lait écrémé est très nourrissant, mais non bien soluble dans le suc gastrique. Il ne peut convenir qu'aux personnes robustes : c'est un aliment fort, échauffant, mais nour-

rissant. *Caseus robustus est et œstuosus et alit.*
(HIPP., de Diætâ, lib. II). Celui qui est fait avec
le lait entier n'est pas moins nourrissant, mais il
est plus aisé à digérer ; il l'est encore davantage lorsqu'on y ajoute de la crème, car les parties de celle-ci,
interposées entre celles du fromage, en diminuent
la cohérence. Celui fait de crème seule est moins
nourrissant, mais se digère aisément.

On fait usage du fromage, non seulement lorsqu'il est frais, mais encore lorsqu'il a passé quelques degrés de fermentation putride. Dans ce dernier état, il est plus ou moins âcre et stimulant,
selon le degré de putréfaction qu'il a éprouvé.
Lorsque celle-ci est avancée, elle favorise le développement des germes que certains insectes y ont
déposés. Quelques personnes font griller le fromage
avant que de le manger, mais ce procédé le rend
plus difficile à digérer.

En général, on ne doit user du fromage qu'en
petite quantité.

Caseus ille bonus, quem dat avara manus.

De cette manière il aide la digestion par sa qualité
pourrissante, ou, plutôt, parce qu'il favorise la
dissolution des alimens dans le suc gastrique. Les
fromages trop faits portent dans les premières voies
un levain de pourriture : ceux trop chargés de
présure font tourner les alimens à l'acidité. Ceux

faits de lait de brebis et de chèvre se digèrent plus
aisément que ceux de lait de vache. C'est avec le
lait de brebis qu'on fait les jonchées, fromage
blanc , et le fromage de Roquefort. Ceux dont le
lait n'a pas été cuit sont les meilleurs. Enfin , les
fromages de crème récens rafraîchissent et se digèrent très facilement.

Le sérum ou petit-lait est la partie la moins
nourrissante du lait; outre son sucre, qui paraît
être la base des acides lactique, saccho-lactique
et acéteux , que la chimie moderne est parvenue
à tirer du petit-lait, et quelques sels qui y sont
tenus en solution, il contient encore quelque portion de beurre et de fromage, qu'on en sépare en
le clarifiant avec le blanc d'œuf ou la colle de
poisson. On ne s'en sert pas comme aliment, mais
uniquement comme médicament.

Les Tartares et les Kalmoucks, depuis un temps
immémorial , font usage d'un vin et d'une espèce
d'eau-de-vie très forte, qu'ils retirent du lait de
cavale, au moyen de la simple agitation , qui est
suffisante pour faire passer le lait à la fermentation
vineuse. Nicolas Oseretskowsky , de Saint-Péters-
bourg, a fait sur cet objet plusieurs expériences ,
dont les principaux résultats sont : 1°. que le lait
écrémé ne passe point à la fermentation vineuse,
ni seul , ni avec un ferment; 2°. que le lait agité
dans un vase clos contracte cette fermentation et

se convertit en vin ; 5°. enfin, que le lait fermenté perd, par l'effet de la chaleur, son alcohol, et se change en vinaigre.

ARTICLE II.

Des Quadrupèdes.

La digestibilité des viandes, ainsi que celle des substances végétales alimentaires, est en raison de leur solubilité dans le suc gastrique ; car, pour que la digestion ou la coction des alimens dans l'estomac puisse se faire, il faut que préalablement ils soient dissous dans ce suc, comme le prouvent les expériences de Spallanzani : il naît ensuite une fermentation, que l'on peut désigner sous le nom d'animale, qui se fait sans augmentation sensible de chaleur et sans tumulte, et qui est aidée de l'influence vitale, dont l'irradiation converge de toutes parts vers l'estomac, pour imprimer aux substances alimentaires le premier caractère de l'animalité. La puissance dissolvante de ce suc varie dans les différentes espèces d'animaux : elle diffère dans les individus selon leur âge, leur constitution, les saisons, les divers états dans lesquels se trouve le système, et selon les qualités propres des alimens dont ils font usage.

La solubilité des alimens est en raison inverse de la solidité et de la ténacité de leur tissu, et la degrés de ténacité varient dans les espèces d'animaux, d'après les causes suivantes.

1°. Le *climat* a la plus grande influence sur les qualités des chairs des animaux. Dans les pays chauds, celles-ci sont plus compactes et plus desséchées, et les humeurs plus concentrées et plus alcalescentes; on a observé que les os des animaux qui y vivent, sont plus denses et plus pesans que dans les autres pays. Il résulte de là que les viandes, dans les contrées chaudes, sont, toutes choses égales d'ailleurs, nourrissantes, mais pesantes, d'une digestion peu aisée, et tendantes à la pourriture. C'est le contraire dans les pays du Nord, qui sont à la fois froids et humides; elles y sont très mólles, pituiteuses, contenant des sucs mal élaborés, et par conséquent acescentes, indigestes et non salubres. Ce n'est que dans les climats tempérés que les chairs des animaux offrent à l'homme une nourriture exempte de ces inconvéniens. On conçoit aisément, d'après ce que je viens de dire, quelle doit être l'influence des saisons sur les chairs des animaux; il faut observer néanmoins que cette influence, qui n'est que temporaire, n'est pas aussi grande que celle du climat, qui est permanente. .

2°. La *nourriture*. En général, les chairs des animaux carnivores sont plus denses, plus compactes et plus alcalescentes que celles des phytivores; c'est sans doute la raison qui a déterminé l'homme à donner la préférence aux viandes des animaux phytivores. On pourrait croire que cette différence de densité dépend uniquement de la nature des alimens que prennent ces animaux, et en conséquence, que ceux qui vivent de substances végétales et animales doivent avoir la chair plus dense que ceux qui ne font usage que de végétaux. Mais on n'observe pas exactement ces résultats; car la chair du bœuf est plus dense et plus compacte que celle du chien : bien plus, cette densité varie chez les phytivores, et l'on remarque que la chair du bœuf est, toutes choses égales d'ailleurs, plus dense que celle du mouton. On observe encore que moins un animal mange, plus sa chair est sèche; et que ceux qui boivent beaucoup sont moins secs que ceux qui boivent peu. Aussi y a-t-il une différence sensible entre les chairs des animaux qui paissent l'herbe verte et de ceux qui vivent de fourrages secs. *Sicciora sunt, quæ fœno ad pastum utuntur, iis quæ herbis* (de acre, aquis et locis).

5°. Les *exercices* et le *repos* sont deux puissantes causes qui contribuent beaucoup à rendre les chairs plus ou moins denses ou molles, et plus ou moins alcalescentes ou muqueuses. Il·y a une différence marquée entre le cochon et le sanglier, qui sont cependant de la même espèce. L'exercice étant une forte action de tout le corps, qui porte également sur les solides et sur les humeurs, il doit en résulter, lorsqu'il est habituel, une nutrition précipitée, une rigidité anticipée, et une vieillesse précoce. Aussi remarque-t-on que l'animal que l'on fait travailler trop jeune ne parvient pas au terme de son accroissement, qu'il reste petit, et que sa chair est plus roide et plus compacte que celle des animaux qui n'ont commencé à travailler que lorsqu'ils ont en complété leur accroissement. *Ex ipsis autem animalibus carnes illæ fortiores sunt quæ optimè exercentur, ac sanguinolentissimæ sunt, et in quibus recumbunt : levissimæ autem carnes sunt, quæ minimè exercentur, et in umbrá degunt, et intimis animalis partibus sitæ sunt.* (Hipp., de Diætâ, lib. II). Ce sont les parties les plus exercées qui ont aussi le plus de densité : les oiseaux ont les ailes plus compactes et plus fortes que les autres parties, et ceux qui volent beaucoup, plus que les animaux de la même espèce auxquels on a coupé les ailes. En général on peut établir, comme principe fondé sur l'observation, que les bêtes fauves, celles qui paissent dans les bois et les champs, et qui sont sans cesse exposées aux alternatives du chaud et du froid, ont la chair plus compacte et plus solide que les animaux en état de domesticité. *Fera animalia mansuetis sicciora, et ea quæ in silvis et agris pascuntur, iis quæ domi nutriuntur sunt sicciora, laborando à sole et frigore siccantur* (HIPP.). Enfin l'alcalescence ou plutôt l'azotisation des chairs est en raison directe de l'exercice, et leur mucosité en raison inverse. L'azotisation est naturellement augmentée par l'activité de la respiration et de la circulation, qui fait dominer l'azote.

L'oisiveté et le repos produisent des effets contraires. Les chairs des animaux de basses-cours, sont molles, tendres, grasses et solubles, mais moins sapides et moins odorantes que celles du gibier et des animaux exercés. Elles sont moins alcalescentes, et leur mucilage est plus ou moins atténué, grossier, selon les alimens qu'on donne à ces sortes d'animaux.

4°. L'*âge*. Plus les animaux sont voisins de leur origine, plus leurs chairs sont molles et mucilagineuses. Leur densité augmente à mesure que la vie fait des progrès. En général la chair des jeunes animaux est bien plus tendre et bien plus soluble que celle des vieux. Il est néanmoins des estomacs d'une idiosyncrasie telle, qu'ils digèrent plus difficilement la chair des jeunes animaux : tels sont ceux disposés à l'acidité. Ces mêmes estomacs digèrent au contraire aisément les alimens qui ont une forte disposition à l'alcalescence, et dont la nature leur inspire le goût, parce que ces alimens ne contractent pas l'acidité, mais neutralisent et quelque sorte la tendance qu'ont les sucs gastriques à l'acidification.

5°. Le *sexe*. Les chairs des animaux ne présentent aucune différence dans les sexes, tant qu'ils sont en bas âge ; mais elle se manifeste à mesure qu'ils s'éloignent de leur origine. En général, les femelles des animaux participent davantage de la constitution de l'enfance, et leurs chairs conservent dans les différentes époques de la vie plus de mucosité et de mollesse que celles des mâles, dont les fibres deviennent beaucoup plus dures et plus coriaces, en avançant en âge. Ainsi, toutes choses égales d'ailleurs, les chairs des femelles des animaux sont bien plus tendres et plus solubles que celles des mâles.

6°. La *castration*. Les mâles, privés des organes qui sécrètent la semence, ne sont ni aussi forts ni aussi robustes que les autres. Ils conservent la mollesse et la laxité de l'enfance, ils sont plus mucilagineux : on en concevra aisément la raison en se rappelant ce que j'ai dit, en parlant de l'âge de puberté, de l'influence qu'ont les testicules sur le système pulmonaire. De cette cause dépend la différence énorme qui existe entre le bœuf et le taureau, le mouton et le bélier. Il se fait chez les animaux châtrés un épanchement de graisse dans toute l'habitude du corps, dans les membranes

des muscles et des viscères, en un mot, dans tout
le tissu cellulaire. Il en résulte une mollesse et une
souplesse dans les fibres, qui rend leurs chairs
beaucoup plus tendres et plus solubles que celles
des animaux qu'on n'a pas dépouillés de leur sexe.

7°. *L'embonpoint* et la *maigreur*. Dans les animaux maigres, les fibres sont sèches, serrées, et les
tissus qu'elles forment sont durs et coriaces. Dans
ceux qui ont de l'embonpoint, elles sont séparées
par un tissu cellulaire lâche et par la graisse ; ce
qui les rend extrêmement solubles. Cependant,
quelquefois les chairs des animaux trop gras se
digèrent avec peine, et cela doit nécessairement arriver toutes les fois que la graisse est con-
glomérée, c'est-à-dire, rassemblée en masse dans
les interstices des fibres charnues : cette grande
quantité de graisse en masse se dissout très difficilement.

8°. La *putréfaction*. La solubilité des viandes
est d'autant plus grande, qu'elles ont été plus al-
térées par un mouvement intestin qui diminue et
détruit la cohérence des parties : c'est pourquoi la
chair des animaux récemment tués, n'est pas aussi
soluble que celle des animaux morts depuis quelque temps. Néanmoins, lorsque la putréfaction
est parvenue à un certain point, la viande est nuisible à l'économie animale. Il est des estomacs qui
répugnent aux viandes qui ont éprouvé le plus lé-

ger degré d'altération. Il en est d'autres qui, semblables à ceux des animaux carnassiers, digèrent plus aisément celles dont la putréfaction est déjà avancée, et qui paraissent n'éprouver de désirs que pour les substances parvenues à un haut degré de décomposition. On est étonné que ceux qui font habituellement usage de ces substances alcalescentes, n'éprouvent pas les effets de la putréfaction ; mais le suc gastrique jouit dans un degré éminent de la vertu antiseptique ; car des morceaux de chairs putréfiées, mis dans ce suc, cessent de pourrir, et même leur putréfaction semble rétrograder. Néanmoins cette puissance antiseptique a des bornes, et à la longue les hommes carnivores deviennent affectés de maladies putrides et se décomposent.

9°. Les différentes parties du même animal ne sont pas également tendres et solubles. Celles qui sont unies à un tissu cellulaire lâche et mou, se dissolvent aisément, comme les intestins, la langue, les poumons, etc. Celles dont le tissu est dur, serré et compacte, comme les membranes, les ligamens, les tendons, etc., sont coriaces et très peu solubles. Quant au sang qui après le lait est la seule humeur dont on fasse usage comme aliment, je pense avec Hippocrate, Galien et Paul d'Égine, qu'il est difficile à digérer à raison de ce qu'il se coagule promptement, et que la cuisson endurcit le coagulum. Outre cela le sang porte souvent une impression nauséabondante sur l'estomac, et produit des nausées et le vomissement. Le sang de taureau avalé cause des effets semblables à ceux des poisons. On dit que le poëte Lucrèce perdit la raison pour avoir avalé du sang que sa femme lui fit prendre dans l'espérance de se l'attacher davantage.

On pourrait considérer encore les alimens relativement à leur perspirabilité ; mais cette matière n'est encore qu'ébauchée, et exige d'être examinée de nouveau et d'être soumise à de nouvelles expériences, car Sanctorius et Gorter n'ont pas toujours obtenu les mêmes résultats de celles qu'ils ont tentées à ce sujet ; ce qui n'est pas étonnant, si on fait attention qu'il est un très grand nombre de circonstances qui font varier la nature et la quantité de l'humeur perspirable, et qui rendent très difficile l'examen des différens degrés de perspirabilité des alimens ; telles sont entre autres la variabilité des forces de la vie, les passions, l'état de l'atmosphère, etc. Néanmoins on peut assurer, d'après les expériences de Sanctorius, qu'en général les alimens tirés des animaux sont plus perspirables que les substances végétales. Il paraît probable que, les matières des excrétions étant composées principalement des parties les plus alcalescentes du corps, les alimens les plus alcalescens fournissent, toutes choses égales d'ailleurs, plus d'humeurs excrémenticielles; et telle est peut-être la raison pour laquelle les chairs des animaux qui contiennent beaucoup de gluten, sont aussi celles qui font transpirer davantage.

Il y a deux espèces de quadrupèdes; les uns sont dans l'état de domesticité, et les autres, peu susceptibles de s'apprivoiser, vivent libres dans les forêts, dans les buissons, dans les prés et sur les montagnes, et fuient à l'aspect des hommes. Je ne considérerai les uns et les autres que sous les rapports alimentaires.

§ Ier. *Des Quadrupèdes domestiques.*

Les animaux domestiques sont ceux dont l'homme s'est rendu maître et qu'il fait servir à ses besoins. La chair de ces animaux a des qualités bien différentes de celles des chairs des bêtes fauves, parce que leur régime est très-différent. Ils vivent dans l'oisiveté, ont une nourriture facile et abondante, et sont moins en prise aux vicissitudes des saisons et aux intempéries de l'air. Il en résulte qu'ils acquièrent beaucoup d'embonpoint; que leurs chairs, que n'endurcit point un exercice fort et assidu, produit par le besoin, sont molles et tendres, et que leurs humeurs n'ont pas ce caractère âcre et irritant que l'on rencontre dans les animaux qui s'exercent habituellement, ou que l'on force à des travaux excessifs; et l'on remarque que les animaux gras ont la bile douce et peu active.

I. Le *bœuf* (*bos ; bos taurus* , L.), quadrupède ruminant; c'est le taureau châtré. Cet animal paraît originaire des climats tempérés de l'Europe. La chair du bœuf est très nourrissante, parce qu'elle contient beaucoup de sang; et, comme l'avait déjà fort bien observé Hippocrate, plus un animal est sanguin, plus sa chair est riche en matière nutritive. Elle est aussi plus dense que celle des autres quadrupèdes dans l'état de domesticité. Lorsqu'elle est mélangée de graisse, elle est plus sapide et plus soluble dans le suc gastrique : elle est aussi plus abondante en gluten et en albumine que celle de vache et de veau. Cette dernière est plus tendre, plus légère et se digère plus aisément : elle contient plus de gélatine, se rapproche davantage du caractère des alimens tirés du règne végétal, et est par conséquent moins nourrissante. La viande de bœuf resserre le ventre. Toutes ses qualités sont contenues en peu de mots, dans ce passage d'Hippocrate : *Carnes bubulæ robustæ sunt, et alvum sistunt, et ægrè in ventre coquuntur, propterea quod crassi ac multi sanguinis est hoc animal, et carnes graves, itemque sanguis ac lac.* (De Diætâ, lib. II). On en prépare des bouillons qui, pour être salubres, ne doivent pas être trop chargés de sucs ni de graisse. Les consommés sont difficiles à digérer. On mange la chair de bœuf bouillie, rôtie et en ragoût. En Irlande, en Angleterre, en Hollande, et dans le Nord, on en sale et on en fume des quantités immenses pour l'usage de la marine.

Le bœuf procure des avantages infinis à l'homme. Outre ceux de la nourriture qu'il lui fournit, et plusieurs autres que les arts retirent des différentes parties de cet animal, il est le soutien et le mobile de l'agriculture, et par conséquent la principale richesse des états. Il était en si grande vénération chez les Germains, au rapport de Tacite, qu'ils donnaient des bœufs pour dot à leurs filles. Les Athéniens, qui les faisaient servir au labourage, et qui les attelaient aussi à leurs chars, restèrent très long-temps sans les immoler dans leurs sacrifices. Elien rapporte que Phrygès fut condamné à mort pour avoir tué un bœuf qui travaillait à la charrue.

II. Le *mouton* (*vervex ; ovis aries,* L.), quadrupède ruminant ; c'est le bélier châtré. Il est originaire d'Asie. Cet animal, comme le remarque très bien Buffon, ne doit son existence qu'à la protection que l'homme lui a accordée. Il paraît néanmoins que la nature ne l'a pas produit aussi faible qu'il l'est de nos jours, et qu'il a dégénéré. On en reconnaît la souche primitive dans le moufflon. Le mouton fournit à l'homme tout à la fois de quoi se nourrir et se vêtir, indépendamment d'un grand nombre d'avantages qu'il retire du suif, de la peau, des boyaux, des os, et même du fumier de ce quadrupède.

La chair du mouton est dense, mais moins que celle de bœuf; elle augmente plus que les autres viandes la transpiration, ainsi que l'a observé Sanctorius. Il est une circonstance remarquable relative à cet animal, c'est que sa chair est plus sapide et se digère plus aisément lorsqu'il est parvenu à un certain âge, que quand il est plus jeune. Le mouton, à l'âge de cinq ans, est à son véritable point pour être mangé; au-delà de ce terme, sa densité augmente, et sa chair se digère moins facilement. Les moutons qui paissent dans les lieux secs, élevés, où croissent abondamment le serpolet et d'autres herbes odoriférantes, sont ceux qui fournissent la meilleure viande; elle n'est pas aussi bonne quand ils vivent dans des plaines basses et dans les vallées humides, à moins que ces plaines ne soient sablonneuses et voisines de la mer, parce qu'alors toutes les herbes sont salées, ce qui contribue beaucoup à donner une excellente saveur à la chair du mouton : le lait des brebis y est aussi plus abondant et de meilleur goût. Rien ne flatte plus l'appétit de ces animaux, et ne leur est plus salutaire que le sel, lorsqu'on le leur donne modérément. On a coutume aussi de les nourrir avec des graminées et des légumes quelque temps avant que de les envoyer aux boucheries. La chair du bélier est coriace et un peu nauséeuse, comme celle du bouc; celle de brebis est visqueuse et fade; celle d'agneau se digère assez aisément. L'agneau qui a tété durant six mois, a une chair plus nourrissante et plus soluble que celui qu'on sèvre au bout de deux mois, comme on le fait communément. L'agneau est le symbole de la douceur; le mouton, celui d'une imitation stupide et servile; et le bélier, chef du troupeau, a été placé parmi les signes du zodiaque; c'est lui qui ouvre le printemps. La brebis fut le sujet de la première empreinte des monnaies; le mot *pecunia* vient de *pecus.*

III. La *chèvre* (*capra; capra hircus*, L.), animal ruminant, femelle du bouc, qui est originaire du Levant. La chair de la chèvre et du bouc est plus dure et moins soluble que celle de la brebis et du mouton : celle du chevreau est aisée à digérer et est un bon aliment. *Agninæ carnes leviores sunt ovillis, et hœdinæ caprinis, quia exanguiores sunt et humidiores.* (HIPP. de vict. rat. in acut.) Comme les chèvres broutent les plantes astringentes, il en résulte que leur lait est tonique et astringent. C'est pourquoi son usage est très utile dans les maladies consomptives qu'accompagnent les diarrhées colliquatives. Il est très essentiel , lorsqu'on use du lait de chèvre, de l'empêcher de brouter les tithymales , dont le suc est âcre et caustique, et pour lesquelles elle a un goût particulier. On fait avec le lait de chèvre des fromages délicieux.

IV. Le *cochon* (*sus*, *porcus*; *sus scrofa*, L.), quadrupède domestique provenant du sanglier ; c'est le verrat châtré. Il est originaire de l'ancien continent, et n'existait pas dans le nouveau lorsqu'on en fit la découverte. Les Espagnols l'y ont transporté , ainsi que dans toutes les grandes îles de l'Amérique. Cet animal n'affecte point de climat particulier : seulement dans les pays froids, le sanglier dans l'état de domesticité dégénère plus que dans les pays chauds : le plus léger degré de température suffit pour changer sa couleur. Les cochons sont généralement blancs dans les contrées septentrionales de la France et même dans le ci-devant Vivarais, tandis que dans le Dauphiné, qui en est très voisin, ils sont tous noirs.

Il est particulier au cochon d'engraisser dans un court espace de temps , et dans une bien plus grande proportion que les autres quadrupèdes qui servent à la nourriture de l'homme. Une autre singularité relative à cet animal, c'est que sa graisse diffère de celle de presque tous les autres quadrupèdes, non seulement par sa consistance et ses qualités , mais encore par la partie du corps qu'elle occupe. La graisse , dans les animaux qui n'ont point de suif, comme le chien , le cheval, etc. est mêlée également avec les chairs ; et le suif, dans le bélier, le bouc, etc. ne se trouve qu'aux extrémités de la chair : mais le lard du cochon n'est ni mêlé avec les chairs, ni ramassé aux extrémités ; de même que dans les cétacées, il les recouvre partout, et forme une couche épaisse entre la chair et la peau.

La chair du cochon est un aliment fort et nourrissant : son usage diminue la transpiration , ainsi que l'a observé Sanctorius. Il ne convient pas aux personnes qui ont l'estomac paresseux, non plus qu'aux habitans des pays chauds. Le jeune cochon est encore plus difficile à digérer : *Verùm porcinæ carnes suillis graviores sunt et alvo secedunt.* (HIPP. , lib. II , de Diætà). *Porcinæ verò carnes pravæ sunt cùm fuerint crudiores aut ambustæ ; magis autem choleram generant et turbationem faciunt.* (Lib. de vict. rat. in acut.). Le jeune cochon contient néanmoins peu de graisse, mais une grande quantité de gelée visqueuse et pesante. La chair de porc, ainsi que l'a remarqué Galien d'après Hippocrate, est la nourriture la plus convenable aux personnes fortes , robustes et habituées à des exercices violens et pénibles. Les athlètes qui s'exerçaient à la lutte dans les jeux olympiques faisaient habituellement usage de la viande de cochon, et lorsqu'ils quittaient ce régime durant quelque temps, ils ne tardaient pas à s'apercevoir d'une diminution sensible de forces, et étaient moins propres à entrer en lice. Hippocrate regardait comme les meilleures les viandes des cochons ni trop vieux ni trop maigres, ni trop gras. *Suillæ autem carnes optimæ sunt omnium carnium : sed præstant etiam ex his quæ non vehementer pingues sunt, neque tenues, neque veteris victimæ ætatem habent* (De vict. rat. in acut.). Cette nourriture ne convient pas aux personnes faibles, épuisées, et qui mènent une vie sédentaire. *Suillæ vero carnes his qui laborant et exercitantur, et ad bonum habitum et ad robur commodæ sunt ; debilibus autem et privatam vitam degentibus fortiores.* (Lib. de affection.). Non seulement on fait usage de sa chair, mais encore de la graisse qui est sous la peau, appelée *lard*, de celle de l'*épiploon* ou *coiffe*, nommée *saindoux*, soit fraîche, soit salée ou fumée : on en assaisonne les autres viandes. On mange aussi le sang et les intestins de cet animal. Sennert a observé que les préparations de cochon produisent chez quelques individus des affections d'oreilles, et notamment des douleurs dont on ne se délivre qu'en renonçant à leur usage.

§ II. *Des Quadrupèdes fauves.*

Les quadrupèdes fauves ou sauvages sont ceux qui mènent une vie libre et très exercée, qui refusent tout commerce avec l'homme, et préfèrent l'état d'indépendance à l'abondance attachée à ce commerce. Les exercices auxquels ils sont forcés de se livrer pour chercher leur nourriture , leur vie inquiète et sans cesse troublée par la frayeur, les vicissitudes des saisons et les intempéries de l'air qu'ils éprouvent constamment, endurcissent leur chair , rendent leurs membres plus forts et plus roides , et les humeurs plus denses et plus concentrées , mais en même temps plus âcres et plus irritantes. Ces animaux n'ont point ou presque point de graisse. Ceux qui vivent sur les montagnes, ainsi que l'avait déjà dit Galien , sont plus secs et ont la chair plus dure, mais sont bien plus sapides que ceux des vallées. La chair des bêtes fauves est moins excrémenteuse que celle des animaux domestiques : elle a aussi un goût plus exquis, et , quoique plus ferme , elle est néanmoins soluble et se digère assez aisément. On n'en fait ordinairement usage qu'après quelques jours qu'ils ont été tués : elle s'attendrit promptement par la putréfaction; mais il ne faut pas que celle-ci passe certaines bornes , car il serait à craindre qu'elle ne portât un principe de septicité dans le système , et ne donnât lieu à des

maladies mortelles. En général, les chairs des animaux fauves sont très nourrissantes, et plus légères
que celles des animaux domestiques : *sed et ferinæ
carnes mansuetis leviores sunt, eò quod fructum
non similem edunt* (HIPP., lib. de affection.) Elles
sont plus abondantes en gluten : c'est pourquoi on
les qualifie du nom de *viandes noires*, pour les
distinguer de celles dans lesquelles la gélatine surabonde, et qu'on nomme *viandes blanches*, telles
que celles du veau, du poulet, de la poule, du
dindon, etc. On conçoit aisément que les premières,
étant plus animalisées que les autres, sont aussi bien
plus putrescentes. Les viandes blanches font bien
moins de sang, et sont moins irritantes et moins
échauffantes.

I. Le *sanglier* (*aper; sus scrofa aper*, L.),
quadrupède sauvage, la souche des cochons. Sa
chair est plus facile à digérer et a une saveur plus
exquise; elle est aussi très nourrissante. *Suis silvestris caro siccat et robur exhibet ac secedit.*
(HIPP. lib. II, de Diætâ). Lorsque cet animal
est en rut, il faut lui enlever les testicules à l'instant où il vient d'être tué; autrement toutes les
chairs prennent en très peu de temps une odeur
forte et nauséabonde qui ne permet pas d'en manger.

II. Le *chevreuil* (*capreolus; cervus capreolus*, L.), quadrupède ruminant des forêts et des
montagnes, dont la chair est très délicate. Elle est

alcalescente, en raison de la grande quantité de gluten qu'elle contient. Sa qualité dépend beaucoup du pays qu'habitent les chevreuils, et dans le meilleur pays il ne s'en trouve pas toujours de bons. Les chevreuils bruns ont la chair plus fine que les roux; tous les chevreuils mâles qui ont plus de deux ans et qu'on appelle vieux *brocards*, sont durs et de mauvais goût : les chevrettes, quoique plus âgées, ont la chair plus tendre : celle des faons trop jeunes est mollasse; mais elle est exquise lorsqu'ils ont un an ou dix-huit mois. Les chevreuils des plaines et des vallées ne sont pas bons; ceux des terrains humides encore moins; ceux élevés dans les parcs ont peu de saveur; enfin, il n'y a de bons chevreuils que ceux des pays secs et élevés, entrecoupés de collines, de bois, de terres labourables, de friches, où ils ont autant d'air, d'espace, de nourriture, et même de solitude, qu'il leur en faut; car ceux qui ont été souvent inquiétés, sont maigres, et ceux que l'on prend après qu'ils ont été courus, comme l'observe Buffon, ont la chair insipide et flétrie.

III. Le *cerf* (*cervus ; cervus nobilis*, L.), quadrupède ruminant, habitant des bois. Sa chair est dure et difficilement soluble, lorsqu'il est vieux, ainsi que l'avaient déjà remarqué Hippocrate et Galien, elle exhale même une odeur désagréable : mais celles de la biche et du daguet sont tendres, sapides et nourrissantes, surtout lorsque ces animaux habitent les lieux élevés. On mange aussi en friture les cornichons, ou cornes du cerf encore molles et tendres, qu'on appelle vulgairement *tête* ou *cru de cerf* (*typus cervi*). Leur goût et leur odeur ressemblent assez à ceux des champignons.

IV. Le *lièvre* (*lepus; lepus timidus*, L.), quadrupède sauvage. Sa chair est noire, délicate et dense; mais sa grande alcalescence en favorise la digestion : elle est très nourrissante et d'un goût exquis, surtout celle des levrauts. Hippocrate attribue à la chair du lièvre la vertu de resserrer le ventre et d'augmenter un peu la sécrétion des urines : *Leporinæ carnes siccæ sunt et alvum sistunt, urinæ autem citamentum quoddam faciunt.* (De Diætâ, lib. II). Les anciens estimaient beaucoup le lièvre, et le préféraient aux autres viandes; mais ils en redoutaient l'usage, parce que sa chair engendre, disaient-ils, le sang mélancolique.

Le sol influe sur les lièvres comme sur les autres animaux. Les lièvres des montagnes sont plus grands et plus gros que ceux des plaines; ils en diffèrent encore par la couleur. La chair de ces derniers n'est pas aussi bonne. Ceux qui habitent les lieux marécageux, ont la chair mauvaise et nauséeuse. Dans les hautes montagnes de la Suisse et dans le Nord, ils blanchissent durant l'hiver, et reprennent l'été leur couleur naturelle. En général, les lièvres deviennent blancs en vieillissant, et les pays froids produisent sur ces animaux cet effet de l'âge. En Laponie, les lièvres sont blancs pendant dix mois de l'année, et ne reprennent leur couleur fauve que les deux mois les plus chauds de l'été. Cette blancheur ne s'étend pas jusqu'à la racine des poils, qui n'est point exposée à l'air; elle garantit ces animaux des oiseaux de proie qui les confondent avec la neige. Quoique tous les climats paraissent également convenir aux lièvres, cependant ils sont très rares dans l'Orient, et on en trouve peu ou point dans l'Amérique méridionale.

Le lièvre, si recherché des Européens, est en horreur chez les Orientaux : la loi de Mahomet, et plus anciennement la loi des juifs, a interdit l'usage de la chair du lièvre comme celle du cochon. Néanmoins sa chair est excellente et saine; son sang même est très bon à manger. La graisse ne contribue en rien à la bonté et à la délicatesse de la chair du lièvre, car cet animal n'engraisse jamais, si ce n'est lorsqu'on l'a privé de la liberté, et alors il meurt très souvent d'excès d'embonpoint.

V. La *loutre* (*lutra; mustela lutra*, L.), quadrupède carnivore, habitant les rivières, les lacs et les étangs dans les pays septentrionaux et tempérés de l'Europe, de l'Asie et de l'Amérique. La chair de la loutre se mange en maigre, est dure, coriace, a une odeur nauséabonde de poissons pourris et un mauvais goût de marais; elle se digère diffici-

lement, et est généralement un aliment désagréable
et malsain.

VI. Le *hérisson* (*echinus terrestris ; erinaceus
europæus* , L.), petit animal terrestre. Sa chair est
astringente, d'une digestion difficile, et peu nourrissante. Dans les Indes, elle est blanche, et fournit
une nourriture saine.

VII. Le *lapin* (*cuniculus ; lepus cuniculus* , L.),
quadrupède originaire des climats chauds, auquel
on croit la propriété de ruminer, et qui ressemble
beaucoup au lièvre. La femelle du lapin, ainsi que
la hase, a deux matrices et est sujette à de fréquentes superfétations : l'une et l'autre admettent le
mâle immédiatement après l'accouchement. Le lapin diffère du lièvre en ce qu'il ne fait que très peu
d'exercice, et que sa chair est blanche et presque
insipide. Il en diffère encore à bien d'autres égards,
mais ces différences regardent l'histoire naturelle,
et ne sont pas de notre ressort. Comme les lapins
passent la plus grande partie de leur vie dans les
terriers, où ils sont dans le repos, ils acquièrent un
peu plus d'embonpoint que les lièvres. La castration
non-seulement les engraisse, mais rend leur chair
plus délicate. Ceux qui vivent dans les lieux secs et
montueux sont les meilleurs à manger. Les jeunes
lapereaux ont la chair très blanche et très tendre,
mais celle des vieux lapins est sèche et coriace. On
préfère le lapin sauvage au lapin domestique : il a

une saveur plus relevée et plus délicate ; il fournit un aliment nourrissant et de facile digestion.

VIII. Le *renard* (*vulpes ; canis vulpes* , L.), quadrupède fauve, carnivore, originaire des pays froids, et dont la chair n'est point recherchée. Buffon prétend néanmoins, d'après Galien, qu'elle est très bonne dans le temps des vendanges. On en usait comme aliment du temps d'Hippocrate, car il dit qu'elle est humide et diurétique : *Vulpinæ carnes humidiores sunt (leporinis) et urinam cient.* (De Diætâ, lib. II).

ARTICLE III.

Des Oiseaux.

La chair des oiseaux est en général légère et d'une digestion facile ; elle répare très bien et promptement ; mais, comme celle des quadrupèdes fauves, elle est moins nourrissante que celle des quadrupèdes domestiques, parce qu'elle est très perspirable, en raison de son alcalescence. C'est de ces alimens qu'Hippocrate a voulu parler lorsqu'il a dit : *Eorum quæ confertim et celeriter nutriunt, celeres etiam fiunt egestiones.* (Aph. 18, sect. II). La chair des oiseaux est, dit Hippocrate, plus sèche et contient moins d'humidité que celle des autres animaux, parce qu'ils font peu d'excrétion : *nam quæ neque vesicam habent ; neque urinam reddunt, neque salivam fundunt, prorsùs sicca sunt.* Ce qu'il y a de certain, c'est que les oiseaux sont de tous les animaux ceux qui se nourrissent des alimens les plus secs, et qui boivent le moins.

Néanmoins l'homme peut altérer la nature dans les oiseaux, comme il l'a fait dans les animaux qu'il a soumis à son empire et qu'il a associés à ses travaux, et au moyen du régime, de la vie sédentaire et de la castration, les rendre gras, succulens et leur communiquer toutes les propriétés dont jouissent les quadrupèdes châtrés. Mais les oiseaux qui vivent en liberté dans les champs, qui s'exercent continuellement, et qui sont exposés aux vicissitudes des saisons, sont extrêmement secs et durs ; et ces qualités sont renforcées en eux d'une manière plus sensible par l'âge que dans les autres animaux. On remarque aussi une très grande différence dans les diverses parties des oiseaux, selon qu'elles sont plus ou moins exercées. Ceux qui marchent plus qu'ils ne volent, ont les cuisses plus fortes et plus dures que les ailes ; ceux qui, au contraire, exercent plus leurs ailes que leurs cuisses, ont les premières bien plus fortes et plus denses.

. On préfère avec raison la chair des oiseaux qui vivent de graines et de baies végétales, à celle des oiseaux qui se nourrissent d'insectes et de poissons.

Quant à ceux qui trouvent leur nourriture parmi les cadavres des animaux et dans les foyers de la putréfaction, on n'en fait point usage. Outre que les chairs de ces oiseaux sont de très mauvais alimens, elles inspirent une aversion qui va jusqu'à l'horreur. Ceux qui vivent dans l'eau, n'offrent pas un aliment aussi sain que les autres. En général, la viande d'oiseaux est moins bonne et moins salutaire au printemps que dans les autres saisons, parce que le printemps est l'époque de leurs amours : c'est aussi celle durant laquelle reviennent ceux qui ont émigré. La plupart des oiseaux auxquels on donne une nourriture abondante ·dans les basses-cours, sont préférables à ceux des champs.

§ Ier. *Des oiseaux qui se nourrissent de graminées ou de baies.*

I. L'*alouette* (*alauda ; alauda vulgaris ,* L.), messagère du printemps, qui habite les prés et les champs semés de graines, et qui s'élève verticalement dans les airs. Cet oiseau émigre en novembre. Sa chair a un goût exquis, surtout en automne ; elle se digère aisément, et est un mets excellent et délicat.

II. L'*oie* (*anser ; anas anser domesticus ,* L.), oiseau aquatique, à pied palmé ; il y en a de sauvages et de domestiques. Les premiers changent de climat et vont par troupes, disposées sur deux lignes qui forment un angle. L'oie se nourrit d'herbes et de graines, et fait peu d'exercice. Celles qui vivent dans les lieux humides et marécageux sont plus grandes et plus grosses que celles qui habitent les lieux secs. La chair des oies sauvages est alcalescente et assez facile à digérer. Il n'en est pas de même des oies domestiques, qui, quoique bonnes à manger, sont peu salubres et d'une digestion difficile. Leur usage ne convient qu'aux personnes qui sont robustes et qui font beaucoup d'exercice : ceux qui mènent une vie sédentaire, et surtout les hommes de cabinet, doivent s'en abstenir. On choisit l'oie d'un âge moyen : quand elle est trop jeune, sa chair est visqueuse et peu soluble ; lorsqu'au contraire elle est trop vieille, sa chair est dure, coriace et indigeste. On mange l'oie rôtie ou en ragoût : on fait dans quelques pays des pâtés de cuisses d'oie qui sont très estimés : ailleurs on les marine. Une cruelle sensualité a fait imaginer des moyens atroces pour engraisser l'oie, et rendre son foie volumineux. Ce dernier est un mets très recherché, très nourrissant, mais qui n'est pas ami de l'estomac. On en fait à Strasbourg des pâtés excellens qui sont très estimés et que l'on envoie par toute la France, et même à l'étranger. Le petit peuple mange les œufs d'oie , mais ils ne sont pas aussi bons que ceux de poule.

III. Le *chardonneret (carduelis ; fringilla carduelis,* L.), ainsi nommé parce qu'on le voit communément dans les chardons et les épines, et qu'il vit en partie de leurs semences. Sa chair est facile à digérer, et fournit un bon chyle. Il en est de même de la *rouge-gorge (motacilla-rubecula,* L.), du *bec-figue (motacilla ficedula,* L.), et de plusieurs autres oiseaux de ce genre dont la chair est très nourrissante, d'un goût excellent, et aisée à digérer.

IV. Le *pigeon (columba ; columba domestica,* L.), oiseau sauvage ou domestique, et le symbole de l'amour conjugal. Il en est plusieurs espèces , dont les principales sont le *ramier,* le *biset ,* le *mondain ,* le *romain ,* le *patu ,* le *nonnain ,* le *paon ,* le *cavalier ,* le *polonais ,* le *culbutant ,* le *gorge ,* le *glouglou ,* le *huppé ,* le *messager :* ce dernier, transporté fort loin du lieu qu'il habite, le retrouve avec facilité, dès qu'il est libre. Il est aussi des pigeons étrangers , qui ne sont que des variétés des espèces précédentes. La chair du pigeon contient beaucoup de gluten; elle est extrêmement alcalescente et occupe avec raison un des premiers rangs parmi les viandes noires. Ce sont les pigeonneaux de volière qu'on préfère ; ils sont très tendres, très nourrissans et faciles à digérer. Les plus estimés en France sont ceux de Perpignan. On doit user sobrement des vieux pigeons ; leur chair est pesante et indigeste. Les pigeons sauvages, et notamment le *ramier* (*palumbus ; columba palumbus*, L.), dont on fait le plus usage, ont une chair sèche, dure, et qui ne se dissout pas aisément dans le suc gastrique, mais ils ont un goût très agréable. En général la chair des pigeons domestiques se digère plus aisément que celle des pigeons sauvages, qui est plus sèche et plus chaude. De tous les pigeons étrangers ce sont ceux de la Louisiane qui sont les meilleurs, et qui ont la chair la plus fine et la plus délicate. Dans les endroits de l'Amérique où il y a beaucoup de bois, ces oiseaux sont d'un goût exquis, et si gras qu'ils meurent souvent en tombant à terre, lorsqu'on les tire d'un arbre. Au cap de Bonne-Espérance, on estime beaucoup les pigeons des montagnes et ceux des buissons.

V. La *caille* (*coturnix ; tetrao coturnix*, L.), oiseau de passage, dont la chair est très délicate et très nourrissante ; lorsque la caille est jeune, tendre, grasse et bien nourrie, elle est un mets exquis, mais un peu difficile à digérer par rapport à la graisse dont elle abonde.

VI. L'*ortolan* (*hortulanus ; emberiza hortulana*, L.), oiseau de passage, qui ressemble beaucoup à la caille par ses qualités alimentaires. Cet oiseau est très gras, et a une chair tendre, délicate, succulente et d'un goût exquis : il fournit une nourriture restaurante et fortifiante. On le rencontre dans les pays chauds depuis mai jusqu'à la mi-septembre.

VII. La *gelinotte* (*gallina corylorum, attagen; tetrao bonasia*, L.), oiseau qui habite les coudraies et les lieux plantés de pin. Sa chair, qui blanchit par la cuisson, est plus délicate et non moins saine que celle de la perdrix; elle est tendre, soluble, succulente, et d'une saveur très agréable. La gelinotte était très estimée des anciens Romains. Sa rareté fait qu'elle est très recherchée. Louis XIV a fait faire des essais pour multiplier les gelinottes dans nos pays, comme les faisans, mais ils ont été infructueux.

VIII. Le *coq* (*gallus gallinaceus; phasianus gallus*, L.), oiseau domestique, originaire de l'Inde dont les mythologistes ont fait le symbole de la vigilance, sans doute parce qu'il chante durant la nuit. On le sacrifiait autrefois à Esculape, lorsqu'on guérissait d'une maladie.

La chair du coq est blanche, de même que celle de la poule et des poulets; elle contient beaucoup de gélatine et peu de gluten : elle est aussi la moins alcalescente, et par conséquent la moins irritante et la moins échauffante de toutes les viandes. Les coqs qui se sont fréquemment livrés aux plaisirs de l'amour, ont la chair sèche et coriace ; elle se digère difficilement et n'est propre qu'à faire des bouillons. La poule qui a pondu des œufs, a aussi la chair dure. Il n'en est pas de même de celle des poulets, qui est très soluble et très facile à digérer ; mais au bout d'un an elle devient dure et coriace. Avant ce terme, la différence des chairs qui résulte du sexe n'est pas bien sensible, et la castration produit des effets marqués sur cette espèce d'oiseaux : le chapon et la poularde engraissent aisément par ce moyen, et restent tendres très long-temps ; leurs chairs se digèrent facilement, et sont nourrissantes et d'un goût exquis. La méthode de châtrer les poulets date de la plus haute antiquité ; il en est parlé dans le Deutéronome. On la pratiquait à Rome, et il y avait des poules qui pesaient jusqu'à seize livres. Il fut défendu dans la suite de châtrer les poules, et ce fut pour éluder cette loi qu'on chaponna les jeunes coqs.

La *pintade* ou *poule de Guinée* (*numida meleagris*, L.), est aussi nourrissante que la poule. Il en est de même du *dindon* (*meleagris gallopavo*, L.); sa chair est cependant un peu moins soluble et plus alcalescente. Celle du *paon* (*pavo ; pavo cristatus*, L.), est encore bien moins soluble : les Romains le servaient néanmoins sur leurs tables, mais plutôt par luxe que par goût.

Ce sont les œufs des gallinacées dont on fait usage comme aliment. Ils contiennent une substance nutritive, destinée au développement du germe et à sa nutrition : aussi sont-ils très nourrissans. Le blanc de l'œuf, ou l'albumine, pris dans l'état de liquidité, commence par se coaguler dès qu'il est reçu dans l'estomac, et est ensuite dissous par le suc gastrique. Il est des estomacs qui ne peuvent le digérer, et auxquels la plus petite quantité de blanc d'œuf, même liquide, produit un très grand malaise et des anxiétés inexprimables ; cependant la plupart le digèrent aisément. Il est très alcalescent et pourrit avec la plus grande rapidité : il est plus difficile à digérer lorsqu'il a été endurci par la chaleur. Le jaune est une substance émulsive, très soluble et très restaurante. L'œuf est en général très nourrissant et d'une digestion facile. Son usage convient surtout aux personnes faibles et délicates : il répare convenablement les forces, et est un aliment approprié aux valétudinaires, aux infirmes et aux convalescens. *Volucrum ova validum quid et nutriens et inflans habent : validum quidem, quia animalis generatio est; nutriens, quia lac est pulli; inflans, quia ex parvá mole in multam diffunduntur.* (HIPP. de vict. rat. san.) L'œuf ne convient pas dans les fièvres, surtout dans les bilieuses.

Ce sont les œufs frais qui sont les meilleurs et

les plus sains : on appelle ainsi ceux qui sont récemment pondus, et même tous ceux qui conservent encore cette partie qu'on nomme le *lait*,
et qu'on trouve d'abord en les ouvrant, quand
ils ne sont pas trop cuits. De Réaumur a trouvé
un moyen simple et facile de conserver les œufs
frais pour les voyages de mer et les saisons où les
poules ne pondent que très rarement. Il consiste à
enduire les œufs de deux ou trois couches du
vernis le plus commun, ou d'une légère couver-
ture de graisse de mouton, d'huile, ou de cire
liquéfiée, pour empêcher l'accès de l'air extérieur.
L'expérience prouve que les œufs peuvent se conserver de cette manière pendant plus de six mois.
Mais pour plus de sûreté et pour les garder frais
plus long-temps, il faut choisir des œufs non fécondés; autrement le germe étouffé sous le vernis
en corromprait une partie. Les œufs ainsi vernissés
ont encore l'avantage de pouvoir être couvés fruc-
tueusement, pourvu qu'on n'attende pas au-delà
de six semaines, et qu'on les dépouille de leur
vernis avant que de les soumettre à l'incubation.
Ceci est encore un moyen d'élever des oiseaux
étrangers, qu'on ne peut transporter vivans hors
de leur pays sans beaucoup d'embarras, et qui,
pour l'ordinaire, n'engendrent pas hors de leur
patrie.

Les Egyptiens, de qui nous avons tiré la plupart

des sciences et des arts, possédaient le secret de faire éclore les oiseaux sans le secours de leurs mères. De Réaumur a trouvé ce même secret à force d'expériences, et l'a réduit en art. Il consiste à exposer des œufs fécondés à une chaleur de trente deux degrés et demi de son thermomètre, dans du fumier, des fours, des étuves, au bain-marie ou à la vapeur de l'eau, ce qui est préférable : en soutenant cette chaleur, on voit ordinairement éclore les poulets le vingtième jour, c'est-à-dire, un jour plutôt qu'ils ne sortent par l'incubation naturelle, sans doute parce que ces œufs ne sont pas exposés au refroidissement, comme le sont de temps en temps ceux couvés par la mère. Quant à la manière d'élever les poulets, nous renvoyons à l'excellent ouvrage de ce savant naturaliste, *Art de faire éclore et d'élever en toutes saisons des oiseaux domestiques de toute espèce, etc.*

IX. L'outarde (*otis, tarda avis; otis tarda;* L.), oiseau de la grandeur du coq d'Inde, qui ne vient dans nos pays que dans le fort de l'hiver. Les outardes sont alors en grandes bandes dans les plaines, et ne se séparent qu'en mai, qui est la saison de leurs amours. La chair de cet oiseau a le goût de celle du dindon, et est très dure ; on peut à peine la ramollir par l'ébullition dans l'eau en vaisseaux clos : elle est un aliment qui ne peut être bien digéré que par les personnes fortes et robustes. Hippocrate en recommandait l'abstinence à ceux qui étaient affectés de l'épilepsie. (Lib. de Morb. sævo).

X. Le *moineau* (*passer; fringilla domestica*, L.). Cet oiseau, quoique gras dans sa jeunesse, n'est guère recherché comme aliment que par le petit peuple. Sa chair est maigre, sèche, peu ragoûtante et dure. Le préjugé vulgaire est que cet animal étant sujet à de fréquens accès d'épilepsie occasionés par les excès qu'il fait dans les plaisirs de l'amour, l'usage de sa chair peut déterminer cette maladie. Mais si cela est jamais arrivé, cela n'est venu sans doute que de ce que les personnes qui en avaient mangé, dans le dessein de s'exciter aux plaisirs de l'amour, avaient abusé de ces derniers.

XI. La *perdrix* (*perdix*), se nourrit non seulement de végétaux, mais encore de fourmis. Il y en a trois espèces principales : 1°. la perdrix grise (*tetrao perdix*, L.), que l'on rencontre dans l'Europe tempérée et dans le Nord. Sa chair est très savoureuse, facile à digérer, et est un bon aliment; on la laisse faisander pendant quelques jours. La vieille perdrix est excellente en ragoût et en pâté. La chair de cet oiseau fournit un bouillon d'un bon suc, restaurant et très avantageux aux personnes épuisées et aux convalescens. Elle contient beaucoup de gluten, et sous ce rapport elle convient aux pituiteux. 2°. La *perdrix rouge* (*tetrao ru-*

fus, L.), que l'on trouve dans les pays chauds, et dont les sucs sont plus animalisés que ceux de la première. 5°. La *bartavelle* (*perdix græca, tetrao græcus*, L.), qui est commune en Italie, et qu'on rencontre aussi dans les montagnes de la Suisse; celle-ci a une saveur plus exquise encore que les précédentes. Arétée recommandait l'usage de la chair des perdrix dans l'éléphantiasis. Hippocrate prescrivait ces oiseaux rôtis sans assaisonnemens, dans les flux de ventre. (Lib. III, de Diætâ).

XII. Le *faisan* (*phasianus*; *phasianus colchicus*, L.), oiseau des bois, originaire de la Colchide; le fleuve du Phase lui a donné son nom. Sa chair a un goût exquis, se digère aisément, et fournit un excellent aliment. On la garde durant quelques jours, pour qu'elle se ramollisse par un commencement de putréfaction; c'est de là qu'est venu le mot *faisandé* ou *mortifié*, qu'on donne communément aux viandes qu'on laisse un peu s'altérer en ne les mangeant que quelques jours après que l'animal a été tué,

XIII. La *grive* (*turdus*; *turdus viscivorus*, L.). Il y en a plusieurs espèces, qui vivent de baies et d'insectes. Elles sont nourrissantes et faciles à digérer; c'est aux approches de l'hiver qu'elles sont les meilleures à manger. Les grives aiment passionnément la graine de jusquiame. Dans les vignobles elles mangent beaucoup de raisin, dont elles sont très gourmandes, et s'en remplissent dans le temps des vendanges, ce qui les engraisse considérablement, et qui a donné lieu au proverbe, *saoul comme une grive*. C'est l'espèce appelée *petite grive (turdus musicus*, L.) qui est la plus délicate et la plus agréable au goût; c'est pourquoi Martial lui a donné le premier rang parmi les oiseaux, comme il l'a donné au lièvre parmi les quadrupèdes.

XIV. Le *merle (merula ; turdus merula*, L.), oiseau du même genre que les étourneaux et les grives, qui émigre en automne et revient au printemps. Il y en a plusieurs espèces. Les merles qui n'émigrent pas sont presque tous mâles. La chair de ces oiseaux n'est estimée que dans le temps des vendanges, parce qu'ils mangent alors du raisin; mais elle est amère lorsqu'ils sont réduits à vivre de baies de genièvre, de raisin de lierre, etc.

XV. Le *coq de bruyères (uro-gallus ; tetrao uro-gallus*, L.), dont il existe deux espèces, se plaît dans les lieux plantés de pins, de sapins, sur les montagnes et dans les pays du nord. Il vit de bourgeons de sapins, dont il conserve la saveur, et, durant l'été, de baies et d'insectes. Cet oiseau est très recherché par les gourmands; sa chair a un goût exquis, mais elle est un peu dure, sèche, et ne se digère pas bien aisément.

§ II. *Des Oiseaux qui vivent d'insectes.*

Les effets que produit l'exercice sur certaines parties dans les animaux sont bien marqués dans les oiseaux de cette classe. La bécasse et la bécassine, dont les muscles de la poitrine sont très exercés par le vol, ont ces parties d'un tissu ferme, et sont moins solubles que les autres ; les cuisses, au contraire, qui sont peu exercées, sont beaucoup plus tendres.

I. La *mésange* (*parus ; parus major*, L.), genre de petits oiseaux très beaux, dont il existe beaucoup d'espèces. On rencontre les mésanges en automne dans les jardins et dans les bois. Elles vivent de noix, de mouches et de charognes. Le petit peuple fait usage de la chair de ces oiseaux, qui n'a rien d'exquis : au contraire elle a un goût désagréable, et ne se digère pas aisément.

II. Le *pluvier doré* (*pluvialis ; charadrius pluvialis*, L.). Sa chair est très délicate, d'un goût agréable et facile à digérer. Cet oiseau devient quelquefois très gras : aussi dit-on en proverbe, *gras comme un pluvier*. Malgré cet embonpoint excessif et sa délicatesse, sa chair est peu nourrissante.

III. Le *râle d'eau* (*rallus ; rallus aquaticus*, L.) a une saveur agréable, mais se digère difficilement.

IV. La *bécasse* (*scolopax*, *rusticola major* ;

scolopax rusticola, L.) habite les lieux marécageux, et fournit un excellent aliment en automne :
elle a une saveur exquise, est très nourrissante,
mais ne se digère pas facilement.

V. La *bécassine (gallinago , rusticola minor;
scolopax gallinago* , L.), oiseau passager qui se
plaît dans les marais et au bord des ruisseaux. On
en voit beaucoup dans les départemens méridionaux
de la France : elles sont très communes en Hollande pendant l'hiver. La chair de cet oiseau est
un mets très délicat et fort recherché ; elle est
plus sapide et plus aisée à digérer que celle de la
bécasse.

VI. L'*étourneau*, sansonnet (*sturnus ; sturnus vulgaris* , L.), oiseau très connu par la beauté
de son·plumage, et dont il y a bien des espèces.
Il vit dans les marais et dans les étangs. On lui
fait la chasse dans le temps des vendanges, parce
qu'alors il est gras et bon à manger. Les anciens
estimaient beaucoup la chair des étourneaux, et
en servaient souvent sur leurs tables. De nos jours,
bien des gourmands recherchent cet oiseau : mais
sa tête exhale un peu l'odeur de fourmi, c'est
pourquoi on l'ôte avant que d'apprêter l'oiseau ;
on le dépouille aussi de sa peau, qui conserve,
même après avoir été lavée plusieurs fois dans de
grandes quantités d'eau, une amertume qui ne plaît
guère.

VII. Le *cul-blanc* (*tringa ; tringa glareola*, **L.**) habite près des étangs; sa chair passe pour délicate et facile à digérer.

VIII. Le *vanneau* (*vanellus ; tringa vanellus*, **L.**), oiseau aquatique et fissipède, qui ne fréquente que les lieux frais et humides. On en fait la chasse vers le milieu de novembre jusqu'en janvier. Sa chair est grasse, tendre, facile à digérer, mais n'est pas un excellent aliment. En Sologne, les habitans des campagnes font d'excellentes omelettes avec les œufs de vanneau. En Hollande, où ces oiseaux abondent, on recherche beaucoup les œufs par rapport à leur délicatesse.

§ III. *Des Oiseaux ichthyophages.*

I. Le *canard* (*anas ; anas boschas*, **L.**), oiseau aquatique palmé, dont il y a plusieurs espèces, dont les principales sont le sauvage et le domestique. C'est le premier qui a fourni le domestique, auquel il se mêle volontiers. L'un et l'autre sont gourmands et insatiables : souvent leur gloutonnerie leur est funeste. Ils cherchent, en tâtonnant, leur nourriture dans la bouc et la fange ; ils vivent d'insectes, de vers, de poissons pourris, de grenouilles, de crapauds, et de mauvaises herbes ; ils mangent aussi les immondices des basses-cours. Lorsqu'il veut faire de l'orage, ils crient plus fort que de coutume, battent des ailes et se jouent sur l'eau. Le canard sauvage a une saveur plus agréable et est plus facile à digérer que le canard de basse-cour. Le premier s'exerce beaucoup, et sa chair est plus alcalescente ; l'autre vit presque dans l'inaction et se nourrit de bien plus d'ordures. Les jeunes canards ont un tissu visqueux, et sont moins solubles que ceux qui sont un peu plus âgés.. La chair du canard est agréable et saine ; rôtie et peu cuite, elle est plus tendre, plus succulente et de meilleur goût. C'est à tort que l'école de Salerne lui a fait le reproche de renouveler la fièvre quarte ; l'excès seul en cela, comme en toute autre chose, peut produire un semblable effet.

II. La *sarcelle, cercelle, garsote* (*querque-dula*), oiseau aquatique du genre des canards, dont il est plusieurs espèces (*anas querquedula,* L., et *anas grecca,* L.). Sa chair est d'un goût exquis et d'une digestion très aisée. Les sarcelles de l'Amérique, notamment à la Louisiane, sont d'une saveur très agréable et d'une grande délicatesse. On trouve souvent dans leur estomac de petits cailloux, des herbes et des semences de plantes aquatiques. Les sarcelles de l'île de Cayenne sont aussi très estimées ; elles ont un excellent goût, tandis que tout le gros et le menu gibier de ce pays est coriace, et sent l'huile ou le musc.

III. La *foulque, poule d'eau* (*fulica, gallina aquatica*), oiseau aquatique et du genre des plongeurs, dont les espèces principales sont : 1°. la *foulque*, appelée le *diable de mer* ou *morelle* (*fulica atra*, L.); 2°. la *macreuse* de la baie d'Hudson; 3°. la *poule d'eau* du Mexique; 4°. la *monette*.

La foulque offre une singularité remarquable, c'est que ses côtes sont doubles et se croisent. Elle se nourrit d'herbes et de semences. Sa chair est bonne à manger, quoique un peu marécageuse, et est un bon aliment, facile à digérer.

La macreuse est un oiseau aquatique ou espèce de canard de mer. Sa chair est réputée maigre, et tient de la nature de celle du poisson. Elle est dure, coriace et d'un goût sauvage; mais l'habileté des cuisiniers fait disparaître la plupart de ces défauts.

La poule d'eau, dont il est deux espèces, la grande et la petite, a une chair très savoureuse, et qui possède les mêmes qualités que celle de la sarcelle.

La monette est un oiseau aquatique peu charnu, très commun en Irlande. Sa chair ressemble par ses qualités à la macreuse. Ses œufs sont excellens, gros comme ceux de la canne. Le blanc de ces œufs ne se durcit point dans l'eau bouillante, et reste toujours comme une gelée.

IV. L'*hirondelle de mer* (*sterna*), dont il existe deux espèces, la grande (*sterna hirundo*,

L.), et la petite (*sterna nigra*, L.). C'est la dernière qu'on préfère ; mais en général leur chair est peu tendre et soluble, et leur saveur n'est pas agréable.

V. Le *cygne* (*cygnus; anas cygnus*, L.), oiseau le plus grand de tous les palmipèdes, et qui, dit-on, a servi de modèle pour perfectionner la fabrication des navires. La chair du cygne est ferme, solide, peu soluble et très difficile à digérer ; mais les jeunes sont tendres, délicats et assez bons à manger.

Il est beaucoup d'autres oiseaux de cette classe qui peuvent être employés dans l'usage alimentaire. La plupart sont des oiseaux de mer qui vivent de poissons ; ils sont alcalescens, tendres, et aisés à digérer. Ils ont pour l'ordinaire une odeur forte et une saveur de poisson , ce qui fait que bien des personnes répugnent à en manger.

ARTICLE IV.

Des Poissons.

La chair de la plupart des poissons est tendre et d'une digestion facile ; néanmoins elle nourrit peu, ainsi que l'avait déjà remarqué Hippocrate, et ne répare pas autant les forces que celle des quadrupèdes et des oiseaux. Elle se putréfie aussi beaucoup plus rapidement, et donne de l'ammoniaque à la distillation : l'azote y est faiblement uni aux autres principes , de même que dans la chair des animaux de sang froid ; aussi la plus légère cause suffit pour l'en séparer.

Il paraît que les poissons fournissent abondamment la matière prolifique : on voit beaucoup plus d'enfans dans les villes maritimes que partout ailleurs ; la population est extrêmement considérable au Japon et à la Chine, où l'on ne vit presque que de poissons. Ainsi les fondateurs d'ordres religieux, comme l'observe judicieusement Montesquieu, qui voulurent asservir à la loi impraticable de chasteté leurs malheureuses victimes, avaient totalement manqué leur but en leur prescrivant l'usage habituel du poisson.

On a observé que les ichtyophages étaient très sujets à la lèpre, à la gale et aux autres maladies cutanées ; il suit de là que l'on doit bannir du régime l'usage du poisson dans ces affections, et toutes les fois qu'il y a disposition à ces maladies. Les Égyptiens avaient remarqué que dans les pays surchargés de vapeurs humides, comme la Basse-Égypte, l'usage du poisson favorisait la production de l'éléphantiasis ; c'est pourquoi ils l'avaient en horreur.

Les poissons fournissent une nourriture peu perspirable ; ils concentrent et retiennent long-temps l'action dans l'épigastre. Il est même des per-

sonnes qui, après en avoir mangé, éprouvent,
tout le temps qu'il en reste dans leur estomac,
une efflorescence à la peau avec démangeaison,
et quelquefois de la fièvre. Ces accidens ne sont
que momentanés, et se dissipent pour l'ordinaire
lorsque la digestion est achevée; ils cessent sur le
champ quand les alimens sont rejetés par le vomissement.

Les poissons cartilagineux sont tendres et solubles; ils contiennent beaucoup de gélatine, sont
très nourrissans, et même plus que ceux dont le
tissu est sec et ferme. Les poissons huileux nourrissent beaucoup aussi, mais ils se digèrent difficilement, à raison de leur grande quantité d'huile;
l'anguille, le saumon, le hareng, en sont des
exemples. Les pêcheurs de harengs prennent de
l'embonpoint, sans éprouver de diminution de
forces, en ne vivant uniquement que de ces poissons; ce qui leur arrive durant un certain temps
de l'année.

Les anciens distinguaient, d'après Hippocrate,
deux sortes de poissons, ceux appelés *littorales*,
saxatiles, qui ont une chair blanche, molle,
agréable, et qu'on rencontre dans l'eau la plus
pure, parmi les sables et les cailloux, dans les
fleuves et les rivières, et sur les côtes de la mer;
et ceux gras et visqueux, qui vivent dans des eaux
stagnantes et bourbeuses, qui habitent le limon

des fleuves, des rivières, des étangs, etc. Les premiers sont légers et faciles à digérer ; Galien en conseillait l'usage aux convalescens, de préférence à tout autre aliment. Les autres se digèrent moins aisément, et ont une chair d'une qualité bien inférieure à ceux qui s'exercent continuellement dans les eaux claires, limpides et courantes. *Quicunque verò pisces in lutosis et aquosis locis alimenta habent, velut capitones, mugiles, anguillæ et reliqui hujusmodi, graviores sunt, propterea quod ab aquâ et luto, et in his nascentibus alimenta habent, à quibus etiam spiritus in hominem ingrediens ipsum lœdit et gravat* (HIPP., de Diætâ, lib. II). Ceux-ci sont, ainsi que je l'ai déjà dit, de même que les poissons de mer, très solubles et très salubres, surtout lorsqu'ils sont bouillis. Ils ne sont pas aussi sains frits ou rôtis ; leur chair étant froide et insipide, il convient d'y mêler des assaisonnemens.

§ Ier. *Des Poissons de fleuves et de rivières.*

I. L'*esturgeon*, *éturgeon* (*acipenser*, *sturio*), poisson cartilagineux, c'est-à-dire qui, au lieu d'os, a des cartilages. Il en est deux espèces principales et intéressantes par leur utilité : l'esturgeon commun (*acipenser sturio*, L.), qui est très estimé des gourmands, et le grand esturgeon (*piscis ichthyocolla* ; *acipenser huso*, L.), dont la chair n'est pas excellente, mais dont on retire la colle de poisson.

L'esturgeon est un poisson de mer. Tant qu'il y reste, il ne devient pas biên gros, et sa chair n'est pas fort bonne; mais quand il remonte dans les fleuves, il y devient extrêmement grand. Il a ordinairement neuf pieds de long, et pèse jusqu'à trois cents livres : sa longueur, dans la mer, excède à peine un pied et demi, deux pieds. C'est dans les grands fleuves qu'on rencontre l'esturgeon, comme dans le Nil, le Don, le Pô, le Danube et le Rhin. On le pêche aussi dans les grandes rivières. On le prend dans le Rhin depuis le mois de mai jusqu'en septembre. La chair du dos a le goût de celle du veau, et celle du ventre celui du cochon. On préfère la chair des mâles ; elle est néanmoins d'une digestioh difficile, par rapport à la grande quantité de graisse dont elle est surchargée. Lorsqu'elle a été desséchée ou salée, elle n'est pas si agréable au goût ; elle est plus pesante, plus indigeste, et ne peut convenir qu'aux estomacs forts et robustes. Les laitances de l'esturgeon sont extrêmement délicates et très recherchées. Comme il se rencontre dans les mêmes endroits que le saumon, les pêcheurs le nomment le *conducteur des saumons*. On donne le nom de *caviar* aux œufs d'esturgeon préparés. Le caviar forme une branche considérable de commerce en Hollande :

il est très recherché des Moscovites et des Italiens, qui le regardent comme un mets fort délicat ; mais il est malsain et fiévreux.

II. *L'alose* (*alosa ; clupea alosa* , L.), que quelques naturalistes regardent comme une espèce de hareng, est un poisson de l'Océan, qui remonte dans les fleuves et les rivières, au mois d'avril, temps auquel on le pêche, et où il est le meilleur. Il faut que l'alose ait séjourné quelque temps dans l'eau douce des fleuves pour devenir grasse et d'une saveur agréable, car au sortir de la mer elle est sèche et d'un mauvais goût. De là le proverbe que *jamais riche n'a mangé de bonne alose , ni pauvre de bonne lamproie.* Ce poisson est assez facile à digérer, mais il n'offre qu'un aliment d'une médiocre qualité.

III. Le *barbeau* (*barbo ; cyprinus barbus* , L.), poisson d'eau douce. Sa chair est fade, visqueuse, et peu agréable au goût, mais assez facile à digérer. On doit éviter de manger les œufs du barbeau, car ils excitent des nausées et purgent par haut et par bas, surtout au printemps.

IV. La *brème* (*brama ; cyprinus brama* , L.), poisson d'eau douce. Sa chair est molle, grasse, de médiocre qualité, et se digère difficilement.

V. La *bondelière* (*cyprinus ballerus* , L.) vit dans les fleuves et les étangs. On la regarde comme un des meilleurs poissons.

VI. La *vandoise* (*cyprinus leuciscus* , L.) a une saveur agréable et se digère assez facilement. On se sert de ses écailles pour faire des perles artificielles.

VII. Le *brochet* (*lucius ; esox lucius* , L.), poisson de lacs, d'étangs et de rivières, qui est très vorace et carnivore ; il avale d'autres poissons presque aussi gros que lui. On a trouvé quelquefois des *ténia* attachés à ses intestins. Les brochets des grandes rivières et des lacs sont les plus estimés. Il en est qui sont hermaphrodites et qui ont en même temps une laite et des œufs. La chair de ces poissons est ferme et un peu difficile à digérer. Elle est néanmoins très estimée, et fournit une bonne nourriture. Son foie est très recherché par les gourmands. Ses œufs excitent le vomissement et la diarrhée, et les gens du peuple en mangent quelquefois pour se purger.

VIII. La *perche* (*perca ; perca fluviatilis* , L.), poisson de mer et de rivière, à nageoires épineuses. La chair de la perche de mer est tendre et beaucoup meilleure que celle de la perche de rivière. On dit que la première n'entre jamais dans l'eau douce, et que celle de rivière n'entre point dans la mer. Cette dernière se plaît uniquement dans les fleuves et les rivières dont le cours est lent et tranquille. Sa chair est très délicate, d'un goût exquis et se digère aisément. On mange les œufs de la perche femelle grillés ; ils sont sains et d'une saveur agréable.

IX. Le *saumon* (*salmo ; salmo salar*, L.), poisson de l'Océan, qui remonte les fleuves. On en trouve beaucoup dans le Rhin dès le commencement du printemps. Ces poissons se plaisent surtout à remonter quand les eaux sont grossies et troubles : il y en a qui pèsent jusqu'à soixante livres. Ils sont, comme beaucoup d'autres, sujets à nourrir dans leurs entrailles des vers plats. Ils ont la peau un peu épaisse, et la chair entremêlée partout de graisse, surtout vers le ventre et la tête. Sa chair est blanchâtre avant d'être cuite, mais lorsqu'elle a subi la coction, ou qu'elle a été salée, elle devient rouge. Elle est en général un aliment très rassasiant et bon pour les estomacs forts et robustes. Le saumon frais a un meilleur goût que celui que l'on a salé. Sa hure est très recherchée, et ensuite le ventre ; mais l'un et l'autre sont moins aisés à digérer que les autres parties, parce qu'ils contiennent beaucoup de graisse. Les saumonneaux sont d'une digestion très facile et très nourrissans. On vante les saumons de la Tamise, du Rhin, de la Moselle, de la Loire, de la Garonne, de la Dordogne et de l'Allier ; ceux qu'on pêche en Laponie sont, au rapport des voyageurs, les plus excellens saumons de l'Europe.

X. L'ombre (*thymallus ; salmo thymallus*,

L.). Sa chair est aisée à digérer et fournit un très bon aliment.

XI. La *truite* (*trutta ; salmo fario* , L.), poisson de rivière, qui est vorace et carnivore. Sa chair est un excellent aliment très soluble, d'un goût exquis, qui convient parfaitement aux convalescens, aux infirmes et aux valétudinaires. Il y en a deux espèces : on donne la préférence à celle appelée *truite saumonée* (*salmo trutta* , L.). Sa chair, lorsqu'elle est cuite, est rougeâtre, à peu près comme celle du saumon, d'où elle a tiré son nom, et elle a un goût plus exquis que l'autre espèce.

§ II. *Des Poissons limoneux.*

I. L'*anguille* (*anguilla ; muræna anguilla* , L.), poisson allongé comme le serpent, revêtu d'une peau glissante sans écailles apparentes, vorace et carnivore, et le seul des poissons d'eau douce qui entre dans la mer. L'anguille reste presque toujours sous l'eau dans le limon; si elle s'élève, ce n'est qu'à l'approche des orages, l'électricité atmosphérique lui causant alors de l'agitation. Sa chair est un mets très agréable, mais elle se digère difficilement par rapport à la graisse dont elle abonde. Il convient de la manger rôtie avec des assaisonnemens, pour en aider la digestion. On ne trouve point d'anguilles dans le Danube, ni dans les autres rivières qui se jettent dans ce fleuve ; bien plus, si l'on y en met, elles ne tardent pas à y périr : on ne connaît point la cause de ce phénomène.

II. Le *goujon*, *bouillerot* (*gobius fluviatilis* ; *cobitis barbatula*, L.). Sa chair est dure, coriace, et est mise avec raison au nombre des alimens grossiers et indigestes.

III. La *carpe* (*cyprinus* ; *cyprinus carpio*, L.), poisson d'eau douce, extrêmement fécond, qu'on trouve abondamment dans les rivières, les étangs, les marais, et jamais dans la mer. La carpe vit très long-temps, et parvient dans certaines rivières à la grandeur de trois coudées. Elle réussit très bien dans les étangs, et il semble que ceux-ci lui soient destinés ; néanmoins elle n'y est pas aussi bonne que celle de rivière. Elle fraie dans les mois de mai et de septembre, et alors elle n'est pas aussi bonne à manger, parce qu'elle est maigre et insipide, comme cela arrive à presque tous les autres poissons durant le frai : elle est dans sa grande bonté dans les mois de février, mars et avril. La carpe est un excellent aliment, qui se digère aisément. On a observé que son usage avait réveillé les accès de goutte chez ceux qui sont sujets à cette maladie. La laitance de ce poisson est un mets très délicat, et qui fournit une nourriture substantielle.

IV. La *loche* (*cyprinus gobio*, L.), petit poisson de rivière et d'étang. Sa chair est d'une qualité très médiocre; on la mange ordinairement en friture.

V. La *lamproie* (*lampetra*; *petromyzon fluviatilis*, L.), poisson de mer, cartilagineux, qui remonte les fleuves et les rivières au mois d'avril. La lamproie est meilleure à manger au printemps que dans les autres saisons. Sa chair est tenace et a la saveur du limon; elle est très nourrissante et augmente l'humeur séminale, mais elle est peu soluble et se digère difficilement. De la Condamine rapporte qu'il y a dans la rivière des Amazones des lamproies qui jouissent, comme la torpille, de la propriété de faire éprouver la commotion électrique à ceux qui les touchent de la main ou avec un bâton.

VI. La *lotte* (*mustela fluviatilis*; *gadus lota*, L.), poisson à nageoires molles et épineuses, qu'on rencontre dans les lacs et les rivières, surtout dans la Saône et dans l'Isère. Sa chair est d'une saveur exquise et est un excellent aliment qui se digère aisément. Son foie est très recherché, et est très volumineux relativement à son corps. Ses œufs sont mauvais et purgent violemment, comme ceux du brochet et du barbeau.

VII. La *tanche* (*tinca*; *cyprinus tinca*, L.), poisson de lac, d'étang et de marais, à nageoires molles. La tanche est sujette au *ténia* : Geoffroi le jeune en trouva un dans une tanche fort saine et fort grasse. Ce ver était semblable au ténia qu'on rencontre dans l'homme, avec cette seule différence qu'il n'était pas découpé par anneaux ; il était entier et long de deux pieds et demi. La chair de ce poisson a un assez bon goût, surtout lorsqu'il vit dans une eau claire et non stagnante ; mais elle nourrit médiocrement, et se digère difficilement.

§ III. *Des Poissons de mer.*

I. La *morue* et la *merluche*, poissons de mer à nageoires molles, de la famille des *gadus* (*gadus morhua*, L.), que l'on trouve dans l'Océan septentrional, et surtout auprès de Terre-Neuve, ainsi que dans la mer Baltique. Ces animaux vivent de poissons et de cancres. Leur pêche a commencé dans l'année 1500 ; elle a lieu depuis la fin de juin jusqu'en octobre. Lorsque ces poissons sont frais, ils ont une saveur exquise et sont très nourrissans. Les mâles valent beaucoup mieux que les femelles. Quant à ceux qu'on envoie dans nos pays, secs et salés, ils ne sont pas d'une digestion facile. Ils empruntent tout ce qu'ils ont d'agréable au goût des assaisonnemens qu'on y joint ; mais quoiqu'on les fasse macérer long-temps dans l'eau, ils sont toujours durs, coriaces, et par conséquent peu solubles.

II. Le *merlan* (*merlangius ; gadus ægelfinus*, L.), poisson de l'Océan, qui est très abondant dans la mer Baltique et vers les rivages de la France septentrionale. Il vit de poissons comme les précédens. La chair du merlan est molle, tendre, légère, et meilleure rôtie que bouillie : elle est très nourrissante, et on en peut permettre l'usage à tous les âges et à toutes les constitutions, même aux malades et aux convalescens. Le merlan salé n'est pas aussi sain ni aussi facile à digérer.

III. L'*anchois* (*clupea ; clupea encrasicolus*, L.), petit poisson de la Méditerranée, très délicat et sans écailles, qu'on envoie salé dans la plupart des pays. Il est un assaisonnement qu'on mêle aux autres mets dont on veut corriger la viscosité. On en use aussi pour exciter l'appétit. Les meilleurs anchois sont ceux qui sont salés depuis peu, tendres, blancs au dehors, rougeâtres au dedans, petits, gras et fermes. Les Grecs et les Latins faisaient avec l'anchois liquéfié dans sa saumure, une sauce qu'ils appelaient *garum*, et qui servait d'assaisonnement aux autres poissons.

IV. Le *hareng* (*halec, harengus ; clupea harengus*, L.), poisson de passage, qui vient en troupe immense du fond du Nord, et surtout des lacs de Kamtschatka dans les mers d'Allemagne. La pêche de ce poisson, qui a commencé l'an 1565, a lieu vers la fin du mois de juin, et finit en décembre. Il y a plusieurs espèces de harengs que distinguent fort bien les marchands de la Belgique. Les harengs frais ont la chair blanche, ont une saveur exquise et se digèrent très aisément; mais dans l'état de salure, qui est celui dans lequel nous les recevons, ils sont indigestes et malsains. Ceux qui sont dessalés sont moins malfaisans. Les *harengs saurs* ou enfumés, sont très secs, durs et pernicieux.

V. La *sardine* (*sardina ; clupea sprattus*, L.), petit poisson de mer, à nageoires molles, du genre des aloses, qu'on pêche dans la Méditerranée et sur l'Océan. Elle ne diffère guère de l'anchois, et on l'emploie de même, principalement comme assaisonnement. On exprime des sardines une huile qui fait un objet de commerce. On les sale, et on les conserve par ce moyen.

VI. Le *thon* (*thymnus ; scomber thymnus*, L.), grand poisson de la famille des cétacés, du poids d'environ cent livres. Il sort de l'Océan au commencement de l'été, et se jette dans la Méditerranée, où l'on en prend de grandes quantités. Sa chair est rouge, ferme, très nourrissante, et approche par son goût de celle du veau; mais elle est pesante et ne se digère pas aisément dans les estomacs faibles et délicats. Elle est encore moins aisée à digérer lorsqu'elle a été salée, et c'est dans cet état qu'on l'envoie dans toute l'Europe, dépecée

par tronçons, sous le nom de *thonine*. La partie
la plus délicate est la poitrine.

VII. Le *dauphin, marsouin (delphinus ; delphinus phocœna*, L.), grand poisson de la famille
des cétacés. Sa chair ressemble à celle du bœuf
et du cochon, mais elle est noirâtre, exhale une
mauvaise odeur et se digère difficilement. On en
retire de la graisse et du lard, ce qui lui a fait
donner aussi le nom de *cochon de mer*.

VIII. La *raie (raia*, L.), poisson cartilagineux, dont il existe plusieurs espèces. Toutes sentent le sauvagin, et répandent une odeur de mer,
qui se perd en les gardant quelque temps. La raie
transportée est meilleure que celle que l'on mange
fraîche : la chair de celle-ci est dure et de difficile
digestion ; mais lorsqu'elle a été mortifiée à un certain degré, elle est un bon aliment et qui se digère
assez bien. On estime beaucoup son foie dans l'intérieur de la France, et on en fait peu de cas sur
les côtes maritimes, en Angleterre et en Hollande.

IX. Le *maquereau (scomber ; scomber scombrus*, L.), poisson de mer, ainsi appelé parce
qu'au commencement du printemps il suit les
petites aloses, auxquelles on a donné le nom de
pucelles, et les conduit à leurs mâles. Les maquereaux passent, dit-on, l'hiver dans le Nord ; au
printemps ils se jettent dans l'Océan atlantique : de
là une colonne va se rendre dans la Méditerranée,

et l'autre rentre dans la Manche ; une partie de celle-ci se jette dans la mer Baltique, et une autre s'en retourne dans le Nord. La chair du maquereau est grasse, compacte, sans arêtes, facile à digérer, d'une saveur qui plaît beaucoup, et nourrissante. Les Islandais méprisent ce poisson au point de ne pas vouloir le pêcher.

X. Le *scorpion de mer*, rascasse (*scorpœna ; scorpœna horrida*, L.), poisson à nageoires épineuses, qui vit sur les rivages et dans la fange. Il est tellement hérissé d'aiguillons qu'on ne peut le prendre que par la queue ; ses piqûres causent une inflammation qu'accompagnent de vives douleurs. Sa chair est dure ; mais, gardée quelque temps, elle s'amollit et devient tendre : on la mange bouillie, avec du vinaigre ; rôtie, elle est mauvaise. L'eau dans laquelle on cuit ce poisson, jouit de la propriété de relâcher le ventre.

XI. Le *turbot*, rhombe (*rhombus ; pleuronectes rhombus*, L.), poisson de mer à nageoires molles, de figure rhomboïde, vorace, et dont il existe plusieurs espèces. On pêche de grands turbots à l'embouchure du Rhône : l'Océan en fournit de bien plus grands encore. On y en voit de cinq coudées de long, de quatre de large, et épais d'un pied. Le turbot est appelé aussi *faisan d'eau*, à cause de la délicatesse de sa chair, qui est blanche, ferme, succulente et très facile à digérer.

XII. Le *lamantin* (*trichecchus manatus*, L.),
appelé par les Espagnols *manati*, a été confondu
très souvent avec l'hippopotame, le phoque, le
lion marin, etc. Ce poisson fait la nuance entre
les quadrupèdes et les cétacés. On le rencontre
dans la rivière des Amazones, et dans plusieurs
autres grands fleuves d'Amérique. Il y a aussi des
lamantins dans le Nil, dans le Sénégal, à la Chine
et dans le Canada. Il y en a qui pèsent mille à
douze cents livres. La chair et la graisse de ces
poissons sont analogues à celle du veau. Ils ont
le long du corps une couche de lard de quatre ou
cinq pouces d'épaisseur, ferme et peu différent de
celui du cochon, qui, fondu, peut suppléer au
meilleur beurre, et qui ne roussit pas aisément.
La chair est d'un bon goût, surtout celle prise
depuis la moitié des côtes jusque sous le ventre ;
elle est, ainsi que les mamelles, très délicate et
très succulente. Les habitans de la Guadeloupe,
de Saint-Christophe, de la Martinique et des îles
voisines, en font un fréquent usage. On tanne
la peau de ces poissons, qui, quand elle est bien
préparée, donne un cuir très bon et très fort.

XIII. La *sole* (*solea* ; *pleuronectes solea*, L.),
poisson de mer à nageoires molles, qui devient
grand dans l'Océan. On l'appelle aussi *perdrix de
mer*, à cause de la bonté de sa chair, qui est saine
et nourrissante.

XIV. Le *rouget*, *morrude*, *galline* (*rubellio; mullus barbatus*, L.), poisson de mer, à nageoires épineuses, qui a à peu près la figure de l'hirondelle de mer. Il a été appelé *rouget*, parce qu'il est rouge en dehors : il est très vorace et dévore les petits poissons. Sa chair est blanche, ferme et à peine gluante ; elle est de très bon goût, et passe pour être très prolifique.

XV. La *vive*, *dragon de mer* (*craneus piscis ; trachinus draco*, L.) poisson à nageoires épineuses, que l'on pêche dans l'Océan et dans la Méditerranée. Les piqûres que font les aiguillons qui lui servent de défense, occasionent de fortes inflammations. Ces aiguillons ne perdent pas même leur propriété nuisible après la mort de l'animal ; c'est pourquoi il est ordonné par les règlemens de police, aux poissonniers, de les couper. Le remède consiste à appliquer dès le principe sur la partie blessée, des substances âcres et volatiles, comme l'alcohol, un mélange d'ognons et de sel, ou bien le foie écrasé de l'animal même. La chair de la vive est blanche, tendre, ferme, d'un très bon goût, et facile à digérer.

XVI. La *limande* (*pleuronectes limanda*, L.), poisson de mer, plat, peu large et à nageoires molles. Sa chair est blanche, molle, un peu gluante, d'un assez bon goût et facile à digérer.

XVII. L'*éperlan* (*salmo eperlanus*, L.), petit

poisson ainsi nommé à cause de sa blancheur, qui ressemble à celle des perles. Il naît dans la mer, et remonte ensuite dans les rivières, notamment dans la Seine. Les éperlans les plus recherchés sont ceux qu'on prend vers Caudebec depuis la fin de l'été jusqu'à la fin de l'hiver. La chair de ce poisson est tendre, d'un goût exquis, sentant la violette, d'une digestion facile, mais peu nourrissante : elle convient à tous les âges et à toutes les constitutions.

Il y a aussi un éperlan de mer qui a le corps plus épais et plus court. Il n'est bon qu'au sortir de la mer : autrement il est insalubre.

XVIII. La *dorade* (*aurata vulgaris; sparus aurata*, L.), poisson de mer, ainsi appelé d'une ligne couleur d'or qui s'étend depuis sa tête jusqu'à sa queue. La dorade, qui est l'ennemi mortel des poissons volans, est très commune dans les deux Indes, en Afrique et dans la Méditerranée. Elle a un bien meilleur goût en été qu'en hiver. On en fait un très fréquent usage dans les départemens méridionaux de France sur la fin de l'hiver. Sa chair est blanche, ferme, d'une saveur agréable et facile à digérer.

ARTICLE V.

Des Amphibies.

On a donné le nom d'amphibies aux animaux qui vivent alternativement sur terre et dans l'eau. Ils font en quelque sorte la nuance entre les animaux terrestres et les poissons, et participent des qualités des uns et des autres. Les amphibies se rapprochent beaucoup des poissons par leurs qualités alimentaires : ils vivent pour la plupart dans des lieux marécageux, et font peu d'exercice. Il n'y a dans cette classe que la grenouille et la tortue qui soient employées comme alimens.

I. La *tortue* (*testudo*, L.), animal amphibie et ovipare, dont il est trois principales espèces, la tortue de terre, la tortue de mer, et la tortue d'eau douce, qui diffèrent peu par leurs qualités alimentaires. La chair des tortues est très irritable; elle a cela de commun avec celle de tous les animaux de sang froid. Leur cœur a trois ventricules.

Les pêcheurs prennent les tortues de mer en les renversant sur le dos. Les insulaires des Antilles en distinguent trois espèces, la *tortue franche*, la *caouanne* et le *caret*. La première, appelée *jurucua* par les Bresiliens, et *turtaruga* par les Portugais, est très recherchée par les marins, pour sa chair et ses œufs, qui sont excellens. Une seule tortue de cette espèce peut donner jusqu'à deux cents livres d'une chair blanche, qui ressemble beaucoup par ses propriétés à celle des jeunes quadrupèdes, et qu'on sale : la femelle pond plus de deux cents œufs, que l'on peut garder très longtemps. L'écaille de la *tortue franche* et de la *caouanne* a pour l'ordinaire quatre pieds six pouces de long sur quatre de large. Ces deux espèces se ressemblent assez pour la forme ; mais la chair de la *caouanne* est noire, filamenteuse et de mauvais goût, et elle fournit une huile qui n'est bonne que pour la lampe. Le *caret* est très gros, et son écaille très recherchée ; mais sa chair est moins délicate que celle de la *tortue franche*. Il est encore une autre espèce de tortue, appelée *tortue verte*, dont l'écaille est plus verte que celle des précédentes, très déliée et très transparente. La chair fraîche de cette espèce est aussi délicate que celle du meilleur veau.

Les œufs de tortue ont la figure ronde, de la grosseur d'une balle de jeu de paume ; la coque en est très molle, et le blanc ne se coagule pas par la chaleur, comme celui des autres œufs.

La chair de tortue donne à l'analyse une très petite quantité d'ammoniaque ; elle fournit beaucoup de gélatine, et est peu perspirable ; elle est rafraîchissante, et se digère promptement. On fait avec les tortues des bouillons adoucissans et restaurans, qui conviennent très bien dans l'étisie et dans la phthisie pulmonaire. Barrère dit que l'usage de la chair de ces amphibies délivre entièrement les nègres du *pian*. Les lépreux du Portugal vont, ainsi que les scorbutiques, au Cap-Vert, se nourrir de viande de tortue, pour obtenir leur guérison.

II. La *grenouille* (*rana*), animal amphibie, ovipare, et dont le cœur n'a qu'un ventricule. On distingue plusieurs espèces de grenouilles, dont les principales sont, la *grenouille brune terrestre* (*rana temporaria*, L.); la *grenouille d'arbre*, appelée aussi *raine* ou *grenouille verte* (*rana arborea*, L.); et la *grenouille aquatique* (*rana esculenta*, L.), qui est l'espèce la plus commune. Toutes sont carnivores, et se nourrissent principalement d'insectes et de reptiles. Ce sont les grenouilles aquatiques qui sont les plus recherchées et les meilleures. La chair de ces animaux diffère peu de celle des tortues; seulement elle contient moins de gélatine et est plus animalisée, ce qui la rend plus perspirable. Elle est très irritable, un peu dure, quand elle est fraîche, mais elle devient tendre au bout de quelques jours; elle se digère assez aisément, nourrit médiocrement, et est rafraîchissante et humectante. On en fait des bouillons qui servent aux mêmes usages que ceux de tortue.

ARTICLE VI.

Des Insectes.

Cette classe nombreuse ne fournit qu'un petit nombre d'espèces dont on fasse usage comme alimens. Il n'y a que quelques crustacées, telles que l'écrevisse de mer (*cancer gammarus*, L.), l'écrevisse des ruisseaux (*astacus*, L.), la langouste (*locusta*, L.), et la chevrette (*crangon*, L.), que l'on serve sur les tables.

L'une et l'autre espèce d'écrevisses ne fournissent à l'analyse qu'une petite quantité d'ammoniaque; ainsi leur chair est moins animalisée que celle de la plupart des autres animaux, plus difficile à digérer et moins nourrissante. Il est des personnes qui ne peuvent manger d'homards ou d'écrevisses sans éprouver presque à l'instant de fortes coliques; il se manifeste chez d'autres, à cette occasion, une efflorescence à la peau, la même que celle dont j'ai déjà parlé en parlant des poissons. Quelques observations, mais qui demandent d'être répétées, semblent prouver que l'usage de la chair d'écrevisses a rappelé promptement les accès de goutte chez ceux qui sont sujets à cette maladie.

ARTICLE VII.

Des Coquillages.

Les coquillages sont des vers testacés dont le corps mou, sans articulation sensible, est renfermé en tout ou en partie dans une coquille solide, formée de carbonate de chaux.

1. L'*huître* (*ostrea*), genre de coquillage bivalve, dont il existe beaucoup d'espèces. C'est l'huître commune (*ostrea edulis*, L.) dont on fait usage. Quant aux huîtres vertes, qui passent pour être les meilleures, on leur donne cette couleur, en les renfermant pendant trente ou quarante jours, le long des bords de la mer, dans des fosses de trois pieds, dont le fond et les parois sont tapissés d'une petite mousse verte, et qui ne sont inondées que par les hautes marées de la nouvelle et de la pleine lune; on y laisse des espèces d'écluses par où l'eau reflue jusqu'à ce qu'elle soit abaissée de moitié. Il suffit, pour rendre les huîtres vertes, de les tenir renfermées pendant quelque temps dans des anses bordées de verdure.

L'huître se digère aisément quand elle est fraîche et crue; il n'en est pas de même quand elle est bouillie ou rôtie. Elle est très nourrissante et excite l'appétit, mais elle est peu perspirable, car elle diminue notablement la transpiration, comme le prouvent les expériences de Sanctorius et de Keil : elle relâche un peu le ventre. On mange les huîtres crues et cuites. On les a regardées avec raison comme aphrodisiaques.

II. La *moule, moucle, cayen (musculus; mytulus,* L.), genre de coquillage bivalve de mer de rivière et d'étang. Ce sont les moules de mer qu'on préfère pour l'usage : elles sont en effet bien plus agréables au goût et plus saines que celles de rivière et d'étang. Il faut les choisir tendres, délicates et bien nourries. Leur chair est plus ferme que celle des huîtres : elle paraît en avoir les autres propriétés, avec cette différence néanmoins qu'elle se digère plus difficilement et qu'elle produit fréquemment des efflorescences à la peau qui s'accompagnent de nausées, de vomissemens et quelquefois de convulsions; ainsi leur usage doit être réputé insalubre pour les estomacs faibles et délicats. Le pétoncle, coquillage bivalve, lui ressemble par ses qualités alimentaires.

III. Le *limaçon (cochlea; helix pomatia,* L.), ver testacé, ou coquillage univalve, androgyne, ou hermaphrodite, et qui vit de végétaux. Il en existe plusieurs espèces. Toutes sont gluantes et visqueuses, et fournissent, quoique bien assaisonnées, un aliment grossier et pesant. Néanmoins les Grecs et les Romains en faisaient un de leurs mets favoris.

Ces derniers avaient des garennes et des viviers où ils les engraissaient. On fait avec les limaçons des bouillons pectoraux rafraîchissans et adoucissans, propres à calmer la toux des phthisiques, après les avoir fait dégorger dans l'eau chaude. Leur chair est peu animalisée et contient beaucoup de gélatine.

Tous les autres coquillages univalves, dont on fait usage comme alimens, jouissent à peu près des mêmes qualités que les limaçons.

CHAPITRE V.

De la Préparation des Alimens.

La préparation des alimens consiste principalement dans l'application du calorique, et dans le mélange de différentes substances auxquelles on les associe, soit pour faciliter la digestion et les rendre plus agréables au goût, soit pour les conserver.

La coction a de très grands avantages, même pour les alimens fournis par le règne végétal : elle les rend plus solubles dans le suc gastrique; ceux même qui se coagulent à la chaleur de l'eau bouillante, et qui deviennent par là insolubles dans ce fluide, sont plus aisément attaqués par ce suc. D'ailleurs, l'action du calorique est telle qu'il sépare et

dissipe les parties volatiles non nutritives et dont
quelques-unes sont nuisibles dans certaines plantes.
L'application du calorique aux substances alimentaires a encore un autre avantage, celui de dégager
l'air qui y est contenu, et de rompre par là la force
cohésive qui retenait leurs parties unies entre elles,
ce qui les rend plus solubles et simultanément moins
flatulentes.

On applique aux alimens la chaleur de deux manières, ou plutôt on leur fait éprouver la coction
par la voie humide et par la voie sèche. La première manière consiste à les faire bouillir dans un
liquide, et à les cuire à l'*étuvée*, la seconde, à les
rôtir, griller et cuire en pâte.

La viande bouillie est celle qu'on a fait cuire dans
l'eau pendant quelque temps, à peu près au degré
de chaleur de l'eau bouillante. En réunissant la chaleur à l'humidité, on parvient à attendrir le tissu
de la viande, et on la dispose à se dissoudre plus
promptement, plus complétement, dans le sac
gastrique, et on la rend par conséquent d'une digestion plus aisée. On peut, par ce même moyen,
ramollir considérablement les parties tendineuses,
ligamenteuses, membraneuses, et en extraire la gélatine.

Quant aux parties charnues dont le tissu est
plus mou et plus tendre, les effets que produit sur
elles la coction, varient selon les différens degrés

de chaleur qu'on leur applique. On rend leur tissu plus tendre et plus soluble, sans beaucoup diminuer leurs qualités nutritives, en les faisant cuire modérément ; mais si on porte le degré de chaleur au point d'extraire de ces substances tout ce qu'elles ont de soluble, ce qui en reste après la coction ne contient que très peu de matière nutritive, et se dissout moins bien dans l'estomac. Telle est la raison pour laquelle, lorsqu'on fait de bons bouillons en n'employant qu'une modique quantité de viande, celle-ci, après la coction, est sèche, dure, et peu nourrissante, vu qu'elle a fourni au bouillon la plus grande partie de ses principes nutritifs.

Les effets de la coction varient encore, selon qu'on fait cuire la viande dans des vaisseaux exposés à l'air, ou en vaisseaux clos. De cette dernière manière il ne se fait point ou presque point d'évaporation, et la viande s'attendrit non seulement davantage, mais conserve encore toutes ses qualités sapides et nutritives.

La quantité de liquide qu'on emploie à cuire la viande, occasione aussi des effets différens, selon qu'elle est plus ou moins grande. Lorsqu'on la fait cuire dans une petite quantité d'eau, à un degré de chaleur modéré et long-temps soutenu, la viande se mollifie considérablement, perd peu de parties solubles, et conserve plus de saveur et de matières nutritives : c'est cette manière qu'on appelle proprement *cuire à l'étuvée*. Mais si on se sert d'une grande quantité d'eau, et surtout si on applique une trop grande quantité de calorique, l'eau extrait presque toutes les matières nutritives, et la viande ainsi cuite n'est plus qu'un parenchyme dur, sec, coriace, maigre et difficile à digérer.

La voie sèche consiste dans l'application du calorique aux viandes, sans addition de liquide. Cette espèce de coction peut se pratiquer, de même que la précédente, on en vaisseaux clos ou à l'air libre. Lorsqu'on fait cuire la viande en vaisseaux clos, comme lorsqu'on la met dans un four, recouverte d'une pâte, il ne se fait qu'une très légère évaporation ; bien plus, les sucs qui sont retenus, aident eux-mêmes à cuire la viande, à l'attendrir et à en développer la saveur.

Lorsqu'on fait griller la viande, il y a à la vérité de l'évaporation ; mais comme le calorique agit immédiatement sur la surface extérieure, celle-ci se durcit jusqu'à un certain point, et l'évaporation cesse, ou ne se fait que bien légèrement, parce que les sucs sont retenus dans l'intérieur, et en ramollissent la substance. La friture présente à peu près les mêmes phénomènes ; mais, comme dans cette sorte de coction la viande est coupée par tranches minces, et que le feu n'agit pas immédiatement sur elles par rapport au vaisseau dans lequel on fait la friture, il s'applique plus également sur tous les morceaux ; d'ailleurs , pour empêcher que ceux qui touchent le fond ne durcissent brusquement par l'action du calorique, on y mêle pour l'ordinaire une huile fixe végétale , ou de la graisse. Il convient de ne pas appliquer à la friture un degré de chaleur trop grand ; autrement l'huile ou la graisse s'altère et devient empyreumatique, c'est-à-dire, qu'elle acquiert une saveur et une odeur âcres et irritantes , et les substances qui ont été frites de cette manière, sont moins solubles dans le suc gastrique. En général, cette préparation n'est point salutaire , et la friture ne se digère pas aisément : elle occasione fréquemment , même dans les estomacs forts et robustes, des aigreurs et d'autres accidens.

Enfin , la dernière manière d'appliquer le calorique aux alimens , consiste à les rôtir. Il convient que toutes les parties de la viande soient également soumises à l'action du feu , pour qu'elle s'attendrisse dans tous ses points , et que la dissipation des sucs ne soit pas trop grande. Il ne faut pas que le feu soit trop violent, ni que la viande reste trop long-temps exposée à son action ; autrement elle se dessèche, acquiert de la compacité , et devient par là très difficile à digérer. Pour prévenir ces effets, il faut rôtir de grandes quantités de viandes à la fois ; la condensation qu'éprouve leur surface extérieure par l'action du feu, empêche l'évaporation des sucs contenus dans l'intérieur. C'est dans cette vue qu'on est dans l'usage d'arroser les viandes qu'on rôtit, avec une substance grasse, qui a le double avantage de s'opposer à l'évaporation, et de prévenir le trop grand desséchement de la surface.

Outre l'application du feu qu'on fait subir aux alimens, on ajoute à leurs qualités nutritives, ou on les rend plus agréables au goût, en y ajoutant des sauces. Celles-ci ont pour base des substances grasses ou huileuses, et des sucs des viandes mêmes, auxquels on ajoute différens assaisonnemens. C'est là ce qui constitue proprement l'art de la cuisine, art que les Français ont porté peut-être à son dernier point de perfection, mais qui est devenu bien funeste aux hommes, comme il arrive des meilleures choses lorsqu'on en fait abus.

Il est une attention très importante à porter sur les vaisseaux dans lesquels on prépare et sert les alimens, lorsqu'on veut conserver sa santé et ne pas s'exposer aux dangers de l'empoisonnement. Il serait à désirer, et le bien de l'humanité l'exigerait, qu'on proscrivît entièrement les instrumens et les ustensiles de cuisine, ainsi que la vaisselle de cuivre, de plomb et d'étain, et qu'il fût défendu de s'en servir pour les usages domestiques. Une semblable loi préviendrait bien des malheurs auxquels exposent ces métaux.

Le cuivre, dans l'état d'oxide, ou salin, est un véritable poison : il exerce une si grande attraction élective sur l'oxigène, qu'il décompose l'eau et s'oxide; l'humidité la plus légère suffit pour le convertir en vert-de-gris ou verdet. C'est en vain qu'on opposera qu'on peut prévenir cet effet par l'étamage, car il est bien prouvé que ce moyen ne garantit pas toujours le cuivre de l'oxidation; et d'ailleurs, c'est que l'étamage lui-même n'est pas sans danger, car il n'y a pas d'étain, même le plus fin, qui ne contienne de l'arsenic; de plus, l'étain est soluble dans un grand nombre de substances, et pour peu que l'une d'elles séjourne dans un vaisseau de cuivre étamé, l'étain est bientôt dissous, et le cuivre reste à nu.

Les vaisseaux d'étain devraient être bannis de l'usage, puisque ce métal contient de l'arsenic, qui, comme on sait, est un des poisons les plus violens et les plus dangereux (1). On devrait également rejeter ceux de plomb, vu que celui-ci est très soluble dans beaucoup de liquides, et qu'il est dans l'état de sel ou d'oxide un poison non moins

---

(1) Bayen et Charlard ont trouvé un expédient simple et facile pour reconnaître la présence de l'arsenic dans l'étain : c'est de dissoudre ce dernier dans l'acide muriatique. Cet acide n'attaque ni le cuivre ni l'arsenic ; ces métaux se précipitent sous la forme d'une poudre noire. Pour connaître la quantité d'arsenic, il suffit de faire chauffer cette poudre : l'arsenic se volatilise, et le cuivre reste ; la diminution qu'a éprouvée la poudre donne le poids de l'arsenic.

pernicieux que les deux autres (1) ; il produit cette affreuse colique connue sous le nom de *colique saturnine*, ou *des plombiers*. La vapeur de ce métal suffit pour donner lieu à cette maladie, et ceux qui travaillent sur le plomb y sont très exposés. J'observerai en passant qu'on a remarqué que ceux qui travaillent ce métal, et dont la constitution est fortifiée et endurcie par l'habitude des exercices violens et des travaux pénibles, étaient moins sujets à cette colique, et résistaient davantage aux funestes impressions du plomb que les autres. Cette intéressante observation de Stoll est analogue à celle de Hæn, qui voulait, avec raison, qu'on nourrît ces ouvriers avec du pain noir de seigle et du lard, qu'on leur ferait manger le matin avant que d'aller au travail ; et c'est en effet un excellent prophylactique que de faire prendre à ces ouvriers des alimens lourds, qui, soutenant les forces digestives, donnent du ton aux organes et les empêchent de céder à l'impression délétère des miasmes de plomb. Ce conseil est applicable à tous ceux qui travaillent sur les autres métaux.

On pourrait substituer aux vaisseaux de cuivre ceux de fer battu étamé, ou de fer-blanc, mais dont l'étain aurait été purifié, et entièrement privé

---

(1) Le cuivre et le plomb sont du nombre des métaux qui s'oxident à l'air à toute température.

d'arsenic. On a proposé de se servir du zinc au lieu de l'étain pour étamer ; il résulte des travaux que Malouin a faits sur cet objet, que cet étamage a l'avantage de s'étendre plus également sur le cuivre, et d'être plus dur que l'étain. On a objecté que les acides végétaux pourraient le dissoudre, et que les sels à base de zinc n'étaient pas exempts de danger. Mais, d'après un grand nombre d'expériences tentées par Laplanche, il paraît que les sels de zinc, pris à plus forte dose que n'en peuvent dissoudre les alimens préparés dans des vaisseaux ainsi étamés, ne sont pas dangereux. Quoi qu'il en soit, on pourrait se servir plus avantageusement encore de vaisseaux de grès ou de terre vernissée, bien cuits, mais dont la couverte ne serait point faite de matières dangereuses et nuisibles à la santé. Les ustensiles de terre dont se sert la classe indigente, ne sont pas sans danger : le vernis dont ils sont recouverts est fait avec le verre de plomb ; il se fond peu à peu dans les graisses, et, se mêlant avec les alimens, les altère et les déprave. On pourrait lui substituer le vernis blanc, qui a pour base l'oxide d'étain, et qui n'a rien de dangereux.

Les poteries communes, dont se servent les citoyens peu aisés, sont d'une très mauvaise qualité, et impriment aux mets qu'on y prépare la saveur et l'odeur les plus désagréables. Elles sont formées d'une terre poreuse et mal cuite, dont la densité, très différente de celle de la couverte, permet une dilatation bien plus grande que celle-ci n'en peut éprouver, et fait fendiller cette dernière en plusieurs endroits, dès la première fois qu'on expose ces vases à l'action du feu : il en résulte que ces fentes laissent ensuite passer les huiles et les graisses dans les pores de ces vaisseaux, et que, une fois imprégnés de ces matières, ils altèrent toutes les substances qu'on y fait cuire. D'ailleurs, cette espèce de poterie ne peut pas résister aux alternatives de chaud et de froid, et se casse le plus souvent dès qu'elle éprouve la première impression du feu. Il serait très utile, je pense, de remplacer ces poteries par celle connue sous le nom de *porcelaine par dévitrification*, dont le célèbre Réaumur est l'inventeur. Le procédé est très simple et bien peu dispendieux. Il consiste à placer dans un étui de terre cuite le vase de verre qu'on veut *porcelaniser* (le verre brun commun, celui des bouteilles à vin, sont ceux qui réussissent le mieux). On remplit le verre et son étui d'un ciment composé de, sablon et de gypse ou plâtre en poudre, à parties égales : on met le tout dans un four de potier, et on l'y laisse tout le temps que dure la cuite des autres poteries. Le verre se trouve transformé , après l'opération, en une sorte de porcelaine d'un blanc laiteux,

14*

demi-transparente, dure jusqu'à étinceler avec l'acier, infusible et d'un grain fibreux. On a beaucoup fait en France pour l'art de la porcelaine, qui est un objet de luxe chez les riches : ne conviendrait-il pas de s'occuper des poteries à l'usage de la classe la plus nombreuse, et qui n'est pas la moins utile ? Ne serait-ce pas rendre un grand service à la société que de mettre tous les citoyens à portée de se procurer, à peu de frais, des vases et des ustensiles qui seraient exempts des dangers et des inconvéniens des poteries dont on se sert journellement ? et ne pourrait-on pas faire fabriquer, dans les verreries à bouteilles, des ustensiles de cuisine et de table, en verre, qu'on recuirait ensuite d'après le procédé de Réaumur ? Ce nouvel art serait de la plus grande utilité, et honorerait le gouvernement bienfaisant qui l'encouragerait.

CHAPITRE VI.

Des Assaisonnemens.

L'homme sortant des mains de la nature n'eut que des goûts simples et purs : au milieu des productions de la terre, dont il était le maître, il ne choisissait que les alimens sains et naturels qu'elle lui offrait avec profusion, et ne connaissait d'autre assaisonnement que l'appétit. Mais les sociétés humaines étant devenues nombreuses, la nécessité de s'approvisionner de comestibles et de conserver les viandes des animaux, fit recourir à divers assaisonnemens qui excitèrent la gourmandise, et amenèrent insensiblement cet art flatteur et pernicieux d'altérer les alimens et de les dénaturer par le mélange des substances les plus irritantes et les plus incendiaires, qu'un luxe corrupteur va chercher dans les climats les plus éloignés, et qui sont une source intarissable de maux. Je ne prétends pas néanmoins condamner toute espèce d'assaisonnemens ; car, outre qu'ils sont en quelque sorte devenus nécessaires dans nos mœurs actuelles, il en est qui sont utiles à la santé, en ce qu'ils corrigent ce que certains alimens ont de défectueux, et les améliorent.

Les assaisonnemens proprement dits ne sont pas des substances alimentaires : ils sont âcres et irritans, et ne contiennent rien qui puisse se convertir en notre substance. Mais l'usage a prévalu d'appeler du nom d'assaisonnemens toutes les matières qu'on mêle aux alimens, soit pour en corriger les qualités, soit pour en relever le goût ; et de ce nombre sont plusieurs substances alimentaires, telles que le beurre, la crème, l'huile, le sucre, etc.

On peut diviser en général les assaisonnemens en exotiques et en indigènes. Les premiers nous sont apportés des pays éloignés, et les autres croissent en Europe.

ARTICLE PREMIER.

Des Assaisonnemens exotiques.

Les assaisonnemens exotiques, connus sous le nom d'épices, sont aromatiques et croissent dans des climats très chauds : ils contiennent tous une huile spécifiquement plus pesante que l'eau, un peu volatile, et qui est très âcre, même rubéfiante ; car lorsqu'on en applique à la peau, et qu'on l'y laisse quelque temps, elle la rougit et l'enflamme.

Ces assaisonnemens sont très stimulans, et l'irritation qu'ils produisent dans l'estomac, se propage dans tout le système. Ils augmentent sensiblement les contractions du cœur et des artères, et la chaleur du corps. Leur usage n'est pas salutaire aux personnes sanguines, pléthoriques, bilieuses, atrabilaires, aux jeunes gens ; aux constitutions nerveuses, hystériques, non plus qu'aux individus dont la poitrine est faible et délicate. Pris modérément, ils sont utiles aux pituiteux et aux personnes étiolées, parce que l'excitement leur est nécessaire. Ils conviennent aussi dans les saisons chaudes prolongées, ainsi que dans les pays chauds, et notamment dans ceux où la nature les fait croître : le relâchement et la faiblesse des organes, l'éparpillement des forces qui abandonnent le centre pour s'élancer constamment à la circonférence, les rendent en quelque sorte indispensables dans ces circonstances. Leurs principaux effets sont d'aider la digestion, de rappeler une portion de ces forces vers le centre, et de rétablir ainsi l'équilibre entre les organes épigastriques et l'organe extérieur, vers lequel la chaleur appelle un surcroît d'action aux dépens des autres.

Les autres épices sont fournies particulièrement par les *verticillées* ou *ombellifères* d'Europe. Leur huile est moins pesante et moins âcre, mais plus volatile. C'est en raison de leur huile que les épices jouissent des qualités stimulante, aromatique et antiseptique tonique. Ces substances, en excitant l'action péristaltique des premières voies, favorisent l'expulsion des vents. Leur usage doit être très modéré, autrement il est dangereux. Elles portent spécialement sur l'estomac, et augmentent d'une manière pernicieuse l'action de tout le système, qu'elles finissent par détruire.

I. La *cannelle* (*cinnamomum*, *laurus cinnamomum*, L.) est l'écorce du cannelier, petit arbre qui ressemble au laurier, et qui est très commun dans l'île de Ceylan. Elle a une odeur suave et aro-

matique, et une saveur amère, légèrement astringente. Cette écorce tient un des premiers rangs
parmi les assaisonnemens agréables : elle est cor-
diale et stomachique ; mais son usage continué
trop long-temps, dispose, de même que les autres
assaisonnemens de ce genre, aux maladies sthéniques.

II. Le *gingembre* (*zingiber*), racine d'un *amomum* de l'Inde (*amomum zinziber*, L.), originaire de la Chine, du Malabar et de l'île de Ceylan,
d'une odeur très-agréable et d'une saveur piquante.
Le gingembre de la Chine passe pour être le meilleur, mais nous n'usons que de celui qu'on nous
apporte sec des îles Antilles, où il est présentement
cultivé. Cet assaisonnement est moins stimulant
que le poivre, d'après les observations de Galien,
et ne le cède en rien, par rapport à ses qualités,
à la cannelle. Les Indiens mêlent le gingembre à
tous leurs alimens. Les Madagascariens, les Hot-
tentots et les Philippiniens, le mangent vert, en
salade. On le sert à Cayenne, comme les raves,
après l'avoir bien lavé. Les Brasiliens en usent
comme masticatoire, et le confisent au sucre, pour
réveiller l'appétit. Le gingembre est un stomachique
chaud qui aide à la digestion. Il excite aussi puissamment à l'amour ; on doit en éviter l'usage lorsqu'on est échauffé, et que le sang est bouillonnant
ou trop abondant.

III. Les *clous de girofle* (*caryophylli aroma-tici*) sont les boutons non épanouis du giroflier (*caryophyllus aromaticus*, L.), qui est un arbre de l'Inde, ressemblant au laurier, et qui croît dans les îles Moluques, situées près de l'équateur. Les clous de girofle ont une odeur aromatique très agréable, et sont un des assaisonnemens les plus usités; il n'y a point de ragoût, point de sauce, peu de mets, de liqueurs spiritueuses, où ils n'entrent. Ils jouissent des mêmes vertus que les autres assaisonnemens de ce genre.

IV. Le *poivre* (*piper*), fruit du poivrier, arbre qui croît dans l'Inde, et dont il existe plusieurs espèces (*piper longum*, L.), et *piper nigrum*, L.). Il est l'assaisonnement le plus en usage tant dans la cuisine des pauvres que dans celle des riches. Il aide singulièrement la digestion, mais il n'en faut user que modérément, car il est très irritant et très échauffant. C'est surtout aux personnes qui ont l'estomac faible et qui sont sujettes aux aigreurs, que le poivre convient. Celse lui attribue la vertu d'augmenter la sécrétion des urines, et de chasser les vers. Il est aphrodisiaque, c'est-à-dire, qu'il donne de l'ardeur pour les plaisirs vénériens. Des observations prouvent qu'il a guéri quelques fièvres intermittentes.

V. La *muscade* (*nux moschata; miristica offi-cinalis*, L.), fruit d'un arbre des Indes orientales, qui est grand comme un poirier ; elle est de la grosseur d'une noix , et recouverte d'une enveloppe particulière appelée *macis* , ou *fleur de muscade*. La muscade a une odeur agréable , et une saveur un peu âcre, mais suave. Elle est un des assaisonnemens les plus doux et les moins irritans , et communique aux alimens un goût fort agréable. On mange la muscade confite ; mais il n'en faut pas trop user , ni habituellement , car on a observé qu'elle portait sur les nerfs et causait des maladies soporeuses. Le *macis* a une odeur plus pénétrante et une saveur plus âcre que la muscade ; il jouit des mêmes vertus , et n'est pas moins dangereux lorsqu'on en use immodérément.

Les Romains faisaient autrefois un très grand usage de l'assa-fœtida (*ferula asa fœtida* , L.), comme assaisonnement : les Cyrénéens et les Grecs en faisaient tellement leurs délices qu'ils l'appelaient le *mets des dieux :* on en use encore aujourd'hui dans les pays où il croît. On prétend que son odeur n'y est pas aussi désagréable que lorsqu'on l'a transporté dans nos climats. On ne l'emploie en Europe que comme un médicament propre à dissiper les vapeurs et à faire cesser les accès hystériques ; et en effet , cette substance est un des médicamens de ce genre les plus efficaces , à raison de l'odeur forte et extrêmement fétide qu'elle répand.

VI. Le *sucre* (*saccharum*) est une substance très abondamment répandue dans le règne végétal. Marggraff en a retiré en grande quantité des racines de plusieurs plantes potagères, d'un grand nombre de plantes farineuses encore vertes, et même de quelques arbres. Son procédé consiste à faire digérer les végétaux rapés et très divisés dans l'alcohol, qui a la propriété de dissoudre le sucre et de l'enlever à l'extrait qui se précipite.

Les habitans du Canada extraient le sucre d'une espèce d'*érable* (*acer saccharinum*, L.), par des incisions qu'ils font dans le corps ligneux de l'arbre. Les Indiens en retirent de la moelle du *bambou*, et les Américains méridionaux, de la *canne à sucre* (*arundo saccharifera ; saccharum officinale*, L.). D'après des expériences récentes, on en peut obtenir de très grandes quantités et à peu de frais, de la *betterave*. Il paraît que les anciens ont connu un sucre venant de l'Arabie. Ce sucre est nommé par Archigène, *sel indien*.

Le sucre paraît être la base de toutes les substances nutritives ; on le rencontre dans toutes celles qui nous servent d'alimens. Bien plus, il sert presque uniquement de nourriture à quelques peuples. Les Cochinchinois mangent du sucre au lieu de pain. Les nègres marrons ne vivent, le plus souvent, que du sucre des cannes. On a des exemples de quelques personnes qui ont vécu presque entièrement avec du sucre durant plusieurs années.

Quoique le sucre soit une substance très nourrissante, on l'emploie néanmoins plus fréquemment comme assaisonnement. Il fait la base des sirops et de la plupart des confitures; on le sert sur les tables pour corriger l'aigreur des fruits, des sucs, et l'amertume du café; il entre dans la composition d'un grand nombre de préparations pharmaceutiques. Le sucre est un oxide à deux bases, formé de huit parties d'hydrogène, de vingt-huit de carbone, et de soixante-quatre d'oxigène. On le convertit en acide oxalique, en le suroxigénant par le moyen de l'acide nitrique; il se produit aussi dans cette opération de l'acide malique, qui est un peu plus oxigéné; enfin, en oxigénant encore davantage le sucre, on le convertit en acide acéteux (vinaigre).

Le sucre est très fermentescible; c'est le seul corps qui soit susceptible de se transformer en alcohol. Il aide singulièrement la digestion, à raison de sa *fermentescibilité*, et de la solubilité qu'il communique aux alimens auxquels on l'associe. On l'unit aux végétaux que l'on confit; mais l'ébullition qu'on leur fait subir pour l'y incorporer, dissipe leurs parties volatiles et actives, de sorte que la plupart des végétaux ainsi confits, sont entièrement privés de leur arome. Ce sont particulièrement les fruits dont on fait des confitures; le sucre les conserve en les préservant de la fermentation : mais il ne détruit pas leur acescence; ce qui fait qu'ils restent disposés à contracter la fermentation acide dans l'estomac.

Le sucre convient particulièrement aux vieillards, soit comme aliment, soit comme assaisonnement. Il est faux qu'il échauffe, comme le pense le vulgaire. L'observation a appris que son usage habituel était nuisible aux constitutions bilieuses, aux asthmatiques, et aux enfans, chez lesquels il favorise la génération des vers, en affaiblissant le ton des premières voies.

ARTICLE II.

Des Assaisonnemens indigènes.

I. Le *sel commun* (*sal culinare*), *muriate de soude*, est très abondamment répandu dans le règne minéral : on le retire des eaux de la mer et de certaines fontaines salées. Il en existe en certains lieux, comme en Pologne, des mines connues sous le nom de mines de *sel gemme.* Il paraît que la nature a destiné cette substance à l'usage de l'homme, car il n'est aucun peuple qui n'en use et qui n'en mêle à ses alimens.

Le sel est l'assaisonnement le plus commun et

le plus utile. Il excite l'action de l'estomac par son *stimulus*, donne de la saveur aux alimens fades, favorise la digestion et augmente la sécrétion des urines. Son abus est néanmoins très dangereux; il occasione la soif et la sécheresse, produit des maladies cutanées, et dispose au scorbut. Les chairs des quadrupèdes et des poissons, auxquelles on mêle beaucoup de sel pour les conserver, s'endurcissent, deviennent plus difficiles à cuire, et ne se digèrent qu'avec peine. L'usage habituel de ces alimens fait contracter au sang une acrimonie muriatique, qui dégénère bientôt en scorbut. Le sel jouit de la vertu antiputride lorsqu'on le mêle en grande quantité aux viandes qu'on veut conserver ; mais il accélère leur putréfaction quand on l'emploie à faible dose.

II. Le *vinaigre* (*acetum*) est le produit de la fermentation *acéteuse* ou *acide*, ou plutôt l'oxigénation du vin. Il est d'autant meilleur qu'il a été fait avec du bon vin. Le vinaigre est un des assaisonnemens le plus usité : il est un des ingrédiens le plus nécessaire aux salades, et sert à confire beaucoup de végétaux : on s'en sert aussi pour assaisonner les viandes. Le vinaigre est rafraîchissant et antiseptique, et on l'emploie de diverses manières pour préserver la chair des animaux de la putréfaction : celle-ci, conservée dans cet acide, ne s'en pénètre jamais au point de devenir moins aisée à digérer, et de perdre beaucoup de ses qualités nutritives. Cet assaisonnement est très convenable au régime animal et à la nature humaine ; il est surtout utile aux sanguins, aux bilieux, et à ceux qui ont beaucoup d'embonpoint. Il est nuisible au contraire aux vieillards, aux personnes maigres, à celles tourmentées par la toux, et aux femmes hystériques.

Le vinaigre, ainsi que les autres acides végétaux, excite l'action de l'estomac, augmente l'appétit et aide la digestion : il paraît même qu'il empêche plutôt qu'il ne favorise l'acescence des végétaux. Il est essentiel d'observer que les acides du règne végétal, pris avec excès, finissent par énerver l'estomac et le jeter dans l'atonie; c'est pourquoi ils sont nuisibles aux personnes faibles, pituiteuses, étiolées et cachectiques, et généralement dans tous les états dépendans de la faiblesse et de l'épuisement, qui sont caractérisés par la diminution de la chaleur animale, et la lenteur des mouvemens.

III. Le *verjus* (*omphacium*) est le suc exprimé des raisins verts et dans l'état de crudité. Il diffère peu du vinaigre, il en a les avantages et les inconvéniens ; seulement il est plus astringent, et on a moins à redouter son excès que celui du vinaigre.

IV. Les *limons* (*limones*). On s'en sert comme d'assaisonnemens, ainsi que des citrons et des oranges. Leurs effets sur l'économie animale sont peu différens de ceux du vinaigre ; seulement ils rafraîchissent et tempèrent davantage , car le vinaigre ne jouit pas de ces qualités dans un degré éminent, vu qu'il contient une certaine quantité d'alcohol que la fermentation n'a pas converti en acide.

V. Les *câpres* (*capparis ; capparis spinosa* , L.). Ce sont les boutons d'une plante , le câprier, qui croît dans l'Asie, l'Afrique et l'Europe méridionale. On le confit au vinaigre ; ils deviennent par ce moyen très âcres ; mais ils ne sont point nourrissant.

Aussi ne les emploie-t-on , de même que les cornichons, que comme assaisonnemens et pour exciter l'appétit. Les câpres sont apéritives et antiscorbutiques : l'observation n'a pas encore prouvé l'efficacité qu'on leur a attribuée dans les affections de la rate.

VI. Le *cumin* (*cuminum ; cuminum cyminum* , L.) , plante ombellifère, annuelle, originaire d'Égypte, et qu'on cultive en grand dans l'île de Malte, sous le nom d'*anis âcre.* On emploie sa graine, qui est très chaude et aromatique, dans les fromages : les Allemands le mêlent avec le sel dans la pâte du pain, pour s'exciter à boire. Elle est, ainsi que le *carvi* (*carum carvi* , L.), carminative, et une des quatre grandes semences chaudes. Les pigeons l'ai-

ment beaucoup ; c'est pour eux un appât qui les attire dans les colombiers.

VII. Le *fenouil*, *fœniculum* ; *anethum fœniculum*, L.), plante vivace et aromatique, dont
on distingue deux espèces, le *fenouil commun*, ou
fenouil des vignes, qui vient sans culture, et le *fenouil doux*, qui est le fenouil commun adouci par
la culture. Les feuilles du fenouil sont employées
dans les assaisonnemens ; ses jeunes tiges blanchies
se mangent comme le céleri ; sa graine contient,
ainsi que le cumin, beaucoup d'huile volatile, et
est une des quatre grandes semences chaudes : elle
aide la digestion, dissipe les vents, et est, sous ces
rapports, très utile aux asthmatiques.

VIII. Le *laurier franc* (*laurus vulgaris* ; *laurus nobilis*, L.), petit arbre toujours vert, originaire d'Asie, et naturalisé en France. On emploie
ses feuilles, ainsi que les autres plantes aromatiques,
telles que le *serpolet* (*thymus serpillum*, L.), la
sauge (*salvia officinalis*, L.), etc., comme assaisonnemens, pour donner du goût aux viandes : elles
sont odorantes, d'une saveur âcre, un peu amère
et astringentes, et contiennent une huile volatile,
qu'on obtient par la distillation. Le laurier était très
célèbre chez les anciens ; il était la récompense de
la valeur et du talent, comme le chêne celle des
vertus civiques. On couronnait autrefois dans les
universités de France, avec le laurier chargé de ses

baies, les nouveaux docteurs ; il paraît même que leur nom de *bacheliers* (*baccalaurei*) tire son origine de *baccæ lauri*.

IX. Les *tétradynames*. On emploie comme assaisonnemens quelques plantes âcres de cette classe, surtout la moutarde et le raifort. Elles stimulent le canal alimentaire, et aident de cette manière la digestion , en faisant converger les forces vers les organes digestifs , et en favorisant la solution des alimens dans le suc gastrique. Ces substances augmentent la sécrétion de l'humeur perspirable et des urines : elles sont antiscorbutiques , et leur usage modéré est très utile avec les viandes, surtout celles qui sont très animalisées.

X. Les *alliacées*. Les plantes de cette classe se rapprochent des précédentes par leur acrimonie et leurs autres qualités. Les plus douces , comme l'ognon et le poireau , contiennent une certaine quantité de matière nutritive. De même que les tétradynames, elles provoquent les urines , et décident la transpiration et la sueur ; elles sont antiscorbutiques, et il est avantageux de les associer aux viandes, et surtout aux poissons.

XI. La *graisse des animaux* , et les *huiles fixes végétales*. Elles ne diffèrent qu'en ce que la graisse des animaux contient une certaine quantité de gélatine, et souvent du jus de viande ; au lieu que dans les huiles fixes les principes constituans , l'hydrogène et le carbone, qui sont aussi ceux de la graisse animale, sont combinés avec le muqueux. Ces substances jouissent des mêmes propriétés, à cette différence près, que la graisse des animaux est plus nourrissante ; mais nous ne les considérons ici que comme assaisonnemens. Parmi les huiles fixes c'est celle d'olives qui mérite la préférence sur toutes les autres, lorsqu'elle est bien choisie ; savoir, quand elle est récente, douce et d'une saveur agréable. En général les vieilles huiles, de même que les vieilles graisses, sont insalubres et d'un goût désagréable : celles qui ont éprouvé l'action du feu sont empyreumatiques, c'est-à-dire, d'une odeur vive et pénétrante, et d'une saveur âcre et caustique ; elles sont nuisibles aux personnes d'une constitution bilieuse, à celles qui ont la fibre sèche et irritable, qui éprouvent des affections de poitrine, ou qui ont des dispositions à la toux et de la difficulté à respirer.

XII. Le *beurre* et la *crème de lait*. Le beurre est la partie grasse et huileuse du lait, dont les molécules sont interposées entre les parties séreuses et caséeuses de ce fluide, auxquelles elles donnent le blanc mat qu'ont les émulsions. On le sépare de la crème par un mouvement rapide. La crème est un mélange de fromage et de beurre, qui, étant spécifiquement plus léger que les autres parties du lait, s'en sépare spontanément par le repos, et se ras-

15*

semble à sa surface, d'où on l'enlève pour en obtenir le beurre.

Les qualités d'un bon beurre sont, d'être récent, jaunâtre, d'une saveur agréable et douce, et d'une consistance ferme : c'est à la présence de l'oxigène qu'il doit sa forme concrète. Celui qui est salé est d'une qualité inférieure, et le vieux est malsain , de même que quand il est frit ou roussi : il acquiert par l'effet de ces causes, de même que les huiles et les graisses animales, une acrimonie et une rancidité qui sont dues à la suroxigénation de ces substances, qui troublent la digestion, la rendent pénible, et occasionent des rapports nidoreux et brûlans. On peut néanmoins en séparer l'acide, qui est le produit de cette suroxigénation, et rétablir jusqu'à un certain point le beurre et les huiles rancies, en les tenant plongés durant quelque temps dans l'eau ou dans l'alcohol, qui ont l'une et l'autre la propriété de s'emparer de cet acide et de le dissoudre. Quant à la crème, elle est un assaisonnement fort doux et fort agréable ; on l'emploie comme tel dans plusieurs pays, surtout dans ceux où le laitage est commun, comme dans les montagnes. Pour être bonne, il faut qu'elle soit récente, blanche, d'une certaine consistance , douce et agréable au goût.

XIII. Le *miel* (*mel*) ne diffère pas essentiellement du sucre : ce sont les abeilles qui l'extraient du nectar des fleurs, d'où il suinte sous forme d'un fluide.

Le miel est très nourrissant, et relâche le ventre ;
il a servi presque seul de nourriture à beaucoup
d'anachorètes qui ont fourni la plus grande carrière.
Il était fréquemment employé par les anciens comme
assaisonnement ; il est aujourd'hui bien moins en
usage depuis que le sucre est devenu plus commun.
Le bon miel doit être récent, pesant, doux et blanc,
cueilli au printemps, et d'une odeur suave. Lorsqu'il est vieux, il a une amertume désagréable. Sa
saveur est relative à l'espèce de plante sur laquelle
l'abeille le récolte : ce sont les plantes aromatiques
qui fournissent le plus délicieux. Le miel est utile
aux vieillards, aux enfans, aux femmes et aux pituiteux : il est nuisible aux bilieux, de même que
toutes les substances sucrées, qui, comme l'a très
bien dit Hippocrate, se bilifient promptement dans
ces sortes de tempéramens. Il est des individus auxquels il donne des vents et des coliques.

CHAPITRE VII.

Des Boissons fermentées.

On appelle en général vins ou boissons fermentés, tous les liquides qui ont la propriété
d'enivrer, à raison de l'alcohol qu'ils contiennent,
et qui est le produit de la fermentation vineuse ;

tels sont le vin de raisins, la bière, le cidre, le poiré, l'hydromel vineux, l'eau-de-vie et l'alcohol ou esprit de vin. On donne avec raison la préférence au vin de raisins ; il est aux autres boissons fermentées, ce que le pain fait de farine de froment est à celui qu'on fabrique avec les farines des autres graminées : il a la supériorité sur toutes, et par rapport au goût, et par rapport aux autres qualités.

De toutes les substances le sucre est la seule qui puisse être convertie en alcohol, et il n'y a que celles qui le contiennent qui soient susceptibles de passer à la fermentation vineuse ; mais il faut, pour que cette fermentation s'excite, qu'il soit étendu dans une certaine quantité d'eau, et mêlé à une autre matière végétale ou animale quelconque, comme à l'extractif, à la fécule, à un sel, etc.

Le sucre est si abondamment répandu dans les substances végétales et animales, qu'il y en a peu qui ne soient capables d'éprouver la fermentation vineuse et de donner de l'alcohol. Tous les fruits sucrés, écrasés, la contractent bientôt, lorsqu'ils éprouvent un degré de chaleur au-dessus du quinzième du thermomètre de Réaumur. Les semences des graminées et surtout de l'orge, dont la germination a développé la matière sucrée, le miel et le sucre étendus d'eau, passent aisément à cette espèce de fermentation, lorsqu'ils sont soumis à l'action de cette cause : bien plus, le lait lui-même est susceptible de se transformer en vin ; et les Tartares n'ont guère d'autres boissons enivrantes que celle qu'ils font avec le lait de leurs jumens, dont ils déterminent la fermentation par le procédé que j'ai indiqué en parlant du lait.

Les phénomènes qui accompagnent la fermentation vineuse, sont les suivans : 1° il s'y excite dans la masse un mouvement qui augmente insensiblement, et le volume de la liqueur croît en raison de ce mouvement ; 2° la liqueur se trouble en même temps que la température s'élève, celle-ci va quelquefois à plus de dix-huit degrés ; 3° les parties les plus solides montent et surnagent ; 4° enfin, il se dégage une grande quantité d'acide carbonique, qui entraîne avec lui une certaine quantité d'eau. C'est cet acide qui forme cette écume abondante qu'on remarque au-dessus de la liqueur en fermentation ; il éteint les lumières qu'on en approche, et suffoque ceux qui le respirent. Ces phénomènes ont lieu tant que la liqueur conserve de la douceur, et ne cessent que lorsqu'elle a acquis la qualité spiritueuse et la faculté d'enivrer. Néanmoins la fermentation continue, mais d'une manière plus lente et bien moins active ; ce qui est absolument nécessaire pour perfectionner le vin.

Le sucre est composé, d'après les expériences du Newton de la chimie, l'infortuné Lavoisier (à qui une horde de scélérats composant le tribunal révolutionnaire, fit expier, par le dernier supplice, le crime d'avoir été vertueux et d'avoir créé en quelque sorte la chimie), de huit parties d'hydrogène, de soixante-quatre d'oxigène et de vingt-huit de carbone. Ces principes y sont dans un état d'équilibre, et la chaleur, au moyen de laquelle la fermentation s'excite, ne fait que rompre cet équilibre et opérer des combinaisons binaires de ces principes. D'abord l'eau se décompose, et une grande partie de son oxigène se porte sur le carbone du sucre, le brûle et le convertit en acide carbonique; en même temps, l'hydrogène de l'eau se porte sur le sucre, et, s'y combinant, forme l'alcohol. Ainsi, ce dernier n'est autre chose que le sucre privé d'une certaine quantité de carbone, et combiné avec une plus grande proportion d'hydrogène : aussi, si on fait passer l'alcohol par un tube de verre ou de porcelaine, qu'on tient rougi au feu, il se décompose en eau, en gaz hydrogène et en acide carbonique.

Le vin est un composé d'eau, d'alcohol, de tartre, d'un arome qui diffère suivant l'espèce de vin, et d'une substance extracto-résineuse colorante.

On conçoit aisément que les vins diffèrent en qualités, non-seulement par rapport à l'espèce de

raisins et à la nature du terroir, mais encore par
rapport aux diverses proportions des principes et
par la manière dont on a conduit la fermentation.

Cette liqueur est une boisson connue de temps
immémorial : il n'est même point de nations sauvages qui n'aient trouvé les moyens de s'enivrer
avec quelque breuvage. Les Moxes, nation la plus
barbare de l'Amérique, font une liqueur très forte
avec des racines pourries qu'ils infusent dans l'eau.
D'autres sauvages font avec le maïs une liqueur
dégoûtante, appelée la *chicha*, qui est très spiritueuse et avec laquelle ils s'enivrent fréquemment.

Le vin est une boisson nourrissante, aussi agréable que salutaire, quand il est de bonne qualité et
qu'on en use sobrement. Le bon vin est celui qui
plaît également par sa couleur, sa limpidité, son
odeur et sa saveur, et dont l'usage modéré ne cause
aucune incommodité : celui qui est falsifié est très
dangereux, et un vrai poison qui abrège les jours.

Si on observe les effets que le vin produit sur les
hommes, on verra qu'ils sont très différens selon
les diverses constitutions. Il y en a qui en boivent
habituellement, même en grande quantité, sans en
ressentir d'incommodités, et que son usage n'empêche pas de parvenir à un grand âge. Néanmoins
le plus grand nombre des buveurs ne vivent pas
long-temps et meurent de bonne heure accablés
d'infirmités. Il est donc plus sûr de ne prendre

habituellement qu'une modique quantité de vin, et même de le tremper d'eau. Ce conseil est surtout de rigueur pour ceux dont la constitution ne se prête pas naturellement à cette boisson.

On peut être assuré que l'usage du vin est nuisible, et on doit se l'interdire absolument, lorsqu'il produit les effets suivans , après en avoir pris une petite quantité : l'haleine vineuse, des rapports aigres, et de légères douleurs de tête; et lorsqu'après en avoir bu une plus grande quantité que de coutume, il occasionne des étourdissemens, des nausées, l'ivresse, surtout quand celle-ci est chagrine, sombre, querelleuse et colère. Les hommes sur lesquels le vin produit de semblables effets, et qui persistent dans son usage, périssent misérablement vers la cinquantième année de l'âge.

Le vin pris immodérément, non-seulement irrite excessivement le genre nerveux, dessèche et raccornit les solides, et produit la disgrégation des humeurs; mais encore il affecte spécialement les viscères abdominaux, altère l'organisation du cerveau et affaiblit les fonctions mentales. La maladie la plus commune chez les buveurs est l'hydropisie, à laquelle donnent lieu les embarras du foie, de la rate et du mésentère; tous les viscères sont dans un état de desséchement et d'aridité, comme le prouvent les ouvertures des cadavres des fidèles religieux de Bacchus.

Les liqueurs spiritueuses faites à l'eau-de-vie et à l'esprit de vin, sont encore plus pernicieuses, et leurs effets sont bien plus délétères, lorsqu'on en fait usage habituellement et avec excès. Ces liqueurs, dont on abuse tant de nos jours, sont de vrais poisons, qui ne contribuent pas peu à moissonner l'espèce humaine à la fleur de l'âge.

Le premier effet du vin et des liqueurs fortes pris immodérément, est d'exciter une vive irritation dans les entrailles, d'y créer des spasmes violens et d'y concentrer les forces, au point que l'organe extérieur est presque entièrement privé de son action.

Si l'on considère un homme pris de vin, on voit que sa tête est affectée, qu'il est dans le délire et l'assoupissement; il ne peut se soutenir, il est chancelant, et souvent l'habitude du corps est froide, il a perdu toute sensibilité, le froid et le chaud ne lui font aucune impression; il est tourmenté de vents; il a le hoquet, du tremblement, etc.

Tous ces symptômes sont dus à la concentration d'action, qui a dégénéré en spasme dans l'estomac et les intestins. Ils ne dépendent pas, ainsi que le prétendent les Boerhaviens, de ce que la partie spiritueuse du vin, mêlée au sang, le raréfie au point de comprimer le cerveau et d'empêcher l'influx des esprits animaux. La preuve qu'ils sont uniquement causés par le spasme de l'estomac et des

intestins, qui irradie au cerveau, c'est que le vomissement les fait cesser. On observe aussi que les vins
frelatés avec des drogues irritantes, enivrent bien
plus promptement et incommodent bien davantage
que les vins purs et de bonne qualité.

Cette théorie est conforme aux observations
d'Hippocrate, qui dit (Aph: 5, sect. V) : « Si un
» homme ivre perd tout à coup la parole, il meurt
» dans les convulsions, à moins que la fièvre ne
» survienne, et qu'il ne recouvre la parole au mo-
» ment où il vomit. » D'après cette observation, la
fièvre empêche les suites funestes de l'ivresse; mais
la fièvre, dans le système Boerhavien, en augmentant la raréfaction du sang, loin d'être utile, devrait
au contraire accroître les dangers de l'ivresse, si
celle-ci dépendait réellement de la compression du
cerveau, comme ils le prétendent. Néanmoins, et
contre leur opinion, cette fièvre est salutaire; la
nature l'excite pour détruire le spasme des entrailles,
et réfléchir les forces vers la circonférence : c'est
dans ce sens qu'on doit interpréter les aphorismes
suivans. « Il vaut mieux que la fièvre survienne
» dans les convulsions, que celles-ci dans la fièvre,
» (Aph. 26, sect. II). La fièvre qui survient dans
» les convulsions ou dans le tétanos, fait cesser ces
» affections. (Aph. 57, sect. IV). »

Ceux qui digèrent bien le vin, n'éprouvent pas,
ou du moins n'éprouvent que d'une manière peu

sensible, les symptômes dont j'ai fait l'énumération plus haut. Leur ivresse est spirituelle, babillarde et gaie; il est rare qu'ils périssent de l'hydropisie et des obstructions : malgré cela, le vin produit quelquefois chez eux des effets nuisibles. Les buveurs de cette classe vivent plus que ceux dont je viens de parler, mais leur tempérament s'altère et se déprave pour l'ordinaire vers l'âge de soixante ans, et ils ont en partage dans la vieillesse, la paralysie, la démence, l'apoplexie et d'autres maux de ce genre.

En général, les liqueurs fortes prises habituellement en trop grande quantité, consument les forces de la vie, et amènent une vieillesse prématurée : elles entretiennent dans le système une fièvre habituelle qui épuise, enflamme et dispose à des maladies graves. On croit communément qu'elles aident à la digestion ; mais cela n'est vrai que dans certains cas, comme lorsque les organes digestifs sont dans un état de faiblesse et de relâchement tel qu'ils ne digèrent qu'avec peine, ou lorsque la force excentrique domine vicieusement et au point de laisser ces organes dans une inertie presque totale. Une petite quantité de liqueur prise dans de semblables circonstances, relève utilement le ton et fait converger les forces vers l'estomac : mais si on fait journellement usage de liqueurs, elles jettent à la longue les premières voies dans une énervation radicale. En général, tous les moyens qui font de l'estomac un centre permanent d'action, finissent par détruire ses forces et son activité.

Tels sont en abrégé les maux que se prépare l'homme qui se livre avec passion à l'usage des boissons spiritueuses. On ne m'accusera pas sans doute de les avoir exagérés, car il est peu de personnes qui n'en aient été témoins. C'est sans doute le tableau de ces maux qui a fait penser à quelques philosophes, que la vie abstème était la seule convenable à l'homme. A la vérité, nos premiers pères vivaient très long-temps, et ne connaissaient pas l'usage du vin ni des liqueurs fortes. La nature, disent les Pythagoriciens, a prodigué l'eau à tous les hommes et dans tous les pays : elle l'a rendue agréable pour tous les palais, tandis qu'elle n'a fait croître nulle part les liqueurs fermentées qui sont un produit de l'art. Mais est-il démontré que la vie des premiers orbicoles n'a été si longue que parce qu'ils ne faisaient pas usage de ces boissons ? et n'existe-t-il pas une multitude d'autres causes qui ont appelé, ainsi que je l'ai dit au commencement de cet ouvrage, une foule de maux et d'infirmités sur l'homme, et qui ont abrégé la durée de son existence ? Ne peut-on pas opposer aux partisans de la vie abstème le goût naturel qu'ont tous les peuples pour les boissons vineuses ?

Un appétit universel n'est-il pas un effet de l'instinct, qui porte l'homme à l'usage des choses utiles
à sa conservation et à son bonheur ? car la nature
ne se trompe jamais. Il est bien vrai qu'elle n'a fait
croître nulle part des boissons fermentées ; mais
elle ne produit pas non plus du pain ; et serait-ce
une raison pour s'en interdire l'usage ? D'ailleurs ,
en admettant que nos premiers aïeux ne connaissaient pas les boissons vineuses , n'est-il pas certain
que , placés dans des circonstances bien différentes ,
et ayant dégénéré presque entièrement de leur force
et de leur vigueur , ces boissons nous sont devenues
nécessaires , d'après nos mœurs et la faible constitution dont nous jouissons ? L'usage du vin est
bon en lui-même , et il est trop utile aux hommes
pour le condamner aussi sévèrement. On doit en
user modérément : les enfans , les jeunes gens , les
femmes , les sanguins , les bilieux et les atrabilaires
en doivent peu boire , de même que les personnes
dont le genre nerveux et très irritable et sensible.
Il peut être donné en plus grande quantité aux
hommes qui fatiguent beaucoup , aux vieillards ,
aux pituiteux , aux infirmes , durant les temps humides et dans les lieux aquatiques et marécageux.
Pris modérément , il nourrit , relève les forces ,
augmente l'énergie du principe vital , accélère le
mouvement progressif du sang et des humeurs ,
détermine l'action du centre à la circonférence , et

décide la transpiration ; en un mot, le vin possède toutes les qualités propres à maintenir la santé et à prévenir beaucoup de maladies.

Le corps n'est pas le seul objet des vertus salutaires du vin ; l'esprit se ressent aussi de ses influences vivifiantes. Homère animait quelquefois ses chants immortels par l'usage de cette précieuse liqueur : Æschyle ne chaussait le cothurne que lorsqu'il était échauffé par le vin, et Lamprias ne montrait jamais plus de génie que lorsqu'il avait bu. Enfin, Ennius, Caton, Rabelais, et une infinité d'autres, trouvaient dans cette boisson des dieux, cette gaieté et ce brillant qui déride le front de la sagesse et électrise l'imagination. C'est donc sans raison qu'on a blâmé l'usage du vin ; je dis plus, c'est dans cette boisson qu'on trouve le vrai remède contre la tristesse et le chagrin. « Lorsqu'il » arrive quelque malheur à un Européen, dit » Montesquieu (1), il n'a d'autre ressource que la » lecture d'un philosophe qu'on appelle Sénèque; » mais les Asiatiques, plus sensés qu'eux, et meil- » leurs physiciens en cela, prennent des breuvages » capables de rendre l'homme gai et de charmer » le souvenir de ses peines......... C'est se moquer » de vouloir adoucir un mal, par la considération » que l'on est né misérable : il vaut bien mieux

____

(1) **Lettres Persannes**, lettre **XXXI.**

» enlever l'esprit hors de ses réflexions, et traiter
» l'homme comme sensible, au lieu de le traiter
» comme raisonnable. »

On doit donc interdire seulement l'abus, et non
l'usage du vin; il est permis d'en boire, mais non
jusqu'à l'ivresse. Outre les maux physiques que
produit l'ivrognerie, ce vice grossier et brutal,
elle porte encore ses funestes effets sur le moral,
et ôte à l'âme sa vigueur et son énergie. Elle est
une infraction de la loi naturelle, qui défend à
l'homme d'aliéner sa raison. L'excès du vin rend
furieux dans les pays chauds, et occasione la stupidité dans les pays froids. En général, l'usage du
vin doit être tempéré par le cristal des fontaines,
et, comme l'a dit le bon Plutarque, « il faut
» calmer les ardeurs de Bacchus par le commerce
» des Nymphes. »

Ce n'est pas seulement l'excès du vin qui rend
cette boisson malfaisante et dangereuse; sa falsification, surtout celle par l'oxide de plomb demi-
vitreux (la litharge), est encore plus nuisible et plus
meurtrière. Quelques marchands s'en servent pour
rétablir les vins qui tournent à l'aigre; et, en effet,
cette substance a la propriété de neutraliser l'acide
acéteux qui se développe par la fermentation, et
de former avec lui un sel d'une saveur sucrée,
qui n'altère pas la couleur du vin, et qui empêche
les progrès de l'acidification. Cette falsification est

on ne peut pas plus pernicieuse : souvent elle donne lieu à des accidens très graves, et notamment à cette colique terrible connue sous les noms de *colique saturnine, colique de plomb* ou *des plombiers.*

On reconnaît cette altération du vin au moyen du sulfure alcalin ou calcaire en liqueur, dont la préparation consiste à mêler parties égales de potasse ou de chaux, et de soufre; on met ce mélange dans un creuset, et on le fait fondre promptement, pour prévenir la dissipation et la combustion du soufre. Il n'est pas nécessaire d'appliquer une bien grande chaleur, parce que le soufre, qui est très fusible, facilite la fusion de la potasse en s'unissant à elle. Lorsque ce mélange est entièrement fondu, on le coule sur une pierre qu'on a eu soin de graisser avec de l'huile; le sulfure se concrète en une matière brunâtre. Lorsqu'on veut le conserver sec et solide, il faut le rompre promptement en petits morceaux, et le mettre tout chaud dans une bouteille bien sèche, et qu'on ferme bien, parce qu'il est très déliquescent. Quand on veut s'en servir pour essayer un vin dans lequel on soupçonne la présence du plomb, on fait dissoudre une petite quantité de ce sulfure dans l'eau, et l'on prend un verre bien net, qu'on remplit à moitié de vin, et dans lequel on verse quelques gouttes de cette solution; lorsque le vin contient du plomb, il jaunit aussitôt, puis brunit en se troublant, et forme ensuite un précipité brun ou noirâtre. Le vin qui n'a pas été falsifié par l'oxide demi-vitreux de plomb, pâlit et ne prend pas une couleur foncée.

On peut se servir également de cette liqueur pour essayer d'autres substances dans lesquelles on soupçonne une semblable falsification. Le beurre, dit Gaubius, qui a été altéré par la litharge, jaunit, puis noircit, et prend ensuite une couleur de boue.

Néanmoins, cet essai et plusieurs autres ne sont pas toujours fidèles et peuvent induire en erreur. Le moyen le plus sûr pour découvrir l'altération des substances par le plomb, est de les faire évaporer, et de les pousser ensuite à un grand feu dans un creuset. Lorsqu'elles en contiennent, on trouve, après l'opération, un petit culot de ce métal au fond du creuset.

Les meilleurs remèdes aux accidens produits par le plomb, sont les sulfures et les eaux thermales sulfureuses.

Quelques marchands de vins sont dans l'usage d'y faire dissoudre une certaine quantité d'alun, pour en aviver les couleurs, et empêcher qu'ils ne tournent à l'acidité. Cette méthode peut être très dangereuse, lorsque l'alun est employé à forte dose. Les principaux effets du vin aluné sont de resserrer le ventre, de causer des douleurs d'estomac, et de donner lieu, lorsqu'on en soutient quelque temps l'usage, aux obstructions et au marasme. On peut découvrir cette fraude en jetant dans le vin quelques gouttes de dissolution mercurielle par l'acide nitrique : lorsqu'il contient de l'alun , celui-ci est promptement décomposé ; il se forme du sulfate de mercure, et du nitrate d'alumine. On peut encore employer d'autres moyens : les alcalis, la chaux, la baryte, etc. ont la propriété de décomposer l'alun.

Il y a de très grandes différences parmi les vins, à raison de la couleur et de la consistance, de la saveur et du parfum , de l'âge et du sol.

1°. Il y a des vins blancs, des vins rouges, des vins pailiets et des vins jaunes. Les vins *blancs* sont pour la plupart faibles et ténus, moins échauffans et moins enivrans que les autres ; ils nourrissent moins aussi, et augmentent la sécrétion des urines : *ad vesicam vina alba magis penetrant , urinasque provocant.* (HIPP., de vict. rat. in acut.) C'est pourquoi ils conviennent de préférence aux sanguins, aux bilieux et aux hommes de lettres. Leur usage habituel nuit néanmoins aux organes de la digestion, et rappelle les accès de goutte chez ceux qui sont sujets à cette maladie. Ces vins sont très peu nourrissans; *vina alba exiguum præbent corpori alimentum* (GALEN.) : c'est pourquoi on en recommande avec raison l'usage aux personnes qui ont beaucoup d'embonpoint.

Les vins *rouges* passent moins vite que les précédens ; ils contiennent plus de matière sucrée et de tartre : c'est pourquoi ils nourrissent et réparent davantage les forces. Ils sont stomachiques et conviennent surtout aux hommes forts et robustes, ainsi qu'à ceux dont la texture du corps est rare, et qui suent aisément.

Les vins *paillets* ou *clairets* (*vina fulva*) d'Hippocrate, de même que les vins *gris*, tiennent le milieu entre les vins blancs et les rouges; ils sont très salubres, se digèrent bien, et sont surtout utiles aux personnes faibles et à celles qui font peu d'exercice. Leur usage copieux occasione des douleurs de tête et attaque les nerfs.

Les vins *jaunes* sont les plus chauds de tous : ils sont desséchans et ennemis du cerveau et des nerfs. Les vins de *Crète* ou de *Malvoisie*, ceux du *Rhin* et beaucoup de ceux de *France*, sont de ce genre.

2°. Les vins diffèrent quant à la consistance : il y en a qui sont épais, d'autres ténus, et enfin de moyens. Les vins épais contiennent beaucoup de sucre et de tartre : ils sont très nourrissans et toniques, mais ils ne se digèrent pas aisément, et ne conviennent qu'aux personnes vigoureuses et qui se livrent habituellement à des travaux pénibles. Les vins limpides, ou *ténus*, nourrissent moins mais passent mieux : leur usage est plus avantageux aux hommes de cabinet et à ceux qui sont sédentaires. Les vins moyens participent des uns et des autres; ils sont le plus généralement en usage, et servent de boisson à la plupart des hommes riches ou aisés.

5°. Les vins sont doux, acides, austères ou piquans. Les premiers sont connus sous le nom de *vins de liqueurs*. Ils contiennent une grande quantité de sucre et d'alcohol. Tout l'art de faire ces vins consiste à faire subir la fermentation vineuse au moût qui contient assez de sucre pour qu'il en reste encore beaucoup après une bonne et pleine fermentation.

Dans les pays assez chauds pour que les espèces de raisins très sucrés, comme, par exemple, les muscats, parviennent à une entière maturité, le moût de ces raisins fait naturellement un vin de liqueur; mais pour donner à ce même vin plus de force et de douceur, on expose les raisins au soleil, avant d'en exprimer le suc, afin de le concentrer. Dans certains endroits on fait concentrer le moût des raisins sur le feu, immédiatement après la récolte et avant que la fermentation ne commence, jusqu'à ce qu'il acquière une consistance un peu siropeuse: les vins de liqueur qui en résultent, sont appelés *vins cuits* (*vina cocta*): les anciens y mêlaient des aromates. On est fondé à croire que les vins qu'ils appelaient *vina myrrhina*, étaient ceux aromatisés avec la myrrhe. Ces différens procédés, pourvu que la chaleur ne surpasse pas celle de l'eau bouillante, ne changent pas, ou au moins sensiblement, la combinaison des principes du vin ; ils ne font que leur enlever l'eau surabondante de végétation, et rapprocher ainsi la matière sucrée. .

Les vins *doux* sont très nourrissans et fortifians ; ils tiennent le ventre libre, sont amis des poumons, et favorisent l'expectoration : ils conviennent par conséquent aux personnes maigres et à celles qui sont sujettes à la toux.

Il est une autre espèce de vin doux, appelé *vin bourru*, qui n'est autre chose que le moût de raisins, qui n'a encore subi qu'un léger degré de fermentation, parce qu'on l'a arrêtée dans sa première période. Ce vin se rapproche beaucoup du moût ; il est trouble, et a une saveur douce et sucrée ; il contient presque tout son sucre, qui n'a été que faiblement altéré. Il est laxatif et flatulent ; il excite la soif, et ne convient point aux bilieux, à ceux qui ont des obstructions, ou qui sont affectés de fièvres intermittentes.

Les vins *acides* sont ceux qui contiennent une certaine quantité de vinaigre, qui se forme lorsque la fermentation est mal conduite et précipitée, ou quand elle a été trop prolongée ; car, lorsque la fermentation a parcouru ses périodes d'une manière convenable, le vin ne se convertit en vinaigre que par vétusté. Ces vins sont peu nourrissans, donnent

des vents, irritent l'estomac et les intestins, et
produisent des tranchées. Ceux qui tendent à l'acidité donnent des aigreurs, et occasionent des
coliques et des flux de ventre.

Les vins âpres et acerbes, appelés aussi *vins verts*,
sont faits de raisins qui n'ont pas acquis toute leur
maturité, comme dans les années froides ou pluvieuses, ou dont la fermentation a été trop lente.
Ces vins sont astringens et peu spiritueux ; ils sont
désagréables au goût, se digèrent difficilement,
nourrissent peu, constipent, et donnent des vents
et des tranchées ; en un mot, ils sont d'une très
mauvaise qualité. Maupin a proposé des moyens
propres à améliorer ces vins et à en diminuer l'à-
preté. Ils consistent en général, ou à concentrer le
moût par l'évaporation, ou à le faire fermenter
plus rapidement et plus complétement, en faisant
cuire dans des chaudières une partie du moût,
qu'on introduit bouillant au fond des cuves avec
un entonnoir à long tuyau ; puis on enveloppe
les cuves de couvertures, et on entretient, au
moyen des poêles, un haut degré de chaleur dans
le lieu où se fait la fermentation. L'expérience a
prouvé la bonté de ces procédés : néanmoins il
en est un plus efficace et plus propre à améliorer les vins verts ; il consiste à ajouter au moût
qui est trop peu sucré, la quantité de sucre qui lui
manque.

Les vins *piquans* sont ceux dont le spiritueux
est uni à un principe un peu âcre, amer, et qui
stimulent agréablement le palais et la langue. Ces
vins sont très enivrans et nuisibles aux sanguins,
aux bilieux, aux jeunes gens et aux vieillards. Ils
sont au contraire utiles aux pituiteux, qu'ils dessèchent. Ils constipent, arrêtent l'expectoration,
et occasionent des rêves fâcheux et lugubres.

4°. Les vins diffèrent par rapport à leur arome.
Les bons vins ont un parfum suave et qui approche
de la framboise. Ils réparent promptement les forces, aident la coction des alimens, et sous ce rapport, conviennent très bien aux vieillards et aux
personnes faibles et languissantes : mais ils sont
plus enivrans et plus échauffans que les autres ;
c'est pourquoi il en faut user très modérément.
Ceux qui exhalent une odeur désagréable, soit
parce qu'ils sont altérés, soit parce que les tonneaux ou l'addition de quelques drogues la leur
ont communiquée, sont nuisibles et doivent être
rejetés. Les vins soufrés, qu'on reconnaît à l'odeur
de soufre qu'ils répandent, sont malsains par rapport à l'acide sulfureux qu'ils contiennent ; tels
sont la plupart des vins blancs d'Allemagne, qu'on
soufre afin de les conserver. La fermentation est
arrêtée par ce procédé, et le sucre ne s'*alcoholise*
plus qu'à la longue et difficilement. Ils dessèchent
et excitent la soif, sont ennemis de la poitrine,

et agacent les nerfs. Les vins qui n'ont pas de parfum, sont faibles, ne se digèrent pas aisément, et ne restaurent que légèrement.

5°. Les vins ont des qualités différentes à raison de leur âge. On appelle vins nouveaux ceux qui, n'ayant que trois ou quatre mois, n'ont déposé qu'une petite portion de leur lie, et retiennent la plupart des qualités du moût. Ces vins contiennent encore beaucoup de sucre que la fermentation n'a pas converti en alcohol ; c'est pourquoi ils sont très nourrissans et peu spiritueux. Ils se digèrent difficilement, et laissent dégager dans les premières voies une grande quantité d'acide carbonique qui distend l'estomac et les intestins ; ils rendent le sommeil inquiet et agité. Il est faux qu'ils donnent naissance aux calculs des reins et de la vessie, ainsi qu'on le débite vulgairement. Lorsque les vins passent trois ou quatre mois, on les appelle vins de l'année ; ils sont plus faits que les précédens, mais il faut qu'ils aient au moins un an pour être potables. Les vins vieux sont très généreux, plus restaurans, mais nourrissent moins : ils fortifient l'estomac et relèvent promptement les forces, mais ils sont plus enivrans et plus irritans ; il est bon de n'en boire qu'en petite quantité, et même avec de l'eau. Souvent la vétusté les rend amers. Ceux-là sont plus salubres qui tiennent le milieu entre les vins nouveaux et les vieux, c'est-à-dire, ceux de deux, de trois ou de quatre ans, qu'on appelle *vins de deux, trois* ou *quatre feuilles.* La plupart des vins perdent, au bout de six à huit ans, leurs qualités et leurs forces ; ils se détériorent sensiblement, et quelques-uns deviennent insipides : d'autres, et c'est le plus grand nombre, prennent de l'amertume et de l'acidité, ou moisissent.

6°. Le sol et le ciel ont aussi une très grande influence sur les qualités des vins. Les anciens et les modernes ont toujours regardé le vin de *Chypre* (*vinum cyprium*), comme un des plus exquis et des plus délicieux. Il est très tonique, et convient surtout aux personnes faibles ou infirmes. Il est très salutaire., pourvu qu'on en use sobrement. Malheureusement ce vin, qu'on trouve dans tous les pays, est rarement naturel et pur.

Le vin de *Candie* (*vinum creticum*) a été justement célébré par les Grecs ; ils est en effet un des plus excellens, surtout le muscat et la malvoisie. Ce dernier n'est autre chose que du vin muscat cuit. Le vin de Candie n'est point inférieur en bonté au vin de Chypre, et possède les mêmes qualités.

Le vin de *Stanchion* (*vinum coum*) est très doux et très agréable : il a un parfum suave, et diffère peu des précédens.

Le vin de *Chio* (*vinum chium*) est très estimé.

Celui de Mételin (*vinum lesbium*) est comparable au nectar : il est très rare en France.

Les vins de Hongrie sont plus communs : le plus recherché est le vin de *Tokai* (*vinum Tokaviense*), qui le dispute en bonté au vin de Canarie ; il est un peu plus sec que les autres vins de liqueur, et un peu moins doux. Ce n'est en quelque sorte qu'un demi-vin de liqueur, dont la saveur approche de celle du vin d'Espagne mêlé avec d'excellent vin de Champagne vieux et non mousseux. Il se fait avec une espèce de raisins très riches en sucre et très mûrs. Dans les années dont l'automne est beau et sec, on laisse ces raisins dans la vigne jusqu'en décembre ; mais lorsque cette saison est humide, on les cueille de bonne heure, et on achève de les faire mûrir, en les séchant au four. Ils fournissent par ces procédés un moût très sucré, que la fermentation, dirigée d'une manière convenable, convertit en un vin excellent.

On peut faire des vins semblables à celui de Tokai, dit le célèbre Macquer, dans les pays qui ont la température de la Hongrie, en y apportant les précautions nécessaires. La première consiste dans le choix et la culture de l'espèce de raisins la plus abondante en matière sucrée ; la seconde exige qu'on conserve ces raisins pour les mûrir complétement, et augmenter la proportion du sucre qui y est naturellement contenu en diminuant celle de l'eau de végétation. Le temps de leur dernière maturation, après qu'ils ont été cueillis, ne s'étend guère au-delà de vingt-cinq à trente jours ; mais on pourrait l'abréger en réduisant le moût par l'évaporation sur le feu, ou en y ajoutant assez de sucre pour lui donner la même saveur et la même consistance qu'a celui des raisins conservés quatre à cinq mois sur le pied dans la vigne, et vingt-cinq à trente jours après leur récolte. La troisième précaution, enfin, consiste à conduire la fermentation très lentement.

Le vin d'*Albe* (*vinum albanum*) est sans contredit un des meilleurs vins d'Italie. Il était très estimé des anciens, et ne le cédait en rien à celui de Falerne ; mais il n'a pas la même force qu'autrefois, il est moins spiritueux, sa saveur est douce, il n'est presque pas capiteux, et passe aisément ; il est nourrissant et tonique. Les vins d'Italie les plus renommés, et qui approchent le plus du vin d'Albe sont ceux de *Verdée*, de *Moscadelle* et de *Monte-Fiascone*, dans la Toscane ; les vins muscats de *Florence* et de *Pérouse* ; celui de *Marciminien*, dans l'État de Venise ; les vins de Naples, tels que le vin grec du *Mont-Vésuve*, et le *Lacryma-Christi* ; ceux de Tarente, de Falerne et de Syracuse. Il en est peut-être beaucoup d'autres d'une qualité supérieure, mais qui sont moins connus dans nos pays.

Les vins d'Espagne sont généralement estimés, surtout celui de *Malaga* (*vinum malaccense*), dans le voisinage de Gibraltar. Ce vin est onctueux et se conserve très long-temps ; il est nourrissant et fortifiant : il convient particulièrement aux vieillards, aux personnes faibles et aux convalescens. Il n'est pas inutile de faire remarquer qu'on débite beaucoup d'hydromel pour du vin de Malaga.

Le vin d'*Alicante* (*vinum alonense*) est rouge, un peu épais, mais agréable au goût, très nourrissant et stomachique. Les vins de *Tinto*, de *Xérès*, de *Rota*, ne le cèdent point en qualité à celui d'Alicante. On peut ajouter aux vins d'Espagne celui des *Canaries*, qui est léger et de garde : il est fait du moût cuit d'une sorte de raisins muscats qui croissent dans ces îles. Il a les mêmes vertus que les précédens. Celui qui est le plus estimé vient de l'île de Palme. Le vin de Madère, île qui est à l'entrée de l'Océan, ne lui est point inférieur en bonté. La *malvoisie* de l'île de *Candie*, et les autres vins grecs qu'on recueille à *Chio*, à *Ténédos*, et dans les autres îles de l'Archipel, ainsi que celui de *Schiras* en Perse sont de même nature. En général, tous ces vins, tant d'Espagne que des îles, sont des vins de liqueur, et se conservent très long-temps. Ils sont agréables au goût, nourrissans et fortifians. Leur usage ne convient pas aux constitutions chaudes,

bilieuses et irritables ; et dans toutes les circonstances on ne doit en prendre que rarement et en
petite quantité.

Les vins d'*Allemagne* ont des qualités très différentes de ceux dont nous venons de parler. Ceux
du *Rhin*, ainsi appelés, parce qu'ils croissent sur
les bords de ce fleuve, sont doux avec une sorte
d'acidité ; ils passent bien et sont moins chauds que
les autres ; ils conviennent aux bilieux, aux sanguins et aux scorbutiques. Leur usage est salutaire
aussi aux habitans des pays septentrionaux, chez
lesquels il anime la circulation et réveille la fibre
engourdie. Les vins de *Moselle* et du *Mein* ont à
peu près les mêmes qualités.

Les vins de *Bourgogne* sont de tous les vins de
France les plus exquis et les plus salutaires : ils sont
âpres et tartareux durant les premiers mois ; mais
ils s'adoucissent beaucoup avec le temps. Ils sont
nourrissans, toniques, amis de l'estomac, et non
très capiteux. Ce sont ceux du *Clos-Vougeot* et de
Chambertin qui jouissent de la plus grande réputation, et ensuite ceux de *Nuits*, de *Beaune*, de
Pomard, de *Vollenay*, de *Montrachet*, de la
Romanée, de *Chassaigne* et de *Meursault*.

Les vins de *Champagne* vont de pair avec ceux
de *Bourgogne* ; il y a même beaucoup de personnes qui leur donnent la préférence. Il se trouve
en effet de ces vins champenois qui réunissent la

force des meilleurs vins de Bourgogne, à une saveur piquante qui flatte et réjouit, et qu'on ne rencontre pas ailleurs. En général, ils sont légers et chauds, doux et un peu acides, et ont un parfum agréable; ils sont très enivrans et font couler les urines. Leur usage doit être interdit aux personnes d'une constitution sensible et irritable, car ils excitent puissamment le genre nerveux.

Les vins de *Lyon*, et surtout ceux de *Condrieu*, sont aussi très généreux et d'une excellente qualité; ils sont doux et se conservent très long-temps. Les vins de *Bordeaux*, et principalement ceux de *Grave*, ont, ainsi que ceux de *Pontac*, un peu d'âpreté; mais ils flattent le goût, nourrissent, et ne sont pas très capiteux. Ceux d'*Orléans* sont généreux, échauffans et enivrans; mais ils n'atteignent leur point de maturité qu'à la seconde année, et peuvent se garder cinq à six ans. Les vins d'*Anjou*, et surtout les blancs, sont doux, spiritueux, nourrissans, et peuvent se garder long-temps.

On peut placer immédiatement après ces vins ceux de la Franche-Comté, dont plusieurs approchent beaucoup, et dont quelques uns égalent la bonté de ceux de Bourgogne. Outre les excellens vins rouges que fournissent les départemens du Jura et du Doubs, tels que ceux de *Salins*, de *Port-Léné*, des *Arsures*, de *Byans*, de *Mercurau*, de *Troichaté*, etc. etc., il en est une multitude d'autres qui ne sont pas moins agréables au goût, et qui sont très salutaires. Les vins blancs de *Château-Châlons* et d'*Arbois* jouissent avec raison de la plus grande réputation. C'est ce dernier dont Henri IV faisait tant de cas, et dont il but deux bouteilles en signant son traité avec le duc de Mayenne, essoufflé à le suivre dans les jardins de Monceaux. Les vins du département de la Haute-Saône sont aussi d'une excellente qualité, et surtout ceux de *Morey*, de *Saint-Julien*, etc.

Les vins du ci-devant *Poitou* sont blancs et faibles, un peu acerbes, et même acides ; ils diffèrent peu de ceux du Rhin. Il croît quelques vins aux environs de *Paris ;* mais ils manquent de saveur et sont peu estimés : d'ailleurs la plupart sont mélangés et falsifiés par les marchands, dont l'insatiable cupidité ne connaît pas de bornes.

Les départemens méridionaux de la France fournissent des vins généreux et d'un goût exquis. On estime surtout celui de l'*Hermitage :* il a une couleur rouge, légère, une saveur très agréable, quoique un peu âpre, et passe pour être très stomachique. Celui de *Côte-Rotie* ne lui cède pas en bonté. Ils croissent l'un et l'autre dans le ci-devant Dauphiné. On fait un grand cas des vins muscats de *Frontignan*, de *Lunel* et de *Tavel*. Les vins de *Perpignan*, soit rouges, soit blancs, sont de tous ceux du ci-devant Languedoc les meilleurs ; mais il en faut peu boire, car ils sont très spiritueux et portent promptement à la tête. Ils conviennent aux personnes pituiteuses, à celles qui digèrent difficilement et qui ont l'estomac faible et paresseux. Les vins de Provence sont très nourrissans et enivrans ; on ne doit en user que mêlés avec de l'eau. Les plus renommés sont ceux de *la Marque* et de *Géménos* près de Toulon ; ceux de *Barbantane* et de *Caux* proche Arles ; ceux de *Riez*, de *Roque-vaire*, d'*Aubagne* et de *Canteperdrix* ; les vins blancs de *Cassis*, de *Marignane* et de *Cannes* ; les vins muscats de *Saint-Laurent*, de la *Ciotat* et de *Cuers*. Tous ces vins ont la saveur la plus agréable et rétablissent promptement les forces ; mais on ne doit en user que très modérément, car leur usage excessif ou habituel finit au contraire par les détruire : ils conviennent particulièrement aux vieillards, aux convalescens, aux personnes infirmes et valétudinaires.

En général, le vin le plus salutaire, et en même temps le plus agréable, est celui qui, par l'effet de la fermentation, s'est dépouillé de la plus grande partie de son tartre : c'est à cette cause qu'est due principalement la supériorité qu'a le vin vieux sur le nouveau, et c'est de la manière de diriger la fermentation que dépend surtout la qualité du vin. Pour réussir dans la vinification, il faut savoir saisir l'instant où il convient de retirer le vin de la

cuve, et de l'enfermer dans des tonneaux ; pour
peu que la fermentation soit, ou trop avancée, ou
trop ralentie, le vin ne peut être bon.

On doit distinguer deux temps dans la fermentation vineuse. Le premier est celui dans lequel elle
se manifeste d'une manière tumultueuse et active;
c'est alors que fermentent la plus grande quantité
des matières fermentescibles. Cette première fermentation diminue insensiblement par rapport à
l'alcohol qui s'est formé, et il est nécessaire de l'arrêter à propos, surtout dans les vins secs. Le liquide
devient alors tranquille, le mouvement n'est plus
violent, mais il est insensible, quoiqu'il se continue ; le vin, qui était trouble auparavant, devient
clair, et il se forme un premier dépôt, qu'on nomme
la *lie, fœces*. Les substances qui se précipitent, ne
sont autre chose que les pepins et les pelures des
raisins, mêlés avec un tartre épais et du sulfate de
potasse. Elles contiennent aussi une certaine quan
tité d'alcohol, et on en peut retirer de l'eau-de-vie
par la distillation.

L'effet de la fermentation insensible ou secondaire est d'augmenter peu à peu la quantité d'alcohol, et d'en séparer le tartre, qui forme un second
dépôt adhérent aux parois des tonneaux. Comme
la saveur du tartre est dure et désagréable, il est
évident que cette seconde fermentation, augmentant la quantité d'alcohol, et séparant du vin la plus

grande partie du tartre, le vin doit être bien plus généreux et bien plus agréable au goût.

Mais si la fermentation secondaire perfectionne le vin, et lui donne des qualités supérieures à celui qui est nouveau, ce n'est qu'autant que la première fermentation se soit faite d'une manière convenable, et qu'elle ait été arrêtée à propos. Quand elle n'a pas parcouru entièrement sa première période, il ne se forme qu'une légère quantité d'alcohol, et la plupart des parties fermentescibles n'ayant pas éprouvé la fermentation, celle-ci se continue après coup dans les vaisseaux où l'on a transvasé le vin, et elle devient d'autant plus tumultueuse, que ses premiers progrès ont été suspendus de bonne heure. C'est pourquoi il arrive constamment que ces vins se troublent, bouillonnent, et, si on les met en bouteilles, ils en font casser un grand nombre, par rapport à l'acide carbonique qui se dégage abondamment durant la fermentation. On a un exemple de ces phénomènes dans les vins *mousseux*, tels que les vins blancs de Champagne, d'Arbois, etc.

C'est en interceptant la première fermentation, ou plutôt en l'arrêtant avant qu'une certaine quantité de matière sucrée ait été alcoholisée, qu'on donne à ces vins la qualité mousseuse. Dans cet état, ils font sauter avec bruit les bouchons des bouteilles qui les renferment, ils sont pétillans, remplissent les verres de mousse, et ont une saveur beaucoup plus vive et plus piquante que les autres vins. Tous ces effets sont dus au gaz acide carbonique qui s'est dégagé durant la fermentation qu'ils ont éprouvée dans les bouteilles fermées, et qui s'était interposé entre les parties du fluide. Lorsqu'il est entièrement dégagé, ces vins cessent d'être mousseux, et ils perdent tout leur piquant et toute leur vivacité.

Ces sortes de vins ne possèdent point les qualités que doivent avoir ceux dont on veut faire habituellement usage, et on n'en doit boire que rarement. Ils occasionent fréquemment le *soda* et la colique; mêlés avec les alimens végétaux, ils leur font souvent contracter la fermentation acide. Ils sont très nourrissans, et possèdent d'ailleurs la vertu antiseptique et antiscorbutique : sous ces rapports, ils conviennent aux grands mangeurs de viande, dans les fièvres putrides et dans le scorbut.

Le vin dont la première fermentation a été poussée trop loin, est sujet à d'autres accidens plus considérables encore. Comme il est de la nature des corps fermentescibles dans lesquels l'acte de la fermentation est commencé, d'y persévérer d'une manière plus ou moins rapide et violente, selon les différentes circonstances, jusqu'à la putréfaction la plus complète; il arrive, lorsque la fermentation vineuse est finie, et quelquefois même auparavant, que le vin commence à tourner à l'aigre. Cette fermentation acéteuse est lente et insensible quand le vin est dans des vaisseaux bien clos et dans une cave fraîche; mais elle se fait d'une manière très sensible et sans interruption, de sorte qu'au bout de quelque temps le vin est presque totalement converti en vinaigre, lorsque les vaisseaux ne sont pas bien fermés et qu'ils sont dans un lieu chaud. Ce mal est sans remède, parce que la fermentation ne peut rétrograder. Il est bon d'observer encore que la chaleur et la communication avec l'air extérieur produisent cet effet, dès même que la première fermentation a été contenue dans de justes bornes, et que du vin qui se serait conservé très long-temps, s'il eût été gardé dans un lieu frais, s'aigrit quelquefois très vite, surtout en été, dans une mauvaise cave et dans des tonneaux mal fermés; et même, comme les meilleures caves sont en hiver bien plus chaudes que l'air atmosphérique, il convient, lorsqu'on veut conserver du vin très fait et disposé à s'aigrir, de le sortir de la cave au commencement de l'hiver, et de le laisser exposé au froid durant toute cette saison.

Le vin est encore sujet à plusieurs autres altérations, comme de devenir filant et mucilagineux, ou de *tourner à la graisse*, etc., par l'effet de la fermentation qui se continue. Mais nous ne pouvons suivre tous ces détails dans un ouvrage de la nature de celui-ci, et nous sortirions, en traitant ces objets, des véritables limites de l'hygiène.

Des expériences modernes prouvent que les qualités bonnes ou mauvaises du vin peuvent dépendre de la nature du verre des bouteilles dans lesquelles on le met, et qu'il est quelquefois dénaturé par leur mauvaise composition. Il est deux causes principales qui les vicient. 1°. Plusieurs espèces de verre n'ont pas la dureté nécessaire, faute de fusion suffisante, et le tartrite acidule de potasse (crème de tartre) les décompose. 2°. Elles contiennent souvent un excès de fondant terreux impur, au lieu de fondant salin, qui est le seul propre à former de bons verres. Il en résulte que le verre est décomposé par le vin, et le vin par le verre : aussi l'expérience prouve-t-elle que le vin se gâte dans ces bouteilles ; et on a vu des personnes très incommodées pour en avoir bu. Aussi ne doit-on pas être indifférent sur le choix des bouteilles de verre. On doit, en général, ne point mettre de vin ni d'acide dans celles qui sont très vieilles, parce qu'elles peuvent être décomposées par ces substances ; car le verre, quelque bon qu'il soit, n'est pas entièrement inaltérable, et la main du temps le dénature ; il n'y en a même pas qui résiste à l'action de l'air des écuries, des imprimeries, des hôpitaux, de certaines manufactures, etc. etc. Au

bout de quelque temps, sa surface fait iris, se dé-
polit, forme des inégalités, perd sa transparence,
et n'est plus susceptible d'être éclaircie. On sait,
d'après les expériences de Cadet, qu'en rompant
l'aggrégation du verre, il ne résiste à aucun dissol-
vant, pas même à l'action de l'eau, qui, par la
simple ébullition, dissout l'alcali du verre ; que le
verre, ainsi divisé, décompose le sel, et que tous
les acides se combinent avec lui et forment des sels
qui cristallisent à peu près de même.

Le vin le moins bon est celui qui est connu sous
le nom de *piquette* (*lora*, *posca*, *vinum secun-
darium*), et qui fait la boisson de la classe nombreuse des citoyens peu aisés. On le prépare en
versant de l'eau sur le marc des raisins, qu'on y
laisse infuser, et en remettant ensuite sous le pressoir. Cette boisson ne se garde pas au-delà de l'hiver : elle est insalubre ; elle contient très peu d'alcohol et beaucoup de tartre ; son usage occasione
fréquemment des coliques d'estomac et d'entrailles, etc.

L'eau-de-vie (*aqua vitæ*) se retire par la distillation à l'alambic de toutes les substances qui ont
subi la fermentation vineuse, du vin de raisins,
de la bière, du cidre, de l'hydromel vineux, etc.
Elle a une saveur forte et piquante, une odeur vive
et suave : elle est très combustible, et s'enflamme
dès qu'on l'approche d'un corps dans l'état d'igni-

tion. Elle est composée d'eau, d'alcohol, et d'une petite portion d'huile qui trouble sa transparence dans la distillation et qui la teint en jaune avec le temps. De là vient que les vieilles eaux-de-vie ont cette couleur. Elles la doivent aussi en partie à une matière extractive du bois des tonneaux, qu'elles dissolvent à la longue.

On obtient l'*alcohol* ou *esprit de vin* de l'eau-de-vie par des distillations réitérées. Lorsqu'il est bien pur, il pèse six gros et quarante-huit grains dans une fiole propre à contenir une once d'eau distillée. L'alcohol est un liquide blanc, transparent, léger et d'une extrême volatilité, d'une odeur vive et agréable, d'une saveur chaude et âcre, et très combustible. Il prend l'état de gaz à soixante-quatre degrés de chaleur, s'enflamme à toutes les températures, donne dans sa combustion beaucoup d'eau et d'acide carbonique, et point de fumée ; il brûle avec une flamme légère, qui est blanche au centre et bleue à la circonférence ; il produit, dans la combustion, plus que son poids d'eau, ce qui prouve que l'hydrogène est son principe le plus abondant. Si on fait brûler de l'alcohol mêlé avec une certaine quantité d'eau, le résidu précipite l'eau de chaux, ce qui indique qu'il contient du carbone. On conçoit aisément d'après cela, pourquoi il se forme de l'acide carbonique dans la combustion de l'alcohol.

L'eau-de-vie et l'alcohol sont la base de toutes les liqueurs douces, qui ne sont autre chose que l'un ou l'autre de ces fluides chargé d'aromates et de sucre. Les eaux-de-vie, et surtout celles d'Orléans et du Languedoc, sont aujourd'hui très en usage ; beaucoup de personnes les préfèrent aux liqueurs douces.

L'usage des liqueurs est en général très préjudiciable, et c'est avec raison qu'on les a appelées des poisons lents : néanmoins, lorsqu'on n'en prend pas habituellement et avec excès, elles peuvent être utiles à la santé des personnes sujettes aux vents, et de celles dont l'estomac est paresseux et digère avec peine. Mais lorsqu'on en prend chaque jour, ou immodérément, elles produisent des effets terribles. Outre l'ivresse, elles donnent lieu à une multitude d'autres maux physiques et moraux dont j'ai déjà parlé, qui abrégent la durée de la vie et ravalent l'homme au-dessous de la brute.

On emploie encore l'eau-de-vie pour confire et conserver les fruits; mais, par le plus funeste de tous les abus, on s'en sert aussi fréquemment de nos jours, comme assaisonnement alimentaire.

La *bière* (*cerevisia*) est une boisson vineuse qu'on fait avec l'orge ou une autre graminée, l'eau et le houblon. Elle est en usage dans le Nord, où la vigne ne croît pas, elle y tient lieu de vin. On en boit beaucoup aussi dans les autres pays, mais par désœuvrement plutôt que par nécessité. L'art de brasser consiste à mettre l'orge dans l'état de *malt*, c'est-à-dire, qu'on la fait germer jusqu'à un certain point, pour y développer la matière sucrée, en faisant d'abord tremper les grains dans l'eau froide la plus douce et la plus légère, jusqu'à ce qu'ils renflent; après quoi on les expose en tas à la chaleur du soleil ou d'un four : la germination se manifeste bientôt, et dès que le germe, ou, comme l'appellent les brasseurs, la *plume*, commence à paraître, on l'arrête par une légère torréfaction qu'on pratique en faisant couler le grain dans un canal incliné et échauffé à un certain point. Cette torréfaction détruit en grande partie la viscosité de la fécule qui est unie au sucre dans les semences céréales qui ont germé. On moud ensuite et on réduit en farine ces semences; c'est cette farine qu'on nomme *malt* ou *drèche*, dont on extrait la matière sucrée, en faisant dissoudre dans l'eau; on opère l'évaporation en faisant bouillir dans des chaudières, et on y ajoute quelque plante d'une amertume agréable, comme le houblon bien mûr (1), pour donner plus de saveur à la bière et

---

(1) Le houblon est une plante qui donne à la bière sa force et son principal agrément. On l'a appelé *la vigne au Nord*, parce que la bière y fait presque la seule boisson des habitans, et qu'on fait monter le houblon sur de hauts échalas. La bière dans laquelle on a fait infuser de l'absinthe au lieu de houblon, est non-seulement très désagréable au goût, mais encore très insalubre : elle est beaucoup plus enivrante;

pour la conserver. Enfin, on met le liquide dans des vaisseaux avec de la levure, et on laisse fermenter : la nature fait le reste ; il ne s'agit que de l'aider par les mêmes moyens que l'on emploie pour celle du vin, et de retirer la liqueur du vaisseau dès que celui-ci se couvre de mousse, parce qu'alors la fermentation vineuse est complète.

On préfère l'orge aux autres grains pour faire la bière, parce qu'on en dirige plus aisément la germination, et qu'il s'y développe une plus grande quantité de matière sucrée.

La bière est plus ou moins forte selon qu'il y a eu une plus ou moins grande quantité de matière sucrée dissoute par l'eau, et selon la manière dont a été conduite la fermentation. L'*infusum* du malt ne fermente pas aussi aisément que le suc des fruits ; c'est pourquoi il est nécessaire d'y ajouter de la levure (1). La fermentation de la bière présente les mêmes phénomènes que celle du vin : elle est d'abord active et tumultueuse, se ralentit ensuite, et devient insensible. Mais jamais cette boisson n'atteint le point de perfection du vin ; elle con-

---

l'odeur seule de cette plante met de la confusion dans les idées, et enivre. L'ivresse produite par la bière *absinthée* est furieuse et violente.

(1) La levure est l'écume que la bière jette hors des vases où elle fermente. On en met ordinairement un seau par muid, et on laisse fermenter.

tient toujours une certaine quantité de fécule qui la rend plus nourrissante que ce dernier : c'est pourquoi elle se garde moins et est bien plus sujette à s'aigrir dans l'estomac, surtout celle qui n'a pas assez fermenté; d'ailleurs, la viscosité du malt n'est jamais entièrement détruite par la torréfaction et la fermentation.

La bière est une boisson dont on faisait déjà usage dans la plus haute antiquité; on prétend qu'Osiris la fit connaître aux Égyptiens. Elle est salutaire, plus nourrissante et moins spiritueuse que le vin : elle échauffe et irrite par conséquent bien moins : mais il en faut user sobrement, car elle enivre comme le vin, et l'ivresse qu'elle produit est plus dangereuse; ce qui a fait dire à Pline : « O admirable industrie des hommes! ils ont trouvé » le moyen de s'enivrer avec de l'eau (1). » Elle est beaucoup meilleure dans les pays du Nord que partout ailleurs. Les peuples qui en font usage sont en plus grand nombre que ceux qui boivent du vin. Ils sont beaux, bien faits, d'une taille avantageuse, forts et robustes. Mais ils doivent ces avantages au climat et non à l'usage de cette boisson, comme l'ont prétendu quelques partisans outrés de la bière. Les personnes qui en boivent habituellement, prennent de l'embonpoint pour

---

(1) **Hist. nat.**, lib. 14, cap. 22.

l'ordinaire ; mais elles sont lentes et peu actives : on peut citer pour exemples les Flamands. En général, la bière est inférieure en qualités au vin, et ne convient guère aux tempéramens pituiteux et à ceux dont la fibre est molle, lâche, disposée à l'ascescence, à la cachexie humide, enfin aux personnes étiolées. Elle est au contraire utile aux personnes bilieuses, et dans tous les cas où il y a tendance à la pourriture, car elle jouit réellement de la vertu antiseptique, surtout celle qui est mousseuse, par rapport à l'acide carbonique qui s'en dégage abondamment ; on l'emploie avantageusement dans les affections scorbutiques et les fièvres bilieuses putrides.

La bonne bière est limpide, d'une belle couleur et d'une saveur qui plaît au goût. La blanche est plus légère que la rouge, et par conséquent préférable. Il faut la choisir d'un moyen âge, car, trop vieille ou trop jeune, elle est nuisible à la santé : celle que l'on brasse en mars et en avril est la meilleure et se conserve plus long-temps. Il est des estomacs qui ne supportent pas cette boisson ; dans ce cas, elle cause des flatuosités et des coliques, passe difficilement, et gonfle les hypocondres et le ventre. Quelquefois aussi, lorsqu'elle est trop nouvelle et qu'on en boit immodérément, elle occasione une sorte de gonorrhée qu'on guérit très aisément en avalant un peu d'eau-de-vie ou toute autre liqueur forte. On doit rejeter de l'usage la bière qui est aigre ou corrompue ; celle qui est de bonne qualité fournit à la distillation une eau-de-vie assez semblable à celle qu'on retire du vin, à cette différence près qu'elle est moins agréable au goût et à l'odorat.

L'hydromel. On fait trois sortes de boissons avec le miel. La première est un mélange de miel et d'eau, non fermenté, et qu'on nomme *eau miellée (aqua mulsa)*. La seconde est l'*hydromel vineux*, qui est une solution de miel dans de l'eau à laquelle on a fait subir la fermentation vineuse. La troisième, enfin, se fait avec le miel et le vin, et s'appelle *hyppocras.*

« Les auteurs veulent, dit Pline (1) le naturaliste, » que l'hydromel soit une boisson utile pour ceux » qui sont naturellement froids et comme glacés ; » et pour les *micropsyques*, comme les appellent » ces mêmes auteurs, je veux dire pour ces com- » plexions faibles, abattues, et qui n'ont à peine » que le souffle. . . . .

» L'eau miellée, outre ce que nous venons de » dire de ses vertus, est regardée encore comme un » fort bon remède pour la toux. De plus, elle aide, » dans le besoin, à faire vomir, si on la prend un » peu chaude. Etant prise avec de l'huile, c'est un

---

(1) Hist. nat., lib. 21, chap. 24.

» des contre-poisons de la céruse. Elle combat les
» mauvais effets de l'*halicacabon*, comme nous
» l'avons déjà remarqué en parlant de cette plante;
» et elle est aussi d'un grand secours, surtout quand
» on la donne avec du lait d'ânesse, pour ceux qui
» ont avalé de la jusquiame. On l'emploie utilement
» en injection pour les maladies des oreilles, ainsi
» que pour les fistules des parties de la génération.
» Enfin on l'applique avec du pain tendre, pour
» les inflammations et autres maladies de la vulve;
» pour les tumeurs qui se forment subitement,
» pour les luxations, et généralement dans tous les
» cas où il est besoin d'adoucir, d'amollir, ou de
» résoudre. Au reste, l'hydromel gardé était en
» quelque usage anciennement; mais les médecins
» l'ont désapprouvé dans la suite, comme une bois-
» son qui n'est ni si saine que l'eau pure, ni si subs-
» tantielle que le vin. Il est vrai que lorsqu'on le
» laisse vieillir long-temps, il devient une liqueur
» vineuse; mais tous les auteurs conviennent qu'elle
» attaque les nerfs, et qu'elle est très nuisible à l'es-
» tomac. »

La seconde espèce d'hydromel est un véritable
vin qui a des propriétés contraires. On prend, pour
le faire, le miel le plus blanc et le meilleur; on le
met dans une chaudière avec un peu plus que son
poids d'eau, et on l'y fait fondre; on en fait évaporer une partie par une légère ébullition, ayant soin

d'en enlever les premières écumes. On reconnaît que l'évaporation est suffisante, lorsqu'un œuf frais qu'on met dans le liquide, se soutient à sa surface, en s'y enfonçant à peu près à moitié : alors on le passe à travers un tamis, et on l'entonne aussitôt dans un baril qui doit être presque plein et qu'on place dans un lieu dont la température soit depuis vingt jusqu'à vingt-huit degrés du thermomètre de Réaumur, en couvrant légèrement le trou du bondon. La fermentation ne tarde pas à se manifester, et dure deux ou trois mois; après quoi elle devient insensible. Il faut, pendant sa durée, remplir de temps à autre le baril avec du nouvel hydromel qu'on aura conservé pour cela, afin de remplacer celui que la fermentation fait extravaser sous forme d'écume.

Lorsque les phénomènes de la fermentation cessent, on transporte le baril à la cave, et on le bondonne exactement; un an après on enferme la liqueur dans des bouteilles (1).

L'hydromel vineux bien fait est une espèce de vin de liqueur très-agréable, et qui diffère peu du vin d'Espagne par sa saveur; il conserve néanmoins très long-temps celle du miel, mais il la perd à la longue.

On pourrait accélérer la fermentation du miel,

----

(1) Dictionnaire de Chimie, de Macquer, art. Hydromel.

de même que celle du sucre, du moût très sucré et des vins de liqueur, qui se fait très lentement, en y mêlant de la levure de bière, surtout lorsqu'on ne destine pas ces liqueurs à être bues comme des vins, mais à être distillées pour en retirer l'eau-de-vie ou l'alcohol.

L'hydromel a généralement toutes les qualités du vin, et est enivrant comme lui; il n'est point insalubre, quand on en use modérément. On n'a presque pas d'autre boisson dans la Lithuanie, la Pologne et la Moscovie. On en a conseillé l'usage dans les phthisies pulmonaires, parce que le miel favorise l'expectoration : il convient surtout aux pituiteux. L'hydromel nouveau n'est pas exempt d'inconvéniens; il occasione des nausées , des coliques et des flux de ventre.

« Quant au vin miellé, dit encore Pline, le meil-
» leur est celui qui se fait du vin vieux, d'autant
» que le miel s'y mêle très facilement, au lieu qu'il
» ne se mêle jamais bien avec le vin doux nouveau.
» Néanmoins celui qui se compose avec du vin rude,
» ou avec du miel cuit, a un avantage sur les autres,
» qui est d'être moins flatueux, et de ne point gon-
» fler l'estomac, inconvénient ordinaire du vin
» miellé. Ce breuvage rend l'appétit à ceux qui
» sont dégoûtés; il lâche le ventre quand on le
» prend froid, et le resserre ordinairement quand
» on le boit chaud. D'ailleurs il nourrit beaucoup,

» et augmente l'embonpoint. Plusieurs même ont
» conservé leur force et leur santé, jusqu'à une
» extrême vieillesse, par l'usage seul du pain broyé
» et trempé dans cette boisson; régime qui leur
» tenait lieu de tout autre aliment. Romilius Pollion
» nous en fournit un exemple fameux. Un jour,
» l'empereur Auguste logeant chez ce vieillard, qui
» avait cent ans passés, lui demanda comment il
» avait pu se maintenir dans cette vigueur de corps
» et d'esprit, jusqu'à un âge si avancé. Romilius lui
» répondit que c'était en se frottant d'huile et en
» buvant du vin miellé. On prétend que ce vin est
» aussi fort utile dans l'ictérisie ou jaunisse, ap-
» pelée par les Latins *arquatus morbus ;* et si l'on
» en croit Varron, c'est parce qu'elle se guérit
» avec ce breuvage, qu'on l'a nommée *le mal de*
» *roi* (1). »

Malgré l'autorité de Pline et l'exemple précité,
il est permis de croire que l'hippocras pris pour
toute nourriture ne réussirait pas aussi-bien au
plus grand nombre. Cette liqueur est à la vérité
tout à la fois nourrissante et spiritueuse, mais elle
est un aliment ténu qui ne pourrait convenir à la
plupart des hommes, ni à plus forte raison prolonger la vie ; elle n'a rien qui la doive faire pré-

____

(1) *Plinii Secundi natur. hist.*, lib. 22, cap. 24.

férer à un bon vin de liqueur, et ne possède pas des propriétés différentes.

Le *cidre (pomaceum)* est le suc des pommes qui a éprouvé la fermentation vineuse. Il a de la douceur et un certain piquant : ces qualités s'y trouvent dans un degré plus ou moins grand, suivant l'espèce de pommes dont on a exprimé le suc, et la manière dont on a dirigé la fermentation. Celui qu'on fait dans la ci-devant Normandie, passe pour être le meilleur, et se conserve trois ou quatre ans. Le cidre produit les mêmes effets que le vin de raisins, et lorsqu'on en a bu avec excès, il occasione une ivresse plus longue et plus dangereuse. On a cru observer que dans les pays à cidre, la goutte était plus commune que partout ailleurs, et que la saignée au pied, ainsi que les plaies et les ulcères des jambes, y guérissaient plus difficilement, au lieu que dans les lieux où l'on fait un usage habituel du vin, les blessures de la tête étaient fort dangereuses. Mais il est permis de croire que ces phénomènes sont dus à d'autres causes ; le cidre, quoiqu'inférieur en qualité au vin, est une boisson saine et nourrissante, lorsqu'il a éprouvé la fermentation d'une manière convenable, et qu'on n'en abuse pas : mais il est nuisible, lorsqu'il est encore récent et non suffisamment déféqué ; dans cet état, il cause la colique végétale et d'autres maux de nature pituiteuse qui règnent fréquemment parmi ceux qui en font usage. Huxham conseille avec raison d'en approvisionner les vaisseaux de mer destinés à des voyages de long cours, pour prévenir le scorbut.

Le *poiré (pyraceum)* est un vin fait du suc des poires. On le prépare de la même manière que le cidre ; il est plus spiritueux et possède d'ailleurs les mêmes qualités.

CHAPITRE VIII.

Du Café et du Thé.

LE *café (caffea ; caffea arabica,* LINN.) est la baie d'une espèce de jasmin, originaire de Moka, où il croît naturellement, ainsi que dans le reste de l'Arabie. On l'a cultivé depuis dans les îles de Bourbon, de Saint-Domingue, de la Martinique et de Cayenne. Son usage est très ancien dans l'Arabie, l'Éthiopie, l'Égypte et la Turquie. On croit qu'un Mollack nommé Chadely fut le premier qui usa du café, dans la vue de se délivrer d'un assoupissement continuel qui ne lui permettait pas de vaquer convenablement à ses prières nocturnes. Ses derviches l'imitèrent, et leur exemple entraîna les gens de loi. On ne tarda pas à s'apercevoir, dit Raynal (Histoire philosophique et politique, liv. III), que cette boisson purifiait le sang par une douce agitation, dissipait les pesanteurs de l'estomac, égayait l'esprit ; et ceux même qui n'avaient pas besoin de se tenir éveillés l'adoptèrent. Des bords de la mer Rouge il passa à Médine, à la Mecque, et, par les pélerins, dans tous les pays mahométans.

On torréfiait beaucoup autrefois le café, et il contractait de la sorte un goût âcre et empyreumatique : on ne le brûle plus autant aujourd'hui, et on le fait aussi moins bouillir. On préfère avec raison le café fait par infusion, à celui qui a cuit avec le marc : il est meilleur, plus fort et plus balsamique. La décoction fait évaporer les parties volatiles, auxquelles il doit ses principales qualités, et lui donne de l'amertume. Le marc du café fait par ébullition fournit encore une seconde boisson qui est âcre. On fait le café par infusion, en versant par-dessus de l'eau bouillante, et en le filtrant ensuite ou le laissant reposer l'espace d'un quart d'heure.

Le café excite l'action de l'estomac et des nerfs, et porte son impression sur le système de la circulation, car il accélère le mouvement du sang et les sécrétions. Il éloigne le sommeil et favorise la dissolution des alimens dans le suc gastrique, et aide ainsi la digestion. Ses bons effets ne se bornent pas là; ils s'étendent à l'âme : en effet, il donne de la sérénité à l'esprit, et l'électrise; il excite les fonctions animales, met en jeu les ressorts de la mémoire, échauffe l'imagination et fait jaillir la pensée. Il convient surtout aux hommes de lettres, aux personnes qui ont beaucoup d'embonpoint, à celles qui mènent une vie oisive et sédentaire, aux constitutions pituiteuses, aux personnes affectées de l'asthme humide, dans tous les cas de relâchement et d'atonie, ainsi que dans l'ivresse, qu'il dissipe. Il est contraire aux jeunes gens, aux tempéramens sanguins, bilieux et atrabilaires, ainsi qu'aux personnes maigres et à celles dont la fibre est roide et irritable ; aux femmes sujettes aux fausses couches, à celles qui ont des fleurs blanches, et aux hystériques. Il agace, irrite le genre nerveux et augmente sa mobilité; il est même des individus chez lesquels le café produit le tremblement des membres ; on en a vu que son usage immodéré avait rendus paralytiques, et d'autres auxquels il a occasioné des érysipèles et des efflorescences de la peau. Quelques médecins pensent que c'est en grande partie à l'usage du café, qui est général de nos jours, que sont dues la plupart des apoplexies et des affections soporeuses, qui sont plus fréquentes qu'autrefois. Quoi qu'il en soit, il est certain que son usage immodéré est pernicieux. Son huile amère et aromatique, en irritant vivement les fibres gastriques, détruit à la fin leur ton. Le lait ou la crème qu'on mêle à l'*infusum* du café, diminue un peu sa qualité irritante, mais ne la détruit pas. Si on en croit un des grands médecins de ce siècle, le café à la crème et au lait est très nuisible aux femmes, et, depuis que le plus grand nombre en fait usage, les fleurs blanches, les ulcères de la matrice et plusieurs autres affections de cet organe, sont devenues bien plus communes qu'elles ne l'étaient dans les siècles précédens, sans doute parce qu'il énerve l'estomac et porte sympathiquement une impression d'atonie sur la matrice.

Le *thé* (*thea ; thea bohea*, et *thea viridis*, L.) est un arbrisseau commun à la Chine et au Japon, dont les feuilles, après avoir été torréfiées, sont employées en infusion pour aider la digestion. Au Japon et à la Chine, on ne fait usage du thé qu'un an après qu'il a été cueilli. Les Chinois le font par infusion, et le prennent sans sucre ni miel. Les Japonais le réduisent en poussière, et mettent de l'eau chaude dans les tasses avec une petite quantité de poudre qu'ils remuent jusqu'à ce que la liqueur mousse ; alors ils la hument pendant un moment, et la prennent ensuite. Le thé est la boisson ordinaire de tous les gens de travail en Chine.

Le thé réunit trois propriétés principales : il est

sédatif, astringent, et a un goût fort agréable. Il paraît que ce ne fut pas un vain caprice qui introduisit son usage en Chine. Les eaux y sont très malsaines, ferrugineuses et très désagréables au goût. L'expérience a enseigné aux Chinois qu'elles devenaient meilleures par la coction et l'addition de quelques plantes astringentes, et rien ne leur a mieux réussi que le thé, à corriger les eaux de leur pays et à en prévenir les mauvais effets. Le thé jouit aussi, en raison de sa vertu astringente et tonique, de la propriété d'aider la digestion et de favoriser la transpiration. Mais son usage habituel n'est pas exempt de danger, et, d'après les expériences de Smith, l'*infusum* du thé vert détruit la sensibilité nerveuse et l'irritabilité musculaire.

Le thé vert, distillé par le docteur Lettsom, a fourni une eau odorante fortement narcotique; c'est pourquoi les Chinois le font sécher à un degré de chaleur considérable, et le gardent un an au moins avant que d'en faire usage. L'observation prouve qu'il conserve sa vertu narcotique tant qu'il lui reste de l'odeur : ce qui fait présumer que cette vertu est attachée à son arome. Les Anglais et les Hollandais en font un très grand usage : peut-être leur est-il avantageux par rapport à la grande quantité de viandes qu'ils mangent à demi-cuites ; néanmoins, quoique le pouvoir de l'habitude soit capable de rendre nulle l'action des *stimulus* les plus énergiques , ils sont très sujets aux maux de nerfs. Le thé ne convient guère que dans les cas d'indigestion : il donne aussi de la gaieté comme tous les autres narcotiques; mais son usage immodéré ou habituel affaiblit les organes de la digestion, irrite le genre nerveux et occasione le tremblement des membres. Le thé appelé *bohea* est plus narcotique, et par conséquent plus nuisible que le thé vert.

CHAPITRE IX.

Règles diététiques.

LA mauvaise qualité des alimens et des boissons, ainsi que l'intempérance, sont les sources les plus fécondes des maladies. Le bon ou le mauvais état du corps, l'harmonie ou les discordances qui règnent dans les fonctions, dépendent en grande partie du régime. Il n'y a, à proprement parler, qu'un aliment ; mais il en est une multitude d'espèces , comme l'a dit Hippocrate : *alimentum unum, et species ejus multæ* (lib. de Alimento); et il n'est pas facile de déterminer en particulier celles qui conviennent à chaque individu ; car les hommes , quoique jouissant de la même constitution et placés dans des circonstances pareilles , ne sont pas également affectés et n'éprouvent pas de semblables effets des mêmes substances alimentaires, en sorte qu'il n'y a guère que l'expérience qui puisse faire connaître celles qui sont utiles ou nuisibles à chacun. En effet, le sens gastrique et la puissance dissolvante des sucs digestifs sont très variables dans les individus qui se rapprochent le plus par le tempérament : ce qui est un aliment convenable à l'un, est en quelque sorte un poison pour un autre, comme l'avait fort bien remarqué Boerhaave : *Nullum alimentum universali titulo salubre dici potest ; et qui rogat, quodnam est salubre alimentum, idem facit, ac si quæreret, quisnam sit ventus secundus, non cognito itinere* (Van-Swieten in aph. Boerhaav., tom. I, pag. 55). D'ailleurs les circonstances n'étant pas toujours les mêmes, le sens de l'estomac et la qualité dissolvante du suc gastrique en sont modifiés ; il arrive fréquemment que tel homme qui digère bien aujourd'hui une substance alimentaire, ne peut la supporter un autre jour, tandis qu'un aliment plus difficile à digérer, mais qu'il appétera, ne lui causera aucune incommodité. Il faut donc s'en rapporter aussi, dans le choix des alimens et des boissons, à l'appétit plus ou moins vif que l'on éprouve pour tels ou tels. On ne peut par conséquent établir que des règles générales dans cette matière, et il y a un grand nombre d'exceptions à faire, non seulement par rapport aux divers états dans lesquels se trouve le système, mais encore par rapport à l'habitude qui rend nécessaire l'usage des alimens moins salubres, et doit les faire préférer aux autres (Aph. 58 et 5o , sect. II). Enfin, il faut obtempérer jusqu'à un certain point à la nature , qui, dans les différens états du corps, semble dicter par une espèce d'instinct ou d'appétit spontané , quelles sont les substances dont on doit user pour prévenir les maladies qui se préparent, ou remédier à celles qui existent. C'est cette même nature *médicatrice* qui, dans la putrescence, décide l'horreur qu'on éprouve pour les alimens tirés du règne animal, et qui fait naître un penchant invincible pour les substances végétales, surtout celles qui sont acides. Dans d'autres cas, au contraire, elle excite un appétit violent pour les amers , les acerbes , les absorbans , etc.

Il n'est pas possible non plus de déterminer avec exactitude la quantité d'alimens qui convient à chacun. En général, comme l'a dit Hippocrate, il faut une plus grande quantité de nourriture aux enfans et aux jeunes gens, qu'aux hommes du moyen âge et aux vieillards. *Senes facillimè jejunium ferunt, secundò œtate consistentes ; minimè adolescentes , omnium minimè pueri , ex his autem qui inter ipsos sunt alacriores.* (Aph. 13 , sect. I). Les enfans et les jeunes gens supportent difficilement l'abstinence , parce que la force expansive domine et

rayonne sans cesse du centre à la circonférence , et
que les digestions sont d'autant plus actives que le
corps prend plus d'accroissement. On mange plus
aussi en hiver que dans les autres saisons (1), parce
que le froid concentre l'action dans l'intérieur, et
le courant des humeurs y est plus déterminé : d'où
il suit qu'il faut une plus grande quantité d'alimens
qui irritent l'estomac et les autres organes épigastriques, afin qu'ils puissent opposer une force de
résistance suffisante, et renvoyer au dehors l'effort
d'action sous le poids duquel ils succomberaient
sans cela. Mais une scrupuleuse exactitude dans la
quantité d'alimens qu'on doit prendre est une ab-
surdité ridicule ; l'unique règle qu'on doive suivre
consiste à éviter les extrêmes, c'est-à-dire à ne manger ni trop ni trop peu. Sans doute les hommes ne
furent pas destinés à mener la vie de Sanctorius, et
à manger, la balance et la mesure à la main. La
nature dit à chacun quand il a assez mangé et bu :
la faim et la soif suffisent pour lui faire connaître
quand il lui en faut davantage. Ces deux sensations
doivent nous servir de guides dans les repas ; mais
il est malheureusement peu de personnes qui sachent
distinguer la véritable faim d'avec la faim factice

---

(1) *Ventres hyeme et vere naturâ sunt calidissimi , et somni longissimi. In
his igitur temporibus etiam alimenta plura exhibenda ; innatum enim calorem
majorem habent , nutrimento igitur copiosiore indigent. Indicium sunt ætates et
athletæ.* (Aph. 15 , sect. I.)

qu'excitent les assaisonnemens dont on altère les mets , et qui excitent à des excès préjudiciables à la santé.

L'analogie qui existe par rapport à la nutrition entre les végétaux et les animaux suffirait pour démontrer les dangers de l'intempérance. L'humidité et l'engrais favorisent la végétation, et fournissent les matériaux nécessaires au développement des végétaux ; mais l'excès de l'une ou de l'autre leur est absolument nuisible et les tue. Il en est de même des boissons et des alimens par rapport à l'homme; les choses les plus salutaires cessent de l'être , et se convertissent en poison lorsqu'on en abuse. La sagesse consiste à savoir régler ses appétits et ses passions , et à ne jamais passer les bornes : c'est cette modération , ou plutôt la tempérance , qui doit distinguer l'homme, car ceux qui sont esclaves de leur ventre sont la honte de l'humanité, et on ne peut enfreindre les lois de la nature sans en être puni.

La grande règle de tempérance consiste donc à ne point prendre d'alimens au-delà du besoin indiqué par la faim naturelle, et à ne faire usage que des plus simples. Tous les animaux, excepté l'homme, suivent cette règle, qui est dictée par l'instinct : l'homme, doué de la raison, se livre aux excès. Aussi ennemi de lui-même, qu'il l'est de la société dans laquelle il vit, il fait servir sur sa table, à

grands frais, les productions des deux hémisphères.
Surchargé de nourriture, il ne quitte le repas que
pour allumer de nouveaux feux dans ses entrailles :
le café et les liqueurs fortes, pris avec profusion,
font de son estomac un volcan qui embrase toute la
machine, et qui consume rapidement la vie. Il se
plaint bientôt de flatuosités, de gonflemens, de douleurs ou de pesanteur de tête, d'assoupissement,
d'oppression, et d'une multitude d'autres maux qui
minent sourdement son existence, et préparent
lentement sa ruine. « Lorsque je vois, disait Addis-
» son, ces tables à la mode couvertes de toutes les
» richesses des quatre parties du monde, je m'ima-
» gine voir la goutte, l'hydropisie, la fièvre, la lé-
» thargie, et la plupart des autres maladies cachées
» en embuscade sous chaque plat. »

L'intempérance nuit autant au moral qu'au physique, et lie en quelque sorte et déprave les facultés de l'âme. « Voyez les visages pâles de ces
» hommes qui sortent d'un grand repas. Il y a plus :
» le corps, fatigué des excès de la veille, appesantit
» l'esprit, et rend terrestre cette parcelle de la di-
» vinité, ce souffle qui nous anime ; au lieu que
» l'homme sobre se couche, s'endort, et se lève,
» plein de vigueur, pour reprendre ses fonctions (1). »

____

(1) . . . . *Vides ut pallidus omnis*
    Cœnâ desurgat dubiâ ? Quin corpus onustum
    Hesternis vitiis animum quoque prægravat unâ,

Pope a bien connu tout l'empire de la gourmandise lorsqu'il dit : « Le grave Catius parle toujours de » vertu , et croit que, qui souffre les vicieux est vi- » cieux lui-même. Ces beaux sentimens durent jus- » qu'à l'heure du dîner; alors il préfère un scélérat, » qui a une table délicate , à un honnête homme » qui vit frugalement. » On a vu des hommes publics être, à jeun, les plus intègres et même les plus indulgens des juges; mais , malheur au misérable qui se trouvait sur la sellette lorsqu'ils avaient fait un grand dîner ! ils étaient hommes à condamner l'innocent comme le coupable. En un mot, l'intempérance , outre qu'elle nuit extrêmement à la santé et qu'elle raccourcit considérablement la vie, conduit souvent aux actions les plus déshonnêtes et les plus infâmes. Elle est un vice grossier qui ouvre la porte à tous les autres. « La gourmandise , a dit » avec raison J.-J. Rousseau, est le vice des cœurs » qui n'ont pas d'étoffe. L'âme d'un gourmand est » tout entière dans son palais; il n'est fait que pour » manger : dans sa stupide incapacité, il n'est à sa » place qu'à table ; il ne sait juger que des plats. »

La tempérance est non seulement une des sources fécondes de la santé et de la longévité, mais elle doit

---

Atque affigit humo divinæ particulam auræ.
Alter , ubi dicto citius curata sopori
Membra dedit, vegetus præscripti ad munia surgit.

HORAT. , sat. 2 , lib. 2.

encore être regardée comme la mère et le *palladium*
des autres vertus et de la bonne disposition de l'esprit. Elle épure les sens, donne de l'agilité au corps,
rend l'entendement vif, la pensée prompte, la mémoire heureuse, les mouvemens libres, et les actions
faciles. Par elle l'âme, comme dégagée de la matière qui l'entrave, jouit d'elle-même, et contem-
ple les différens objets sous leurs véritables points de
vue ; ce qui faisait dire au sage Socrate, qu'on approchait d'autant plus de la divinité, qu'on se con-
tentait de moins de choses. Platon fut un exemple
de sobriété et de sagesse. Tout le monde loue la
tempérance de Caton, surnommé, par rapport à
son éloquence, le *Démosthène romain*. Virgile
et Cicéron étaient d'une sobriété peu commune.
Galien, quoique d'un très faible tempérament, par-
vint, au moyen de la tempérance, à une extrême
vieillesse, exempt de maladies. Le fameux juris-
consulte Barthole pesait ses alimens et sa boisson.
Louis Cornaro, noble Vénitien, écrivit, à l'âge de
quatre-vingt-quinze ans, son ouvrage sur les avantages de la vie sobre, dont il donnait l'exemple (1).
Léonard Lessius, son traducteur, en adopta la pratique pour lui-même avec le plus grand avantage.
Le célèbre Gassendi fut très sobre ; et l'immortel
Newton, qui est parvenu à un âge très avancé,

---

(1) *Luigi Cornaro discorsi della vita sobria.*

2.   19

vécut dans la plus grande tempérance. Paul l'her-
mite, le visionnaire Antoine, Arsène, Épiphane,
et une multitude d'autres solitaires, vécurent tous
au-delà d'un siècle, en ne se nourrissant que de
pain, de dattes, de racines, de fruits et d'eau.
Enfin, nos premiers aïeux ne sont parvenus sains
de corps et d'esprit à un âge très avancé, que parce
qu'ils observaient la sobriété et la tempérance ; et
ce n'est qu'à ces vertus que presque tous les centenaires de nos jours doivent la longue carrière
qu'ils ont parcourue, et les savans, leur succès et
leur gloire.

La qualité des alimens ne mérite pas moins de
fixer l'attention que la tempérance. Il est un grand
nombre de causes qui peuvent les altérer, et les
rendre plus ou moins salubres. L'irrégularité des
saisons leur imprime quelquefois des qualités malfaisantes ; mais c'est un mal qu'il n'est pas au pouvoir de l'homme de prévenir. Il est des altérations
qu'éprouvent les grains pour avoir été gardés trop
long-temps par de coupables égoïstes qui ne fondent
leur bonheur que sur la misère du peuple : on ne
saurait user de trop de sévérité envers eux ; ils sont
les ennemis nés de la société. Non seulement le
meilleur grain, gardé trop long-temps, s'altère et
devient pernicieux dans l'usage, mais encore celui
qui a été lavé. C'est une méthode très blâmable que
celle de laver les grains ; et quoiqu'ils restent peu

de temps dans l'eau, celle-ci les pénètre, malgré leur partie corticale, et les gonfle; il s'y excite un mouvement intestin qui altère insensiblement le gluten. On a trouvé quelquefois de grands tas de blé entièrement gâtés, et dont l'altération dépendait de cette cause.

La viande conservée devient, de même que les graminées, très malsaine et d'un usage très nuisible, dans un plus court espace de temps. Toutes les substances animales tendent naturellement à la putréfaction, et elles se corrompent bien vite dès qu'elles sont privées de la vie. Un léger degré de fermentation attendrit les chairs des animaux et les rend plus solubles; mais, dès que cette altération passe certaines bornes, elles sont repoussées par le goût, et, admises dans l'estomac, si la nature ne s'en débarrasse pas par le vomissement, elles portent un principe de septicité dans le système.

On doit bannir des tables les viandes des animaux malades, et surtout de ceux affectés de maladies épizootiques. La police ne saurait trop surveiller les boucheries, pour empêcher qu'on n'y distribue de semblables viandes, dont l'usage est extrêmement dangereux. Amman rapporte que douze jeunes gens moururent pour avoir mangé de la chair d'une vache morte ayant des abcès. Il est mille exemples de ce genre, qui prouvent combien il est pernicieux d'user de semblables viandes. La contagion s'est répandue très souvent sur les hommes par cette unique cause, et, pour en citer quelques-uns, car je crois devoir insister sur un point d'hygiène aussi intéressant, je rapporterai les suivans (1).

Schenkius parle d'une dyssenterie épidémique qui ravagea Venise et Padoue en 1599, parce que les habitans de ces deux villes avaient fait usage des chairs de quelques bœufs malades que des bouchers avaient amenés de Hongrie (2). Kircher rapporte qu'en Italie les gens des campagnes furent attaqués, l'an 1617, d'un mal de gorge, pour s'être nourris de chairs de bœufs affectés de cette même maladie (3).

On lit dans la chronique de Godefroy, qu'il régna en 1655 une maladie pestilentielle qui fit périr un très grand nombre d'hommes, qu'elle avait été produite par l'usage des poissons qu'on avait trouvés morts dans les lacs, et que tous les animaux qui s'étaient nourris des cadavres auxquels

(1) M. Brasier en a fait mention dans un ouvrage intitulé : *Avis au peuple des campagnes sur les maladies contagieuses qui attaquent les hommes et les animaux*, imprimé à Besançon en 1794, et qui ne saurait être trop répandu. L'auteur, qui réunit aux vertus sociales les plus grands talens dans la zooiatrie, et connu dans la république des lettres par les excellens articles qu'il a fournis au Dictionnaire d'agriculture de Rozier, a mis cet ouvrage à la portée de tout le monde.

(2) *Hist. Hanov. gen.*, cap. XI.

(3) *P. Kircheri scrutinium physico-medicum pestis*, lib. c. pag. 9.

on n'avait pas donné la sépulture, devinrent en-
ragés.

Cogrossi rapporte que deux paysans, ayant
mangé de la chair de bœufs malades, furent attaqués d'une violente diarrhée (1). Valisnieri ajoute
à ce fait une observation citée par Mercurialis,
celle d'une épizootie pestilentielle qui fit de grands
ravages en 1617, et qui se communiqua de cette
manière aux hommes.

Jean Meyer écrivait à Schroëkius, que des gens
de campagne, ayant tué un bœuf affecté d'une
maladie épizootique, furent attaqués de charbons
aux bras avec fièvre aiguë, vomissement et diarrhée putride, et que deux chiens qui avaient
mangé de la chair de ce bœuf, périrent le même
jour.

Jean Adam Geusel rapporte qu'il y eut en 1712
une maladie meurtrière parmi les hommes et les
animaux, dans la Basse-Hongrie, et que les chiens
qui touchaient les chairs des cadavres, contractaient
la rage (2).

Dans une épizootie qui ravagea les bœufs du ci-
devant Vivarais, un boucher d'Anduze, ayant
acheté à vil prix un de ces animaux malades, en
distribua la viande aux soldats du régiment de

---

(1) Journal de Venise, tome **X**, page 141.
(2) *Constit. epidem. Hungariæ inferioris.*

Royal-Bavière ; tous ceux qui en mangèrent furent affectés de la dyssenterie putride.

Barberex rapporte qu'on conduisit des bœufs d'Auvergne dans l'île de Minorque, et que ces animaux y tombèrent malades : il ajoute que ceux qui se nourrirent de leurs chairs, furent attaqués d'une fièvre maligne, avec gangrène qui se manifestait, dès le second jour, aux coudes et aux talons.

Bertin, correspondant de l'académie de chirurgie, rapporte, entr'autres accidens extraordinaires observés à la Guadeloupe sur les nègres du quartier de la Capestre, que, le 22 janvier 1744, les animaux d'une habitation appelée la *Source*, furent attaqués d'une épizootie très meurtrière, qui se répandit au loin, et que tous ceux qui avaient mangé de la chair de ces animaux, eurent, après deux ou trois accès de fièvre, des coliques violentes avec des faiblesses qui donnaient la mort en très peu de jours.

Tous ces exemples, et une infinité d'autres que je passe sous silence, devraient rendre la police attentive sur les dangers attachés à l'usage de la chair des animaux malades qu'on envoie dans les boucheries, et fixer toute son attention sur un objet qui intéresse de si près la vie et la santé des citoyens. Il ne devrait être permis de vendre d'autres viandes que celles des animaux dont la santé aurait été constatée par des vétérinaires experts et probes : on préviendrait par là bien des calamités publiques.

Le régime ne doit pas être uniforme, et il convient de ne pas user constamment des mêmes alimens. L'estomac, habitué à leur impression, deviendrait paresseux à les digérer, et il est nécessaire qu'il soit aiguillonné de temps à autre par des stimulus insolites. D'ailleurs, on voit que la nature a répandu avec profusion une prodigieuse variété de substances alimentaires, et qu'elle inspire à l'homme des appétits pour toutes ces différentes substances, mais non pour en abuser. Il est utile à la santé de ne pas user d'une grande variété de mets à chaque repas, comme nos Lucullus modernes, dont l'existence physique et morale est un fléau pour la société. Il convient de se borner à un ou deux plats, et l'expérience a constamment prouvé que le plus grand nombre de ceux qui étaient parvenus à un grand âge, avaient vécu de cette manière.

Une règle diététique, non moins importante, est de mettre dans les alimens le moins d'apprêt possible. Les mets exquis ruinent les meilleurs tempéramens : les alimens simples, pris avec modération et seulement pour satisfaire le besoin, tels que les viandes de bœuf, de veau, de mouton, de poule, de poulet, etc., bouillies, rôties ou grillées, les légumes, les fruits, un bon pain, et un peu de vin vieux, sont préférables à tous les autres comestibles. Les assaisonnemens de haut goût ne doivent être employés que rarement et avec parcimonie, si ce n'est dans quelques circonstances : ils irritent les organes du goût, et portent ainsi à prendre de plus grandes quantités d'alimens et de boissons qu'il ne convient ; outre que ces substances incendiaires et stimulantes amènent nécessairement, lorsqu'on en use habituellement ou avec excès, le trouble et le désordre dans tout le système. Ces assaisonnemens ne conviennent qu'aux personnes dont la fibre est inerte et comme engourdie, et à celles dont les forces, trop éparpillées au dehors, ont besoin d'être rappelées au centre.

L'usage du vin et des liqueurs doit être modéré dans tous les cas ; mais cette modération n'est que relative, et il est certain que ces boissons peuvent être prises en plus grande quantité par les pituiteux que par les hommes sanguins et bilieux. Le vin généreux est convenable aux vieillards, et à tous ceux dont l'estomac ne digère pas facilement faute de ton. Son usage est principalement utile dans les saisons humides, surtout lorsque les vents de sud ou de sud-ouest soufflent, et dans les lieux humides ou marécageux.

Il est salutaire de faire deux ou plusieurs repas

dans la journée; mais il ne faut pas prendre de nouveaux alimens, que l'on n'ait digéré ceux qu'on a
pris précédemment, c'est-à-dire, à peu près quatre
heures après, pour que la digestion soit achevée.
Cet espace de temps, nécessaire à la digestion, n'est
pas néanmoins tellement fixe et invariable qu'elle
ne puisse s'opérer plus ou moins vite : cela est su-
bordonné à l'âge, à la constitution, et au genre de
travaux auxquels on se livre habituellement. Les
enfans et les jeunes gens doivent manger plus souvent que les hommes du moyen âge et les vieillards,
parce qu'ils ont besoin d'une plus grande quantité
de sucs nourriciers pour l'accroissement, tandis que
les autres ne mangent que pour réparer les pertes
qu'ils font journellement, et maintenir la circulation des forces.

Quoique les vieillards soient dans le cas de mieux
supporter l'abstinence que les individus qui croissent, il est cependant nécessaire qu'ils fassent plusieurs repas dans la journée, mais qu'ils ne prennent
qu'une modique quantité de nourriture à la fois :
de cette manière la digestion se fera aisément,
parce que les alimens n'excéderont pas les forces
de l'estomac. Ceux qui se contentent d'un repas par
jour, s'exposent à de fréquentes indigestions. C'est
surtout dans la vieillesse qu'il faut être tempérant ;
les excès dans les alimens et les liqueurs fortes sont
plus dangereux à cet âge que dans aucun autre. Il

n'est pas rare de voir des vieillards périr d'apoplexie, d'indigestion, etc., pour s'être trop livrés aux plaisirs de la table.

En général, le repas du soir doit être léger, et surtout lorsqu'on se met au lit immédiatement après, car, l'estomac étant surchargé d'alimens, les forces se concentrent trop dans l'épigastre, et la digestion se fait péniblement : le cerveau, excité par l'action que l'épigastre lui fait partager, conserve trop de tension, et l'on est tourmenté d'insomnies ou de rêves pénibles et inquiétans. Ce conseil est de la plus grande importance pour les hommes de lettres, les contemplatifs, les personnes qui ont beaucoup d'embonpoint, qui sont pléthoriques, et qui ont de la disposition à l'apoplexie. D'ailleurs il arrive souvent que la digestion du dîner n'est pas achevée le soir; il peut en résulter un conflit de détermination entre les forces qui tendent à s'éloigner de l'estomac, et celles qui y sont attirées par les nouveaux alimens, et de là un déconcertement d'action dans les différens organes, qui donne lieu à des déterminations vicieuses, des irritations morbifiques, des angoisses, des anxiétés, des indigestions, etc.

Tout grand changement subit est dangereux. Des alimens peu sains conviennent davantage lorsqu'on y est habitué, que d'autres plus salutaires mais dont on n'a pas l'habitude. C'est pourquoi, quand des circonstances impérieuses nécessitent un changement dans le régime, il ne faut l'amener que graduellement et à la longue; autrement on a à redouter un désordre total dans la machine, et des maladies mortelles, ainsi que le prouvent l'expérience et l'observation.

En prescrivant ces règles diététiques, on n'a pas entendu condamner les variations dans le régime, et même quelques légers excès que déterminent souvent les différentes circonstances de la vie sociale. La triste uniformité ne convient qu'aux personnes faibles, infirmes et valétudinaires. Quant à celles qui jouissent d'une bonne santé, il est bon que leur régime soit varié; quelques écarts sont même par fois nécessaires pour remonter les ressorts de la machine et en affermir les mouvemens : mais il ne faut pas que ces écarts soient trop grands, ni fréquens, et ils ne doivent jamais dégénérer en orgies.

J'ai exposé les avantages de la sobriété et de la tempérance, décrit les funestes effets qui résultent de l'usage des alimens de mauvaise qualité, et donné quelques règles diététiques générales; il me reste à parler des conditions relatives aux forces digestives nécessaires à une bonne coction des substances alimentaires et au maintien de la santé.

Il est des signes communs qui établissent les bonnes digestions : indépendamment de l'expérience particulière de chaque individu, ceux qui annoncent une bonne constitution, indiquent aussi pour

l'ordinaire la force et la vigueur des organes digestifs. Mais ne perdons pas de vue qu'une bonne constitution se maintient par une vie sobre, régulière et
exercée; elle suppose de plus une santé durable, la
facilité à supporter les travaux, et à résister aux
vicissitudes des saisons, aux intempéries de l'air,
et aux légers excès dans les alimens et les boissons.
Un homme qui jouit d'une semblable constitution,
a un bon estomac, digère bien, et n'éprouve aucune incommodité des alimens et des boissons qu'il
prend.

Il est encore des signes qui font juger que la digestion s'opère d'une manière convenable, et qui
sont propres aux premières voies; mais ils n'existent qu'*à posteriori*; car, quoiqu'un individu naturellement très robuste, soit censé avoir de même
un estomac très robuste, néanmoins cela n'a pas
toujours lieu : et en effet, il est une foule prodigieuse de causes étrangères qui peuvent agir sur
l'estomac et les intestins, sans s'étendre sur les voies
de la circulation, et l'estomac peut être affecté d'une
faiblesse non commune aux autres viscères.

On reconnaît que l'estomac est bon et qu'il jouit
d'une force suffisante pour la coction des alimens,
lorsqu'on a de l'appétit, et que l'on ne sent ni besoins irréguliers, ni de l'aversion pour la nourriture. Ces besoins irréguliers indiquent sûrement une
sensibilité extraordinaire de l'estomac, et l'aversion

des alimens marque un état contraire, c'est à-dire l'inactivité et un état d'inertie de ce viscère. L'absence de ces deux signes, et celle des coliques et des borborismes, jointe à la facilité de respirer, font présumer que l'estomac est en état de bien digérer.

Les autres signes qui démontrent que les alimens qu'on a pris se digèrent bien sont de ne ressentir aucun poids dans la région épigastrique, de ne point avoir de rapports, de flatuosités, de hoquet, ni aucune difficulté de respirer; enfin, on éprouve une douce chaleur à la peau, un peu d'élévation dans le pouls, un sentiment de plaisir qui se répand sur tous les organes; et les excrémens qui sont un des produits de la coction dans les premières voies, sont mous, liés, roussâtres, non bien puans, et rendus à l'heure accoutumée et dans une quantité qui réponde à celle des alimens qu'on a pris. *Dejectio alvi est optima coagmentata, mollis, subrufa, nec valdè graveolens; ipsam verò transmitti oportet quâ consuevit horâ et eâ copiâ quæ assumptis respondeat.* (HIPP.)

§ Ier. *Régime des personnes robustes.*

Le régime doit être analogue à la constitution, et surtout aux forces de l'estomac : la nourriture de l'homme robuste et vigoureux doit être bien différente de celle de l'homme faible , infirme, ou valétudinaire ; il lui faut des alimens consistans , tenaces , et qui exercent fortement les organes de la digestion, pour exciter et soutenir le système. Des substances légères et trop faciles à digérer ne feraient pas une impression assez grande sur ce viscère : les autres organes , se montant à son ton , tomberaient bientôt dans la langueur et l'inertie , et le corps, quoique également nourri, serait néanmoins beaucoup plus faible qu'il ne devrait l'être.

La diète doit être analogue aussi aux exercices et aux travaux auxquels on se livre. Les hommes de lettres , et ceux qui par état sont forcés de mener une vie sédentaire doivent moins manger que ceux qui s'occupent constamment de travaux pénibles et fatigans ; leur nourriture doit être plus délicate et plus légère. Les alimens grossiers, compactes et durs , que digèrent aisément l'homme des campagnes et l'artisan, occasioneraient des accidens graves au citadin mollement élevé , tandis que le régime de celui-ci jetterait dans une énervation radicale celui qui s'exerce fortement, et lui nuirait absolument.

Les hommes forts et robustes doivent varier leur régime, ou plutôt ne s'assujettir à aucun. Un genre de vie régulier et uniforme leur serait dangereux et nuisible ; et, comme l'a très bien dit Celse, « Celui » qui jouit d'une bonne santé et d'une forte consti-

» tution ne doit s'astreindre à aucun régime parti-
» culier ; il faut qu'il varie fréquemment sa manière
» de vivre, qu'il soit tantôt à la ville et tantôt à la
» campagne, qu'il aille à la chasse, qu'il navigue,
» qu'il se repose quelquefois, mais qu'il s'exerce
» souvent ; car le repos appesantit le corps, et le
» travail le fortifie ; l'un hâte la vieillesse, et l'autre
» prolonge la jeunesse. Il convient qu'il se baigne
» tantôt dans l'eau tiède, tantôt dans l'eau froide ;
» qu'il se fasse oindre le corps quelquefois, et que
» d'autres il néglige de le faire. Il ne doit s'abste-
» nir d'aucune espèce d'alimens qu'on sert sur les
» tables et dont le peuple fait usage. Il faut qu'il
» mange quelquefois plus que de coutume, et d'au-
» tres fois moins. Il convient qu'il assiste aux festins,
» et que d'autres fois il les évite. Il vaut mieux qu'il
» fasse deux repas chaque jour, qu'un seul et tou-
» jours copieux, pourvu que l'estomac digère bien. »
(Liv. I, ch. I.)

§ II. *Regime des personnes délicates et infirmes.*

Les personnes délicates, faibles et infirmes ont
besoin d'un régime restaurant et analogue à la faiblesse des organes digestifs, elles doivent user des
choses qui augmentent indirectement l'énergie du
principe vital en rappelant la juste distribution des
forces dans les divers organes, et qui donnent en

même temps plus de stabilité à ces forces, en leur imprimant une activité habituelle et convenable à l'exercice des fonctions.

La nourriture la plus utile à ces sortes de personnes est une nourriture substantielle, légère, et prise en petite quantité, mais répétée plusieurs fois dans la journée. Les substances végétales, et surtout celles qui sont flatulentes, ne leur conviennent point : la diète lactée est la plus appropriée à leur état ; mais il faut que rien ne la contre-indique d'ailleurs. Le lait et le bon pain de froment réunissent tout à la fois les avantages du régime végétal et du régime animal. La manière la plus avantageuse de faire usage du lait est de le faire prendre au sortir du pis de l'animal ; dans cet état, il est encore pourvu de son arome, qui est très restaurant, et l'expérience prouve qu'il répare davantage les forces. Gaubius a pensé avec raison que les bons effets qui résultent d'être allaité par une bonne nourrice tenaient non seulement à l'arome du lait et aux émanations du corps, mais encore à l'excitation imparfaite des désirs vénériens. On sait que les anciens peuples de l'Orient, lorsque leurs rois étaient décrépits, les faisaient coucher avec de jeunes et belles filles pour réveiller leurs forces. Ce fut ce motif qui détermina le roi David à coucher avec la jeune Sunamite. Il est certain que l'excitation modérée des désirs vénériens est utile aux vieillards,

ainsi qu'aux personnes infirmes, faibles et épuisées, pour soutenir et activer les forces du principe
de la vie ; mais il ne faut pas qu'ils soient satisfaits,
parce qu'ils produiraient une trop grande déperdition
de forces. La raison de ce phénomène tient à ce
dogme, que le système radical universel des forces
est augmenté toutes les fois que les fonctions cor-
porelles et mentales sont excitées alternativement
dans de justes proportions.

Les personnes faibles, infirmes et valétudinaires,
doivent s'abstenir des substances grasses, visqueuses, pesantes et difficiles à digérer, et faire des
exercices proportionnés à leurs forces. Les moyens
excitans et sédatifs, combinés et modifiés suivant
les circonstances, sont de la plus grande efficacité :
il faut imprimer assidûment et pendant long-temps
au principe vital des affections opposées entre
elles, et qui se succèdent dans un ordre très
varié, pour changer l'habitude des aberrations des
forces, et rétablir leur équilibre. On a réussi à
produire ces effets par l'alternative fréquente des
bains tièdes et des bains froids pris pendant l'espace de quelques minutes, par l'équitation ou le
mouvement de la voiture ; les frictions sèches ou
avec des linges pénétrés de la vapeur du benjoin,
du succin, de l'encens ; et par l'usage des remèdes
toniques, tels que les martiaux, surtout les eaux
martiales, le quinquina et les autres amers, pris à

différens intervalles, pour que la nature ne s'y habitue pas trop et ne soit pas révoltée par l'action trop continue de ces moyens.

Quant au reste, il convient de suivre les conseils de Celse, qui s'exprime en ces termes : « Les » personnes délicates, dans la classe desquelles je » mets, dit cet auteur, la plus grande partie des » habitans des villes, et presque tous les hommes » de lettres, ont besoin d'user de beaucoup de » précautions. Il faut qu'elles regagnent par des » soins assidus à veiller sur elles-mêmes, ce que » leur faible constitution, leurs études et la nature » du lieu qu'elles habitent, leur ont fait perdre » du côté de la santé. Ainsi, dans cette classe de » personnes, celles qui ont bien digéré, peuvent » se lever matin ; celles qui ont moins bien digéré, » doivent rester plus long-temps au lit, et si on » est forcé d'en sortir, il faut se recoucher dans » la journée. Quand on a mal digéré, il convient » de garder le lit, se tranquilliser, et ne faire » aucun exercice, ni se livrer à aucun genre de » travail. Lorsqu'on est sujet à des rapports qui » ne sont point accompagnés de douleurs d'es- » tomac, il faut boire de temps en temps quelques » verres d'eau fraîche et se reposer ; habiter une » maison bien éclairée, exposée au vent en été, » et qui ait le soleil en hiver. On doit éviter le » soleil de midi, le froid du matin et du soir,

» et les vapeurs des rivières et des lacs. Il ne faut
» pas s'exposer à un air nébuleux et froid, ni à
» la chaleur du soleil, pour ne point éprouver
» l'action alternative du froid et du chaud ; car
» rien n'est plus propre à décider des rhumes,
» des enrouemens et des fluxions. C'est surtout
» dans les lieux où l'air est altéré, et où les choses
» dont nous venons de parler produisent même
» quelquefois la peste, qu'il est bon, de prendre
» ces précautions. On est certain de la santé, lors-
» que l'urine qu'on rend le matin, est d'abord
» blanche et ensuite jaunâtre. Lorsqu'on est éveillé,
» il faut rester encore quelque temps au lit, et
» ensuite, à moins que ce ne soit en hiver, se
» laver la bouche avec de l'eau froide. Dans les
» longs jours, il vaut mieux faire la méridienne
» avant le repas, et dans les jours courts, après.
» En hiver, il est à propos de se reposer durant
» la nuit ; et, si l'on est forcé de travailler, il ne
» faut pas le faire immédiatement après le repas,
» mais lorsque la digestion est faite. Celui qui a
» travaillé pendant la journée, soit à ses affaires
» particulières, soit aux affaires publiques, doit
» se délasser et se remettre de ses fatigues pen-
» dant quelque temps. L'exercice doit toujours
» précéder le repas ; cet exercice sera moindre
» pour celui qui a peu travaillé et qui a bien
» digéré, et plus considérable pour celui qui en

20*

» a l'habitude, et qui a moins bien digéré. La lec-
» ture à haute voix, les armes, la paume, la
» course, la promenade, sont des exercices salu-
» taires. Il ne faut pas se promener dans un lieu
» absolument uni, il est bon qu'il y ait des montées
» et des descentes ; cela procure une variété de
» mouvemens dont le corps se trouve bien, à
» moins qu'il ne soit très faible. La promenade
» est meilleure en plein air que sous un portique ;
» meilleure, si la tête le permet, au soleil qu'à
» l'ombre ; meilleure à l'ombre des murs ou des
» allées d'arbres, qu'à celle des toits. On se trouve
» mieux de se promener en ligne droite, que d'aller
» en tournant. L'exercice doit finir par la sueur,
» ou au moins par une lassitude non accompa-
» gnée de fatigue. Il faut s'exercer tantôt plus,
» tantôt moins. On ne peut prescrire là-dessus,
» comme aux athlètes, des règles fixes ; il suffit
» de dire que l'exercice ne doit pas être immodéré.
» Après l'exercice, il est quelquefois à propos de
» se faire parfumer, ou à la chaleur du soleil, ou
» à celle du feu, et d'autres fois de se baigner ;
» mais il faut que ce soit toujours dans une salle
» fort élevée, spacieuse et bien éclairée. Il n'est
» cependant pas toujours nécessaire de s'oindre,
» ou de se baigner ; mais il convient de faire sou-
» vent l'un et l'autre ; selon que le corps est dis-
» posé, et de se reposer ensuite quelque temps.

» Quant aux alimens, il n'est jamais avantageux
» d'en prendre trop : il y a aussi du danger de
» n'en point prendre assez. L'excès dans les bois·
» sons est ordinairement moins nuisible que celui
» dans les alimens. On se trouve mieux de com-
» mencer le repas par les choses salées, les légumes
» autres de cette nature, et ensuite d'en venir aux
» viandes. Les meilleures sont celles rôties ou
» bouillies. Tous les ragoûts sont nuisibles pour
» deux raisons : la première, parce qu'on en mange
» trop à cause de leur saveur qui irrite l'appétit ;
» la seconde, parce qu'ils se digèrent toujours
» moins bien, quand même on n'en prendrait
» que modérément. Le dessert ne nuit pas à un
» bon estomac, mais il s'aigrit dans les estomacs
» faibles. Ainsi, quand on n'a pas l'estomac bon,
» il vaut mieux manger des dattes, des pommes
» et autres fruits semblables. Lorsqu'on a bu au-
» delà de la soif, il faut cesser de manger, et ne
» rien faire quand l'estomac est rempli. Lorsqu'on
» a mangé beaucoup, la digestion se fait plus aisé-
» ment en buvant un verre d'eau froide, en veil-
» lant quelque temps, et en dormant ensuite d'un
» sommeil plein et tranquille. Quand on a fait un
» grand dîner, on ne doit point s'exposer au froid
» ni au chaud, ni travailler immédiatement après ;
» car le froid, le chaud et le travail nuisent bien

» davantage après avoir beaucoup mangé, que
» lorsqu'on est à jeun. »

§. III. *Régime dans les divers climats et les différentes saisons.*

Le régime doit varier selon les pays et les saisons. La nourriture animale convient dans les contrées du Nord et dans les saisons froides ; l'usage des végétaux est plus approprié aux habitans des climats chauds, et dans les saisons chaudes ; mais dans les climats et les temps tempérés, il est convenable d'observer un régime mixte, et d'user à la fois de viandes, de légumes et de fruits : la nature indique ces différentes sortes de régime d'une manière bien sensible, par les divers appétits qu'elle excite dans les hommes, selon la température des climats et des saisons. Les peuples septentrionaux supportent très bien l'usage des viandes, même de celles qui sont les plus difficiles à digérer, parce qu'ils sont forts et robustes, et que d'ailleurs le système humoral a chez eux une forte tendance à l'acidité. La vigne ne croît pas dans le Nord ; c'est le cidre, le poiré, et surtout la bière, qui y sont en usage. Ce genre d'alimens et de boissons, joint à des exercices proportionnés à la vigueur et à la forte constitution des habitans, est nécessaire pour prévenir l'acidité et le défaut d'animalisation ; il leur convient de plus d'exercer fortement l'estomac, pour entretenir la libre circulation des forces, qui, sans cela, se concentreraient dans l'intérieur, et s'y convertiraient en un spasme dangereux. Il n'en est pas de même des pays méridionaux, où le système humoral tend éminemment à la bilification. Les forces y sont sans cesse attirées à l'organe extérieur par l'action continuelle de la chaleur, et l'épigastre en est presque dépourvu : il résulte de là que l'atonie et le spasme se succèdent rapidement, si rien ne s'oppose à la divergence habituelle des forces. Il était donc nécessaire que l'homme y fît un plus grand usage des végétaux qu'ailleurs, non-seulement pour atténuer la sensibilité excessive des organes du sentiment, mais encore pour modérer l'effervescence du sang, et enrayer les progrès de la bilescence. Il convenait qu'il bût du vin, et qu'il assaisonnât ses alimens pour exciter le sens de la faim, et rappeler dans l'intérieur les forces qui tendent sans cesse à s'en éloigner. Aussi, la nature, dont le plan principal a pour but la conservation des êtres, a-t-elle fait croître dans ces pays la vigne et les condimens âcres et aromatiques.

Ce que je viens de dire du régime, par rapport aux pays septentrionaux et méridionaux, doit s'appliquer aux saisons froides et chaudes. Quant aux contrées tempérées, c'est aux différentes saisons qui y ont lieu qu'il faut avoir égard pour la diète.

C'est en général dans les saisons froides et humides, comme l'hiver, que convient l'usage des alimens forts, et, pour me servir de l'expression des anciens, des substances chaudes et sèches, telles que le gibier, le cochon, les viandes salées, les rôtis, les fritures, les pâtisseries et les assaisonnemens âcres et excitans. C'est aussi en hiver qu'il est plus utile de boire, sans mélange d'eau, une plus grande quantité de vin généreux. Les forces digestives jouissent dans cette saison de la plus grande énergie, et la puissance dissolvante du suc gastrique est considérablement augmentée; il est donc nécessaire d'exercer fortement l'estomac, pour qu'il monte la machine au ton qu'elle doit avoir pour résister aux impressions du froid humide de cette saison, qui refoule l'action dans l'épigastre, et pour empêcher une concentration constante des forces, qui serait funeste. L'hiver est aussi la saison des festins : mais il n'arrive que trop souvent que les fêtes des parens et des amis dégénèrent, surtout dans les campagnes, en orgies dégoûtantes, qui sont autant à la honte de l'humanité que préjudiciables à la santé.

On mange et on dort beaucoup plus en hiver que dans les autres temps : aussi l'hiver amène ordinairement la pléthore, et souvent les premières chaleurs du printemps qui suit, déterminent des maladies catarrhales et inflammatoires. Ces affections pourraient être prévenues chez les pléthoriques, par un carême, auquel ils s'assujettiraient durant quelque temps, à la fin de l'hiver et au commencement du printemps. Cette institution, prescrite comme un acte de religion par l'église romaine, m'a toujours paru utile sous plusieurs rapports : elle prévient, en diminuant la pléthore, beaucoup de maladies du printemps ; et d'ailleurs, c'est à l'époque où elle a été fixée que se renouvellent les races des animaux, dont les chairs sont alors moins bonnes et moins salubres.

Le printemps est une saison chaude et humide ; il est fréquemment arrosé par des pluies qui sont nécessaires à la végétation. Cette saison favorise la production du sang dans les animaux, et l'expansion de la force excentrique. Il convient, pour maintenir un juste équilibre d'action dans le système, et prévenir les maladies dépendantes de l'excès du sang, de diminuer la nourriture animale, et d'user de végétaux ; il est à propos aussi de boire moins de vin qu'en hiver, de le choisir léger, et même de le tremper. Les assaisonnemens forts peuvent être très nuisibles, surtout aux pléthoriques.

Ce sont les personnes d'un tempérament sanguin qui ont le plus à redouter les maladies catarrhales et inflammatoires de l'hiver et du printemps : elles doivent donc éviter l'usage des choses qui peuvent augmenter la masse du sang et le caléfier, et de celles qui s'opposent au libre développement de la force excentrique. C'est pourquoi il convient, outre le régime indiqué plus haut, qu'elles ne fassent pas trop d'exercice; qu'elles évitent le passage brusque du repos à l'exercice, de l'exercice au repos, et d'une température chaude à une température froide; et qu'elles ne quittent pas trop tôt les habits d'hiver.

Les moyens les plus appropriés aux maladies de l'hiver et du printemps, sont, en général, les saignées répétées selon la pléthore et le degré de la fièvre; les vomitifs, lorsque la partie affectée est située au-dessus du diaphragme, et les purgatifs, lorsque le siége du mal est au-dessous de cet organe (1); les vésicatoires appliqués de bonne heure; enfin, les antimoniaux, les ammoniacaux, les opiatiques et les diapnoïques, sur la fin des catarrhales. On a moins à redouter l'usage des bouillons de viande et des substances animales dans les maladies de l'hiver que dans celles du printemps. Dans cette dernière saison, les jus d'orge, les crèmes de riz, les bouillons de pain, sont plus convenables, parce que les affections vernales sont plus

---

(1) *Suprà septum transversum affectiones quæ purgatione egent, sursùm purgante opus esse indicent; quæ verò infrà, deorsùm.* (HIPP., Aph. 18, sect. IV.)

décidément inflammatoires, ou tendent éminemment à le devenir.

Les saisons chaudes et sèches, comme l'été régulièrement constitué, exigent l'usage des alimens légers et faciles à digérer, mais surtout de ceux que fournit le règne végétal. Le système veineux est alors bien plus actif, et la bilescence plus forte. Il résulte de là que, pour prévenir les maladies qui sont fréquemment déterminées par cette cause, il convient de faire usage des alimens mous (*molliores cibi*), dit Hippocrate, des chairs des jeunes animaux, des viandes blanches, de légumes et de fruits ; de ne boire du vin qu'avec modération, de le mêler à l'eau fraîche, et même après l'avoir rafraîchi à la glace. Il est utile aussi de mêler des assaisonnemens aux alimens ; mais ils ne doivent pas être prodigués, surtout aux personnes sanguines et pléthoriques. On doit s'abstenir en été, des alimens durs, compactes, des viandes glutineuses et grasses, de la chair de cochon, du gibier, du fromage, etc., et éviter les violens exercices, surtout dans le temps de la journée où la chaleur est la plus grande. Les bains et les boissons à la glace sont de la plus grande utilité dans cette saison.

On a conseillé et on a blâmé trop généralement l'usage des fruits durant l'été : il est très préjudiciable de s'en abstenir ; c'est une nourriture salutaire , mais dont il ne faut pas abuser. Beaucoup de maladies bilieuses très graves , surtout les dyssenteries , règnent épidémiquement dans les années où les fruits sont peu communs : elles sont rares et bénignes , au contraire , lorsqu'ils abondent et qu'ils sont de bonne qualité. J'ai déjà remarqué que , pris en trop grande quantité , ils donnaient lieu à des accidens dépendant de l'acidité. Il faut encore observer qu'ils ne conviennent pas aux convalescens de dyssenteries et de fièvres intermittentes ; car, quoique leur usage corrige la tendance des humeurs à la bilification et à la putridité, ils débilisent le système , en vertu de leur puissance atonique et sédative , font dominer la force concentrique , et donneraient ainsi lieu aux rechutes. On conseille, avec raison , l'usage modéré des fruits pendant ces maladies ; mais il convient de s'en abstenir durant la convalescence , ou du moins de n'en manger qu'en très petite quantité. Les personnes qui jouissent d'une bonne santé , doivent en user modérément aussi , lorsqu'elles habitent des pays humides et marécageux , parce qu'en affaiblissant le système, ils le disposent à recevoir l'action morbifère des miasmes aqueux et des marais.

Les saisons anomales et marquées par les changemens brusques de température de l'atmosphère, dans lesquelles les instrumens météorologiques par-

courent en très peu de temps de grands espaces,
comme l'automne, et qui décident des conversions
subites de mouvemens contraires dans l'économie
animale, exigent un régime tonique et fortifiant,
surtout lorsque le froid et la sécheresse dominent,
et qu'on approche de l'hiver ; c'est alors le cas
d'user d'une plus grande quantité de viandes et de
vin pur. Néanmoins il convient de mêler des végétaux aux viandes ; ils sont d'autant plus utiles que
les chaleurs de l'été ont été fortes et continues.
On ne doit pas perdre de vue, que c'est à la fin
de l'été et dans la première partie de l'automne
que se décident les affections bilieuses, et que c'est
à ces époques que la bile dégénère et s'atrabilifie.
Or, l'usage des fruits, et surtout des raisins, est
le moyen le plus efficace et le plus propre à prévenir les terribles explosions de cette humeur dégénérée.

En général, les personnes d'un tempérament
bilieux ou atrabilaire, ne doivent user en été et
durant la première partie de l'automne que d'une
quantité modérée d'alimens, ainsi que le recommande Hippocrate, lorsqu'il dit (Aph. 18, sect. I),
« qu'en été et en automne, les personnes bilieuses
» ne supportent pas aisément les alimens, mais
» plus facilement en hiver, et un peu moins au
» printemps. »

Les remèdes les plus efficaces dans les maladies de l'été et de l'automne, sont les vomitifs, les boissons acides, l'eau pure, fraîche ou à la glace, le camphre, en un mot, tous les antiseptiques réfrigérans, dans les commencemens; et dans le cours de ces maladies, lorsque les forces sont abattues, les toniques et les excitans, tels que le quinquina, la racine de serpentaire de Virginie, etc. Les saignées et l'application des vésicatoires ne sont pas aussi bien indiquées que dans les autres saisons; néanmoins il est des complications inflammatoires ou catarrhales qui en exigent l'usage. Quant aux alimens, ils doivent être puisés uniquement dans le règne végétal, et presque jamais dans celui animal, si ce n'est quelquefois dans la seconde partie de l'automne, et dans les convalescens.

Quant aux saisons irrégulières, le régime doit varier selon l'espèce de saisons et d'anomalies. La première irrégularité commune à l'hiver et au printemps, est celle dans laquelle l'hiver est sec, froid et soufflé par les vents du nord, et le printemps pluvieux et dominé par les vents du sud (1). Dans la première saison, on a à redouter les maladies inflammatoires; dans la seconde, les mala-

---

(1) HIPP., Aph. 11, sect. III.

dies catarrhales-bilieuses gastriques ; enfin , dans l'été qui suit le printemps , les fièvres bilieuses-catarrhales.

Le régime prophylactique, que les sanguins et les pléthoriques doivent observer durant l'hiver sec, froid et aquilonaire, ainsi que dans toutes les saisons qui lui ressemblent, consiste à user d'alimens doux, humectans, et surtout de végétaux dans lesquels entrent peu d'assaisonnemens ; à boire moins de vin que de coutume, et à le mêler avec de l'eau ; à se garantir du froid au moyen des vêtemens chauds ; à faire des exercices modérés ; à se livrer au sommeil plus long-temps que de coutume, et à éviter les impressions subites du froid, et les boissons froides, lorsque le corps est échauffé.

La diète convenable dans les saisons pluvieuses et soufflées par les vents du sud , consiste à fortifier les organes que la chaleur jointe à l'humidité jette dans le relâchement et la faiblesse, à favoriser l'expansion de la force excentrique, et à prévenir la putridité catarrhale-bilieuse que favorise une semblable constitution. En conséquence, la nourriture doit être succulente et tonique : il est bon d'user d'assaisonnemens et de vin plus que de coutume, ainsi que du café à l'eau, des amers, en un mot des fortifians ; de faire beaucoup d'exercice et des frictions sèches ; de porter des habits chauds et idio-électriques ; enfin, de recourir de bonne heure aux évacuations, lorsqu'il se manifeste des signes de saburres existantes dans les premières voies.

Une autre irrégularité de l'hiver et du printemps (1) est lorsque la première saison est pluvieuse, tranquille et dominée par les vents méridionaux, et qu'à un semblable hiver succède un printemps sec et aquilonaire. On conçoit aisément, d'après ce que je viens de dire, que l'on doit se comporter, durant les hivers humides et austraux, comme dans les printemps qui sont constitués de même, et durant la constitution sèche et aquilonaire du printemps, comme dans les hivers d'une constitution semblable. La saignée est rarement utile dans les saisons humides pendant lesquelles les vents du sud ont soufflé : ce sont les vomitifs, les purgatifs, les vésicatoires, les ammoniacaux, les diapnoïques, en un mot les excitans et les toniques, qui sont les moyens les plus convenables dans les maladies qui règnent durant ces saisons : au lieu que dans celles qui sont sèches et dominées par les vents du nord, ce sont en général les saignées et les antiphlogistiques qui sont les plus propres à diminuer l'irritation inflammatoire et la concentration des forces.

____

(1) HIPP., Aph. 19, sect. III

La première irrégularité de l'été et de l'automne a été décrite par Hippocrate (Aph. 13, sect. III); elle consiste en ce que l'été est sec et boréal, et l'automne suivant, pluvieux et austral. Ce sont les tempéramens sanguins et bilieux qui sont les plus exposés aux maladies inflammatoires et bilieuses de la première saison. Ils doivent, par conséquent, mettre en usage les moyens antiphlogistiques dont j'ai déjà parlé, et qui sont appropriés aux saisons sèches et boréales. Comme les pituiteux et les cachectiques se trouvent bien de la température froide et sèche, et que les progrès de la pituitescence sont enrayés par l'action de cette température, il suffit qu'ils mènent une vie sobre et régulière, pour ne pas perdre les avantages d'une semblable saison, qui leur est extrêmement favorable. Quant à l'automne, il convient d'user des moyens sthéniques dont j'ai parlé en traitant du régime qu'il convient d'observer dans les saisons pluvieuses et australes, et de recourir aux vomitifs et aux purgatifs, dès qu'il paraît le moindre indice d'humeurs saburrales.

Comme les maladies qu'enfantent ces deux saisons irrégulières, se développent principalement durant l'hiver qui suit, et comme ces maladies sont bilieuses-catarrhales, atrabilaires-catarrhales, ou catarrhales-bilieuses ou atrabilaires, on conçoit aisément que les moyens curatifs les plus efficaces sont en général les vomitifs, les purgatifs institués dans le principe, les vésicatoires, les antiseptiques excitans et toniques, et souvent les vermifuges.

La seconde irrégularité de l'été et de l'automne est l'humidité et la dominance des vents du sud, qui ont lieu durant ces deux saisons ; on doit s'attendre, dit Hippocrate, à beaucoup de maladies durant l'hiver qui suit (1). Cette constitution australe, continuée pendant deux saisons, produit des maladies catarrhales chez les pituiteux, et des affections bilieuses ou atrabilaires-catarrhales chez les hommes qui passent quarante ans. Le régime et les autres moyens prophylactiques et curatifs, sont les mêmes que ceux indiqués plus haut, en parlant des saisons pluvieuses et australes.

L'automne est irrégulièrement constitué, lorsqu'il est sec et boréal. Cette constitution automnale est favorable aux personnes pituiteuses ; mais elle nuit aux sanguins (surtout lorsque l'été qui a précédé a été, de même, sec et dominé par les vents du nord), aux bilieux et aux atrabilaires. Les personnes pléthoriques, bilieuses et atrabilaires doivent s'astreindre à un régime humectant, adoucissant, et surtout végétal et acescent ; elles doivent faire peu d'exercice, prolonger leur som-

____

(1) *De aëre, aquis et locis.*

meil; en un mot, tout ce que j'ai dit être capable
de prévenir le refoulement des forces et l'érétisme
inflammatoire.

§ IV. *Régime des constitutions et des âges.*

La diète végétale convient généralement aux
tempéramens sanguins et bilieux ; ils ne doivent
user de viandes qu'avec modération, parce qu'elles
produisent la pléthore sanguine et bilieuse. Les
sanguins néanmoins, pourvu que le sang ne soit
pas surabondant, peuvent user librement de tous
les genres d'alimens et de boissons ; il convient
même que leur vie soit très variée : c'est particulièrement à eux que s'applique le conseil de
Celse, de ne s'astreindre à aucune règle particulière de régime, mais, au contraire, d'en suivre
un très varié. Il n'en est pas de même des pléthoriques : les alimens qui leur conviennent,
doivent être peu nourrissans, et leur boisson rafraîchissante ; il est utile qu'ils fassent un exercice modéré et réglé d'après les différentes saisons, qu'ils s'abstiennent de café et de liqueurs,
qu'ils boivent en petite quantité du vin, et mêlé
d'eau ; la bière même est préférable. Les salades,
les fruits, les herbes potagères, comme la laitue,
la chicorée, le pourpier, les oseilles, les bouillons

maigres, et les viandes blanches, assaisonnées avec les acides, comme le vinaigre, le suc de limons, le verjus, sont les alimens qui leur conviennent le mieux.

Les pléthoriques, et ceux qui ont beaucoup d'embonpoint, doivent encore plus éviter les alimens succulens : ils doivent s'abstenir surtout des substances grasses, huileuses, et des assaisonnemens recherchés, qui, en augmentant la diathèse sanguine ou la diathèse inflammatoire, décideraient nécessairement des maladies graves de ce genre. Par la même raison, ils doivent boire très peu de vin et rarement pur, préférer la diète végétale et les viandes blanches, et s'interdire celles qui abondent en gluten.

Ce même régime convient aux tempéramens bilieux ; il est le seul propre à enrayer les progrès de la bilescence, et à prévenir les maladies qui sont la suite d'une excessive bilification. Ils doivent, ainsi que les pléthoriques, n'user qu'avec beaucoup de modération des assaisonnemens âcres et aromatiques, et généralement de toutes les substances irritantes et échauffantes. Leur nourriture, comme l'a fort bien dit Hippocrate, doit être humectante : *Biliosis ratio victûs humectans adhibenda* (de Affectionibus). Les acides leur conviennent particulièrement, *biliosis naturis acetum confert* (de vict. rat.), et ils doivent s'interdire le lait, le fromage, les graisses, les viandes noires, et les alimens doux, sucrés, mielleux, qui, ainsi que l'avait déjà remarqué Hippocrate, se bilifient très promptement, et augmentent la quantité de bile dont ils abondent. Il est utile aussi qu'ils ne boivent que peu de vin, et rarement. L'eau est la boisson qui leur est la plus avantageuse : outre qu'elle jouit réellement de la vertu antispasmodique, elle a encore celle de s'opposer à la bilification ; elle est par conséquent capable de prévenir les explosions bilieuses auxquelles les chaleurs de l'été ou d'autres causes donnent souvent lieu. Hippocrate en recommandait l'usage dans la fièvre ardente, le choléra, et les autres affections dépendantes de la diathèse bilieuse. Les exercices des bilieux doivent être modérés, et leur sommeil prolongé.

Les mélancoliques doivent s'abstenir des alimens grossiers, visqueux, et entr'autres des farineux non fermentés, des substances flatuleuses et difficiles à digérer, ainsi que des forts assaisonnemens, et généralement de tout ce qui peut exciter la sensibilité déjà trop exaltée, et augmenter les progrès de l'animalisation. Le pain bien fermenté et bien cuit ; les chairs des jeunes animaux, ou plutôt les viandes blanches et *gélatineuses*, comme celles de veau, d'agneau, de poule, de poulet ; les herbes potagères et les fruits ; les vins légers et trempés, la petite bière, le petit cidre, sont les alimens et les boissons les plus convenables à ce tempérament. Les viandes noires qui abondent en *gluten*, comme celles des vieux animaux, ou de ceux dont la vie a été très exercée, comme le bœuf, le pigeon, le gibier ; les poissons de mer, et surtout les cétacés, ceux d'étang ; les viandes enfumées et salées ; les légumes, le lait et le fromage, leur sont préjudiciables. Les crèmes d'orge, de riz, etc. leur sont très utiles, parce qu'elles sont adoucissantes, et qu'elles provoquent le sommeil. Il faut ajouter à ce régime de légers exercices en plein air, dans une atmosphère tempérée et un peu humide, et éviter trop de dissipation et trop d'oisiveté.

Les alimens et les boissons qui sont utiles aux tempéramens sanguins, bilieux et atrabilaires, ne conviennent point aux pituiteux ; ils leur seraient très nuisibles : un régime opposé est celui qui leur est approprié. La laxité des solides, l'aquosité des humeurs, la dominance d'action du système cellulaire et lymphatique, et l'imperfection de l'animalisation, contre-indiquent l'usage des substances relâchantes, adoucissantes et acescentes. Le régime de Pythagore est très contraire aux pituiteux : ils ne doivent user que très modérément des végétaux, et parmi ceux qui leur conviennent sont ceux appelés *plantes animales*, parce qu'elles contiennent l'azote, les âcres, qui provoquent les urines et la transpiration, comme les crucifères, les diurétiques chauds, comme le persil, l'asperge et les aromatiques, qui excitent vivement l'action des solides. Les pituiteux doivent s'abstenir des alimens humectans, visqueux, gras, de la chair des jeunes animaux, des poissons, des farineux non fermentés, et des légumineux, surtout de ceux qui ont une gousse. Leur nourriture doit consister en viandes abondantes en *gluten*, telles que le bœuf, le mouton, le pigeon, le gibier, etc. : ils n'ont pas à redouter les assaisonnemens, ni l'usage des vins vieux, légers, mais généreux, purs ou mêlés d'un peu d'eau, non plus que du café et même des liqueurs fortes, mais pris modérément. Il n'est pas de constitution dans laquelle il soit plus nécessaire de prendre plus d'exercice, et surtout dans un air sec et chaud ; aussi voit-on rarement des pituiteux parmi les soldats, les laboureurs et les hommes de travail. Ce tempérament est souvent le produit de l'oisiveté, et le travail le fait disparaître insensiblement. Il convient aussi que les pituiteux dorment moins long-temps que les autres hommes. « Le sommeil, » ainsi que l'a fort bien dit Hippocrate, humecte, » et la veille dessèche. » Il est nécessaire que les adultes de cette constitution endurent quelquefois la faim, qui dessèche les corps, et qu'ils séjournent dans les pays montagneux exposés au nord ou à l'est.

Enfin, tout ce qui peut augmenter l'action et établir une juste répartition des forces dans toutes les parties, toutes les choses capables de favoriser l'animalisation et d'augmenter les sécrétions, sont on ne peut pas plus avantageuses à cette constitution. L'engourdissement et l'apathie des organes du pituiteux, qui en font presque un automate, nécessitent l'usage des excitans et des caléfians.

Quant aux constitutions pituitoso-atrabilaires et atrabilioso-pituiteuses, le régime mixte est celui qu'on doit préférer; et la diète animale ou végétale doit prévaloir, selon la dominance de l'humeur pituiteuse ou atrabilaire.

Le régime des différens âges de la vie doit avoir pour base celui des constitutions et des saisons qui leur sont analogues; car, comme je l'ai exposé plus haut, la constitution de l'enfance est la pituiteuse; celle de la jeunesse est la sanguine; celle de l'âge viril la bilieuse; enfin, celle de la vieillesse l'atrabilaire, ou l'atrabilioso-pituiteuse. Néanmoins, les enfans, quoique pituiteux, de même que les jeunes gens dont la constitution est sanguine, ne doivent faire usage que de peu de viandes ; ce sont les légumes, les racines, les herbes potagères et les fruits

dont il convient de faire leur principale nourriture:
le vin et les liqueurs devraient leur être absolument
interdits jusqu'à dix-huit ou vingt ans. La nourriture purement animale serait extrêmement préjudiciable dans les premiers temps de la vie, en
ce qu'elle nuirait au développement des organes.
On voit par le caractère gélatineux des humeurs et
les appétits de l'enfance pour les productions végétales, que la nature a pour but de s'opposer à une
trop grande azotisation des sucs nourriciers, afin
que, plus éloignés de l'état albumineux et glutineux,
ils se durcissent moins, et forment des solides plus
lâches, plus flexibles, et qui prêtent convenablement à l'extension et à l'accroissement du corps.
Le vin et les liqueurs contrarieraient également le
vœu de la nature, parce que ces boissons sont très
irritantes, et que l'irritabilité est très grande à cet
âge; mais à mesure que la vie fait des progrès, la
diète animale devient plus nécessaire, de même
que l'usage du vin, parce qu'il y a plus à réparer,
et que l'azotisation doit être moins entravée, pour
que les humeurs, plus animalisées et plus concres-
cibles, puissent donner aux parties qu'elles réparent
toute la solidité dont elles doivent jouir dans le
solstice et le déclin de la vie. On conçoit aisément,
d'après cela, pourquoi dans l'enfance l'action des
systèmes cellulaire, lymphatique et gastrique, est

plus grande que dans les autres âges , et pourquoi la gélatine est plus abondante : mais à mesure que l'on avance dans le cercle étroit de l'existence animale , l'action de ces systèmes diminue ; elle cesse presque entièrement dans la vieillesse , et les fluides acquièrent alors un excès d'*animalité*. Aussi , quoique les vieillards soient surchargés de sucs pituiteux , qui sont le produit d'une coction imparfaite , et dont la nature cherche à se débarrasser par différens couloirs , on peut assurer qu'en général le peu d'humeurs qu'ils assimilent sont beaucoup plus animales , et contiennent bien plus d'albumine et de gluten que dans les jeunes gens et les enfans , dont le sang est presque tout gélatineux : les humeurs excrémentitielles sont aussi bien plus fétides et plus âcres dans le dernier âge.

En général , les jeunes gens doivent fuir l'oisiveté , l'inaction , le trop long séjour au lit , les lits trop mous , les compagnies suspectes , les ouvrages licencieux , les plaisirs vénériens ; s'abstenir des alimens succulens très assaisonnés , des liqueurs fortes , et ne boire que modérément du vin trempé ; en un mot , ils doivent éviter tout ce qui peut dépraver les mœurs , et hâter la consomption du feu de la vie. Le régime , ainsi que je l'ai déjà dit , a une grande influence sur le moral de l'homme. « Le vin et les viandes , dit Plutarque , affaiblis-

» sent et énervent les ressorts de l'âme. » « Que
» ceux, dit Galien, qui ne pensent pas que la
» diversité du régime rend les uns tempérans, les
» autres dissolus ; les uns chastes, les autres in-
» continens, les uns braves, les autres lâches ;
» ceux-ci doux, ceux-là querelleurs ; les uns
» modestes, les autres présomptueux ; que ceux,
» dis-je, qui nient cette vérité, viennent près de
» moi, et qu'ils suivent mes conseils pour les
» alimens et les boissons : je leur promets qu'ils en
» retireront de grands secours pour la philosophie
» morale ; ils sentiront augmenter les forces de
» leur âme ; ils acquerront plus de génie, de mé-
» moire et de prudence. Je leur dirai aussi quels
» sont les boissons, les vents, la température qu'ils
» doivent choisir ou éviter (1). »

Hippocrate, Platon, Aristote, et beaucoup
d'anciens philosophes, pensaient de même sur
cet objet. Or, qu'y a-t-il de plus essentiel, et néanmoins de plus négligé, que les bonnes mœurs,
soit qu'on envisage l'utilité publique et la prospérité
d'une nation, soit qu'on ne considère que la santé,
le bienfait le plus précieux de la nature.

Quant aux autres âges, il suffit, pour maintenir
l'harmonie des fonctions, de suivre les règles générales et communes à tous les hommes, et d'ob-

____

(1) Charterius, tome **V**, page 457.

server le régime analogue au climat, à la saison, au tempérament, et à la profession qu'on exerce. Je donnerai dans la section suivante les préceptes généraux qui concernent les différens états de la vie ; j'insisterai ici sur la froide vieillesse, heureux si je puis contribuer à adoucir les maux attachés à cette dernière période de l'existence.

Cette époque brillante de l'homme, dans laquelle il a acquis le complément de l'organisation et des forces, et où la vie semble être stationnaire, n'est qu'un point de temps, pour ainsi dire, indivisible, un instant fugitif qui s'envole d'une manière imperceptible, et que rien ne saurait fixer. Dès que l'homme a atteint son point de perfection, il marche nécessairement à la décadence ; et après avoir brillé de l'éclat de la jeunesse, et joui de la souplesse et de la flexibilité de ses organes, il voit insensiblement se faner les roses du printemps, et son corps acquérir pas à pas cette rigidité et cette induration qui, entravant l'énergie du feu vital, amènent lentement sa destruction. On pourrait aussi faire remonter la première époque de la vieillesse à celle où commence l'âge de consistance, quoiqu'alors le dépérissement ne soit encore qu'insensible.

La vieillesse est plus hâtive chez la femme, mais aussi ses progrès sont plus lents. Le mode d'existence dans les différens âges du sexe n'est pas le même que dans l'homme : la femme en a un qui lui est propre, dès qu'elle est parvenue au moment où les organes de la génération commencent à entrer en action, et qui varie dans les autres périodes, d'après les lois de son organisation.

« Tout s'anime dans la femme, dit Roussel, au
» temps de la puberté : ses yeux, auparavant
» muets, acquièrent de l'éclat et de l'expression ;
» tout ce que les grâces légères et naïves ont de
» piquant, tout ce que la jeunesse a de fraîcheur,
» brille dans sa personne. De ce nouvel état il
» résulte en elle une surabondance de vie qui
» cherche à se répandre et à se communiquer.
» Elle est avertie de ce besoin par de tendres in-
» quiétudes, et par des élans qui ne sont que la
» voix tyrannique et douce de la volupté. Pour
» intéresser puissamment toute la nature à sa si-
» tuation, elle semble appeler le plaisir à son se-
» cours. Lorsque le vœu de la nature est rempli,
» elle semble négliger les moyens par lesquels elle
» est parvenue à son but. La femme perd peu à
» peu de son éclat : cette fleur délicate du tempé-
» rament qui ne marche qu'avec la première jeu-
» nesse, disparaît comme la rosée du matin. La
» force dont les organes tiraient leur coloris et
» leur forme séduisante, diminue, se ralentit ;
» et une flaccidité désagréable succéderait à la
» souplesse et à la fermeté élastique dont ils étaient

» doués, si cet embonpoint qu'amène ordinaire-
» ment l'âge adulte, ne les soutenait, et n'en
» imposait par un certain air de fraîcheur. Si cette
» nouvelle modification est incompatible avec la
» légèreté, la finesse des traits, et cette taille flexi-
» ble, qui sont le partage de la puberté, elle admet
» au moins des grâces majestueuses, et des agré-
» mens qui, sans être aussi piquans, ne laissent
» pas quelquefois que de servir de piége à l'amour.
» La nature tâche cependant d'en tirer parti, et de
» le faire tirer au profit de l'espèce : elle ranime
» par intervalles l'éclat de la femme ; elle fait de
» temps en temps naître de nouvelles fleurs sous
» ses pas, pour en tirer de nouveaux fruits. Mais,
» enfin, ne pouvant plus la défendre contre les
» impressions destructives du temps, et la tenant
» quitte de tout envers l'espèce, elle abandonne
» à son individu l'usage des derniers momens qui
» lui restent.

» La vieillesse, qui est toujours plus hâtive pour
» la femme que pour l'homme, ne succède point
» immédiatement à l'époque où elle cesse d'en-
» gendrer. Il est encore un espace de temps, mais
» trop court sans doute, où elle intéresse par un
» reste d'attraits qui rappellent le souvenir de
» ceux qu'elle n'a plus. Elle redouble d'efforts pour
» conserver ce reste précieux et inutile. Elle ras-
» semble autour d'elle toutes ses machines pour

» arrêter les ravages du temps qui la dépouille
» tous les jours de quelque chose : mais si elle
» pousse ses soins plus loin que ne l'exige le
» désir légitime de faire une retraite honorable,
» si elle écoute trop cet instinct qui ne lui a
» jamais fait envisager d'autre bien que le bon-
» heur de plaire, il est à craindre que la vieil-
» lesse, prête à fondre sur elle, ne vienne mettre
» dans un trop grand jour le contraste désavan-
» tageux de ses prétentions et de son impuis-
» sance.

» Lorsqu'enfin cet âge, qu'un auteur appelle
» *l'enfer des femmes*, est arrivé, l'impulsion
» vitale, qui animait tous ses organes, se con-
» centre vers l'intérieur, et se fait à peine sentir
» aux parties externes ; l'embonpoint, qui leur
» servait de support, se dissipe et les abandonne
» à leur propre poids : d'où résulte un affaisse-
» ment général qui défigure la femme par les
» mêmes choses qui l'embellissaient autrefois.
» Parmi les débris dont elle est entourée, les che-
» veux, que l'homme perd de bonne heure, se
» montrent encore chez elle, et font voir que les
» organes de celle-ci ne perdent jamais tout à fait
» la flexibilité qui faisait leur caractère, et qu'après
» avoir différé en tout de l'homme, elle décline
» encore et vieillit à sa manière. » (*Système phy-*

sique et moral de la femme, pages 82, 83, 84, 85 et 86.)

Il faut distinguer deux périodes dans la vieillesse : la vieillesse fraîche, *senectus cruda,* qui commence entre quarante-cinq et cinquante ans, et la vieillesse décrépite, qui se manifeste d'une manière non équivoque vers l'âge de soixante-dix ans. Le régime qui convient dans la première, doit avoir pour objet de retarder ses progrès en ralentissant la concentration des forces, et en entretenant la souplesse et la flexibilité des fibres, sans diminuer l'énergie du principe vital. On doit donc s'interdire à cet âge les liqueurs fortes, les assaisonnemens stimulans, les exercices violens, et éviter tout ce qui peut exciter des passions vives. Il est bon de diminuer la nourriture, surtout au repas du soir, et de ne faire usage que de viandes peu abondantes en gluten, légères, bien tendres, de pain bien fermenté et bien cuit, de végétaux nourrissans : les alimens farineux, visqueux, gras et pesans, doivent être entièrement bannis du régime des vieillards. Le vin, qui a été appelé avec raison le *lait des vieillards,* leur convient très-bien ; mais il faut qu'il soit d'un âge moyen, peu chargé de tartre, et pris avec modération. Les bains tièdes sont aussi de la plus grande efficacité pour retarder l'induration et faciliter les sécrétions, et surtout la perspiration, qui est très diminuée à cet âge. Aussi ont-ils été recommandés dans tous les temps, et dans l'antiquité la plus reculée, comme le prouve l'exemple de Nestor dans Homère : ce héros, très âgé, se baignait avant le repas et se livrait ensuite au sommeil. Hippocrate conseillait aussi le bain aux vieillards, et cette doctrine, adoptée par tous les célèbres médecins d'un âge inférieur, est conforme à celle des modernes.

Il convient aussi, à mesure qu'on avance dans la vieillesse, de mener une vie sobre, tempérante, et de mettre de la régularité dans les fonctions. Les repas, le sommeil, les exercices et le repos, les occupations, les excrétions, tout doit être réglé et se succéder constamment dans le même ordre. L'exercice passif, comme de monter à cheval, d'aller en voiture, est le plus utile : les camisoles de laine, portées à nu sur la peau, et les frictions faites sur l'habitude extérieure, ne le sont pas moins. Enfin, il faut éviter dans la vieillesse les impressions du froid, et les grandes évacuations, telles que les saignées, les purgatifs violens, les sueurs abondantes, à moins que des circonstances particulières n'en indiquent la nécessité; encore ne doit-on se les permettre, quand le cas l'exige, qu'avec prudence et modération, car elles épuisent le peu de forces qui restent, et augmentent la sécheresse.

La vieillesse décrépite doit être considérée comme une maladie dont la crise est la mort. A cette époque, le corps est courbé vers la terre, il est incapable d'aucune action, le sentiment physique et moral est presque éteint, les fonctions ne s'opèrent plus avec aisance, les humeurs sont âcres et mal élaborées, les solides racornis, et la sensibilité vitale presque entièrement retirée dans ses principaux foyers. Lorsque l'homme est parvenu à ce point de dégradation, il ne doit plus espérer de reculer bien loin le terme fatal ; la coupe de la vie est presque épuisée, et malgré tous les soins et toutes les précautions, une mort douce et paisible viendra bientôt le délivrer d'un fardeau pénible, et terminer ses maux et sa misère. On conseille, dans cette dernière période, le même régime que ci-devant : seulement il faut retrancher de la nourriture, augmenter le nombre des repas, user d'alimens fortifians, toniques et mous, et s'abstenir entièrement des bains, qui, en augmentant la faiblesse, consumeraient plus rapidement la chaleur vitale. C'est à la vieillesse décrépite qu'est applicable l'aphorisme 14 de la première section : *Senibus autem paucus calor ; proptereà paucis fomitibus indigent , à multis enim extinguitur* (1).

---

(1) Plusieurs auteurs ont écrit sur la vieillesse et ses maladies. M. Gallé , professeur à Paris, en a donné une excellente notice dans l'Encyclopédie

L'amour de la vie, si naturel à l'homme, a fait imaginer dans tous les temps diverses méthodes propres à la prolonger au-delà du terme fixé par la nature. Celles-ci ont été l'objet des recherches d'orgueilleux adeptes, qui, au moyen de leurs élixirs, de leurs teintures métalliques, et autres compositions plus propres à abréger l'existence qu'à en reculer les bornes, promettaient à leurs prosélytes une vie de plusieurs siècles, et même l'immortalité. Il est inutile de réfuter de semblables absurdités. La mort prématurée de ces ridicules charlatans prouve assez combien peu on doit ajouter foi à leurs paroles. L'homme, de même que tous les êtres vivans, est né mortel, et s'il est un moyen d'allonger le cours de la vie, il consiste dans la sobriété et la tempérance, ainsi que dans le régime propre aux âges, aux constitutions et aux climats ; tout autre moyen quelconque est nul, plus souvent nuisible qu'utile, et doit être rejeté avec la pitié ou le mépris qu'inspirent les inventions des insensés et des fripons.

---

méthodique, article *Hygiène*. Ce savant m'écrit qu'il a oublié de citer l'ouvrage de Fischer, *de senio et morbis ejus*, qui contient de bonnes choses, et m'invite à parler de cette omission, qu'il réparera bientôt. Je m'empresse de remplir son vœu, et je saisis cette occasion pour payer à cet homme célèbre par son génie et ses rares talens, le juste tribut d'éloges et d'admiration que ses écrits lui ont mérité de la part de tous les savans distingués dans la république des lettres.

§ V. *Régime du sexe.*

Les femmes ont une constitution très analogue à celle de l'enfance. Une plus grande mollesse du tissu cellulaire que dans l'homme, et par conséquent un fonds inépuisable de sensibilité, que renforce l'excentricité des forces ; les sympathies extraordinaires qu'a la matrice avec tous les organes, surtout avec l'estomac, et la vie sédentaire qui est propre au sexe, établissent, ainsi que je l'ai déjà dit, des différences essentielles entre la femme et l'homme, tant au physique qu'au moral. Il en résulte que pour prévenir les affections nerveuses auxquelles elles sont disposées par leur constitution, le régime des femmes doit être, à peu de chose près, le même que celui des enfans, et qu'elles doivent s'interdire l'usage des stimulans et des échauffans, tels que les assaisonnemens forts, le café, les liqueurs, et n'user que d'alimens de facile digestion ; surtout de viandes blanches et de végétaux, qui ne concentrent pas trop l'action et n'occasionent pas des désordres nerveux. Il est nécessaire aussi qu'elles s'assujettissent aux règles diététiques relatives aux tempéramens, aux âges, aux saisons, etc. Quant aux différens états des femmes, qui exigent des précautions particulières, j'en parlerai dans la suite de cet ouvrage.

~~~~~~

CHAPITRE X.

De l'Éducation.

C'EST dans l'enfance que s'établissent les foudemens de la bonne ou de la mauvaise santé ; et la source la plus féconde des infirmités qui rendent l'existence malheureuse , se trouve non seulement dans les erreurs des auteurs de nos jours, mais plus particulièrement encore dans les vices de l'éducation. En effet , l'enfant le mieux constitué dégénère bientôt par l'effet de ces dernières causes, et devient faible , languissant et en proie à la douleur, pour la vie, s'il ne succombe pas dès le principe. En général l'éducation européenne est on ne peut pas plus mauvaise ; elle ne tend qu'à dégrader l'homme tant au physique qu'au moral, à affaiblir son corps , à le rendre valétudinaire , à énerver les muscles de l'âme , et à la mutiler dans ses facultés : et l'on accuse la nature de ces désordres , elle , dont tous les efforts tendent à la conservation et au bonheur des êtres auxquels elle donne le sentiment et la vie !

La nature a spécialement confié les soins de la première éducation aux femmes : ces soins sont
~~~~~~

pour les mères une obligation sacrée dont elles ne peuvent s'affranchir sans crime, et c'est de l'observance ou de l'infraction de cette loi que dépend principalement le sort heureux ou malheureux des hommes (1).

C'est à l'époque de la conception que commencent les devoirs maternels. Dès que la femme pense être enceinte, elle doit, pour sa propre conservation et pour celle de son fruit, modérer ses désirs et ses passions, prendre un exercice proportionné à ses forces, et s'assujettir à un régime conforme à son âge, à sa constitution, à son état, etc. Il est un plan général de conduite à toutes les femmes grosses, et qui consiste : 1°. à vivre dans un air pur, serein, tempéré, non humide, ni chargé de vapeurs fétides ou malfaisantes; 2°. à user sobrement d'alimens faciles à digérer, et à s'interdire les viandes salées et assaisonnées, les pâtisseries, en un mot, toutes les substances ténaces, lourdes et compactes. Dans la grossesse, les femmes doivent être plus sobres et plus tempérantes que dans tout autre état : la modération en

---

(1) « Du soin des femmes, dit J. J. Rousseau, dépend la première
» éducation des hommes ; des femmes dépendent encore les mœurs de
» l'homme, ses passions, ses goûts, ses plaisirs, son bonheur même.....
» Ainsi, élever les hommes, tandis qu'ils sont jeunes, et les soigner,
» quand ils sont grands, les conseiller, les consoler, leur rendre la vie
» agréable et douce ; voilà les devoirs des femmes dans tous les temps. »
(Émile.)

toutes choses est le plus sûr moyen de les dispenser de recourir aux remèdes, en prévenant les causes qui les rendent nécessaires. 3°. Elles doivent boire peu de vin, et rarement sans eau; s'abstenir entièrement des liqueurs fortes, et ne prendre du café que très rarement, car l'usage habituel de cette boisson a quelquefois occasioné l'avortement. 4°. L'exercice à cheval, en voiture, la danse, les travaux pénibles et violens, ont été souvent funestes; les promenades à pied, les exercices doux et modérés, sont non seulement utiles, mais encore indispensables. 5°. Les femmes enceintes ne doivent point prolonger les veilles; il faut, au contraire, qu'elles dorment davantage. 6°. Il leur est avantageux de conserver le calme et la tranquillité de l'âme, de se distraire agréablement par les jeux et les amusemens; mais les désirs effrénés et les fortes passions ne doivent jamais trouver d'accès chez elles. 7°. Il est important qu'elles s'abstiennent des saignées, des émétiques et des purgatifs, que l'ignorance faisait regarder autrefois comme nécessaires dans la grossesse, et dont le charlatanisme intéressé tente encore aujourd'hui de perpétuer l'usage; ce n'est que dans un très petit nombre de cas que ces moyens peuvent convenir. « Ils sont plutôt des secours contre les effets » d'un mauvais régime, que contre la gros- » sesse, qui n'est point une maladie..... Les

» femelles des animaux, et les femmes dont la
» constitution n'a point été dépravée par la mol-
» lesse, ne sont point malades pendant la ges-
» tation. La grossesse n'est une maladie que pour
» les femmes en qui des organes énervés rendent
» toutes les fonctions pénibles ; que pour ces
» machines frêles et délicates, en qui chaque
» digestion est une courte maladie. Les autres par-
» viennent pour l'ordinaire au terme de leur gros-
» sesse, sans autre infirmité que la gêne insépa-
» rable de cet état (1). »

8°. Les vêtemens des femmes grosses doivent
être lâches et ne point comprimer. 9°. Enfin, il
convient de modérer les désirs vénériens et de
jouir rarement des plaisirs de l'amour. Dans cet
état où l'homme naturel n'est dépravé ni par les
biens ni par les maux de la société, la femme enceinte le recherche aussi peu qu'il la recherche.
Les peuples d'Amérique, à demi-civilisés, ne connaissaient jamais les femmes durant la gestation,
et c'est là vraisemblablement, dit Paw (Recherches
sur les Américains), une des raisons pourquoi il
y naissait si peu d'enfans difformes et contrefaits,
dont la multiplication tient plus qu'on ne pense
à une incontinence brutale. Telle est, sans doute,

____

(1) Système physique et moral de la femme ; par Roussel, pages 290
et 291.

une des causes qui font que la mortalité des femmes
en couche chez les nations sauvages est bien moindre qu'en Europe. « En prenant les pays de l'Eu-
» rope, dit Paw, l'un portant l'autre, on trouve
» que, sur cent femmes en couche, il en meurt
» plus qu'une; et en Amérique, sur mille femmes
» en couche, il en meurt à peu près une. »

Le cercle des devoirs maternels s'agrandit et
s'étend à l'époque de l'accouchement ; c'est alors
que l'enfant réclame impérieusement les secours de
sa mère. Il est dans l'ordre qu'elle les lui donne
elle-même, et qu'elle ne confie pas à des mains
étrangères de si utiles soins : elle lui doit son sein,
et elle ne peut impunément tromper le vœu de la
nature qui lui en a imposé l'obligation, puisque,
même avant le terme de la grossesse, elle a élaboré
et préparé deux sources de lait pour servir à la
nourriture des nouveau-nés. Ce n'est que dans le
cas où il y a impossibilité physique d'allaiter elle-
même, comme une santé faible et chancelante, un
lait d'une mauvaise qualité, une maladie qu'elle
pourrait transmettre à son nourrisson, qu'elle doit
se dispenser de le faire. Dans toute autre circonstance, c'est pour elle un devoir sacré ; bien plus ,
le lait qu'elle refuse à son enfant, se transforme en
un poison funeste, qui devient pour elle une source
intarissable de douleurs et de tourmens. Coupable
envers l'être auquel elle a donné le jour, le cri

de sa conscience vengera bientôt la nature outra-
gée ; les souffrances du corps, et les remords dont
son âme sera torturée , lui feront envisager comme
un bienfait pour elle, la mort qu'elle a donnée
sans pitié (1).

Outre les maux physiques auxquels s'expose la
femme qui repousse son enfant de son sein , combien de privations douloureuses et pénibles ne se
prépare-t-elle pas pour l'avenir ? N'y eût-il que
cette froide et triste indifférence qu'éprouvent mutuellement l'un pour l'autre deux êtres que la nature a destinés à être unis par les liens d'un amour
réciproque (car ces liens sont rompus par la mère
qui ne l'est qu'à demi); ce motif serait suffisant,
sans en compter nombre d'autres, pour la rendre
à ses devoirs. Mais écoutons Phavorin sur ce sujet.
Ce philosophe , étant allé visiter un sénateur dont

____

(1) Les marâtres qui s'affranchissent de ce devoir paient bien cher ,
pour l'ordinaire , ce délit de *lèse-nature*. Le lait dont elles ont la cruauté
de priver leur fruit , se porte indistinctement sur tous les organes , et y
exerce les plus terribles ravages. On a vu des femmes perdre la raison ,
d'autres la vue , l'ouïe , à la suite de dépôts laiteux dans quelques parties
intérieures du cerveau ; on voit souvent aussi des apoplexies et des paralysies produites par cette cause. Les obstructions des viscères , la phthisie
pulmonaire , les fleurs blanches , les ulcères de la matrice , les fièvres
puerpérales , et beaucoup d'autres affections non moins graves , sont très
fréquemment occasionées par l'humeur laiteuse déviée. Les femmes qui
échappent à ces maux , n'en sont pas moins à plaindre ; leurs gros-
sesses se multiplient et amènent une multitude d'affections nerveuses ,
effets nécessaires de l'excès d'irritabilité de la matrice. Aussi n'est-il
pas rare de voir de jeunes femmes fraîches , pleines d'embonpoint et de
santé , perdre tous ces avantages après quatre ou cinq ans de mariage ,
et traîner jusqu'au tombeau une vie languissante et misérable.

l'épouse venait de le rendre père, lui parla en ces
termes :

« Votre épouse, lui dit-il, se propose sans doute
» de nourrir elle-même son fils. Ah ! s'écrie sa mère,
» qui était présente, ce serait lui donner la mort,
» si, après les douleurs de l'enfantement elle avait
» à supporter encore les fatigues et les ennuis de
» l'allaitement. Ah ! de grâce, Manlia, reprit Pha-
» vorin, permettez que votre fille soit entièrement
» la mère de son enfant : c'est un partage odieux et
» maudit par la nature, ce n'est qu'une demi-ma-
» ternité, que de donner le jour à un être inno-
» cent, et de le rejeter ensuite loin de soi ; cet être
» encore informe que vous avez nourri du plus pur
» de votre sang, lorsqu'il était encore renfermé
» dans vos flancs, quelle inconséquence funeste de
» lui refuser votre sein, maintenant qu'il est sous
» vos yeux, maintenant que ses caresses et ses cris
» réclament la tendresse et les droits inviolables de
» la maternité !

» Croyez-vous, Manlia, que ces globes séduisans
» qui parent votre sexe, aient été arrondis par la
» main des grâces, pour servir d'ornemens seule-
» ment ; ne savez-vous pas que la nature les y a pla-
» cés pour nourrir les nouveau-nés ? Me préservent
» les dieux de vous appliquer ce que j'ajoute !
» mais enfin, n'a-t-on pas vu des femmes exécra-
» bles, des monstres affreux, qui, dans la crainte

» que l'abondance du lait ne nuisît à la beauté de
» leur gorge, mettaient tout en usage pour tarir et
» dessécher jusqu'à la dernière goutte cette source
» sacrée, le premier aliment du genre humain, au
» risque de périr elles-mêmes! Parlerai-je de l'abo-
» minable raffinement de coquetterie qui fait recou-
» rir à certaines drogues, pour provoquer l'avorte-
» ment, afin d'épargner à une jolie femme les in-
» commodités de la grossesse, les douleurs de la
» délivrance, et surtout le désagrément des formes
» que pourrait prendre en s'affaissant, un flanc élevé
» pendant quelques mois?

» Mais si c'est un attentat odieux et digne de
» l'exécration de toute la terre, de faire périr un
» innocent dans les premiers instans de la vie, de
» l'étouffer, pour ainsi dire, entre les bras de la
» nature qui l'ébauche et qui commence à le for-
» mer, croyez-vous que c'en soit un bien moindre,
» lorsqu'il a acquis sa perfection, lorsque vous l'avez
» mis au monde, lorsqu'il est votre enfant, de lui
» refuser avec dureté cette nourriture qui lui est
» destinée, et à laquelle il est accoutumé depuis si
» long-temps? Eh! qu'importe, répondra-t-on,
» quelle espèce de lait il suce? Que n'ajoutes-tu
» donc aussi, père dénaturé, que m'importe de
» quel sang mon fils soit issu, et dans quel sein il
» prenne la vie! car, enfin, cette liqueur précieuse
» que l'abondance des esprits et la fermentation

» intérieure ont blanchie, n'est-elle pas dans les
» mamelles ce même sang qui a servi à former l'en-
» fant dans les entrailles de la mère? N'est-ce pas
» ce sang qui, après avoir animé l'homme dans le
» sein maternel, remonte à la poitrine au moment
» de la délivrance, par une économie admirable de
» la nature, et s'y fixe pour étayer les faibles dé-
» buts d'une existence fragile, pour fournir au nou-
» veau-né un aliment doux et familier?

» Aussi la philosophie a-t-elle prouvé que, si la
» qualité du sang influe sur l'organisation du corps
» et sur la trempe de l'âme, la vertu du lait et ses
» qualités produisent absolument les mêmes effets,
» comme on le voit non seulement parmi les hom-
» mes, mais encore parmi les animaux, et même
» chez les végétaux. Faites téter une brebis par un
» chevreau, et une chèvre par un agneau, la toison
» de l'un sera plus forte, et le poil de l'autre beau-
» coup plus fin. Voyez deux plantes, deux arbres
» sortis du même germe, quelle différence dans la
» saveur et dans la qualité du fruit, si on en a mis
» dans le choix de la terre et de l'eau qui les nour-
» rissent! Cet arbre qui, plein de vie et de gaieté,
» faisait l'ornement d'un coteau, ne le voit-on pas
» se dessécher et périr après le transport, faute
» d'une nourriture convenable!

» Quelle manie donc et quel abus de livrer, pour
» ainsi dire, au sein d'une vile mercenaire, et la

» noblesse d'âme de l'enfant qui vient de naître, et
» la vigueur de son tempérament, au risque de voir
» l'une se corrompre, et l'autre s'énerver dans un
» lait ignoble et étranger, surtout si la nourrice qui
» remplace la mère, est esclave ou de race servile,
» si elle sort d'un peuple barbare, si elle est mé-
» chante, contrefaite, libertine, adonnée au vin?
» car en pareille occasion on prend indistinctement
» la première femme qui se présente.

    » Souffrirons-nous donc, Manlia, que ce cher
» fils qui vous appartient par les droits du sang,
» et que j'ose appeler le mien par la vive tendresse
» que j'ai conservée pour son père, mon illustre
» disciple, souffrirons-nous que ce cher enfant soit
» la victime d'un usage si pernicieux? Vous ver-
» rai-je le présenter à la mamelle d'une étrangère
» malsaine et corrompue, pour puiser dans son
» sang les vices du caractère et le germe des mala-
» dies? Chastes matrones, vous êtes désolées de
» voir des enfans qui dégénèrent! souffrez qu'on
» vous le dise, c'est votre faute : il fallait leur trans-
» mettre avec votre lait la pureté de vos mœurs et
» la force de votre constitution. C'est avec raison
» que Virgile, non seulement fait reprocher à Énée
» sa naissance, comme Homère l'avait fait à l'égard
» d'Achille, mais encore parle du monstre qui l'a
» nourri, lorsqu'il dit : *Oui, barbare ; tu suças le*
» *lait d'une tigresse d'Hyrcanie ;* car il savait

» que le caractère de la nourrice et la qualité du
» lait déterminent presque seuls les penchans et les
» goûts du nourrisson.

» Jeunes épouses, si tous ces dangers ne font sur
» vous qu'une légère impression, qu'au moins l'in-
» térêt le plus cher de votre cœur vous réveille et
» vous touche. Faites bien attention que la mère
» qui abandonne son fruit, et le livre à une étran-
» gère, rompt ce lien si doux d'affection et d'amour
» avec lequel la nature attache l'âme des enfans à
» celle des parens, ou du moins qu'elle l'affaiblit
» et le relâche extrêmement; car dès que vos yeux
» ne rencontreront plus ce fils que vous avez exilé,
» vous sentirez s'amortir peu à peu et enfin s'étein-
» dre cette flamme sacrée de l'amour maternel dont
» rien ne peut ôter dans le cœur des véritables mères
» l'impétuosité et l'énergie : vous n'entendrez plus
» ces murmures toujours renaissans d'inquiétude et
» de tendresse, et le souvenir d'un enfant donné
» à la nourrice s'effacera presque aussi vite que si
» la mort l'avait arraché de vos bras.

» Mais la nature ne tarde pas à venger son ou-
» trage. L'enfant, de son côté, ne connaît que le
» sein qui l'allaite ; sentimens, affections, caresses,
» tout est pour sa nourrice. La véritable mère ne
» recueille que l'indifférence et l'oubli; en sorte que
» toutes les impressions du sang, tous les germes
» de l'amour filial ayant été étouffés dans son cœur

» dès l'aurore de la vie, si par la suite on le voit té-
» moigner quelque attachement aux auteurs de ses
» jours, il n'est point guidé par le cri de la nature,
» c'est une démonstration de pure civilité : elle
» dépend presque totalement de l'opinion qui lui
» assigne telles personnes pour ses parens (1). »

Je ne m'arrêterai pas davantage sur ce sujet qui a été très éloquemment traité par J.-J. Rousseau, et par plusieurs médecins du plus grand mérite; je me bornerai seulement à présenter quelques réflexions générales sur l'éducation, et à en présenter les vices, qui opèrent la dépopulation et l'abâtardissement de l'espèce.

Les principales erreurs qui se commettent dans l'éducation de l'enfance consistent dans le grand nombre de couvertures et d'habits dont on les enveloppe, dans l'usage nuisible des maillots, dans la grande quantité d'alimens dont on les surcharge, dans les médicamens qu'on leur fait prendre presque toujours mal à propos, dans la mollesse à laquelle les habituent la plupart des parens opulens, dans les passions nuisibles qu'on fait naître ou qu'on fomente en eux, et dans les études prématurées.

Le vulgaire imagine qu'un enfant nouveau-né ne peut être trop couvert; et, pour le préserver des

____

(1) *A. Gellii noct. attic.*, lib. 12, cap. 1.

intempéries de l'air, on l'enveloppe de flanelles,
de langes, de têtières, et on le tient constamment
dans des appartemens très chauds : il en résulte
qu'au bout de très peu de temps l'enfant ne peut
plus supporter l'air, et que, pour peu qu'on l'y
expose, il s'enrhume et gagne une fluxion. Cette coutume est, comme on voit, très préjudiciable, et rend
incapable de supporter sans danger, durant le reste
de la vie, les changemens brusques de l'atmosphère,
qui sont si fréquens dans nos pays. On n'a pas néanmoins à redouter beaucoup du froid pour les enfans, et l'expérience prouve que, toutes proportions
gardées, ils peuvent mieux l'endurer que les adultes ;
ils ont par conséquent moins besoin de couvertures
et d'habillemens chauds. Mais on ne se borne pas
à les en surcharger : à peine voient-ils le jour, qu'on
leur lie pieds et mains, et qu'on les traite en coupables, quoiqu'ils n'aient commis d'autre faute
que celle d'être venus au monde (1); on les ga-
rotte, on les serre, on enveloppe leurs corps de
liens, de manière qu'ils ne peuvent se mouvoir.
Or, rien ne s'oppose plus au développement des
membres, et à ce qu'ils acquièrent de forces, que
le défaut d'action auquel on les condamne ; il n'est

---

(1) *Itaque feliciter natus jacet, manibus pedibusque devinctis, flens animal,
cæteris imperaturum, et à suppliciis vitam auspicatur, unam tantùm ob culpam,
quia natum est.*

PLIN., lib. VIII, in proëmio.

donc pas étonnant que de tels enfans soient faibles et sans vigueur.

Un autre inconvénient qui résulte de la compression qu'exercent les bandes et les maillots, est la difformité qu'elle occasione. Les os sont à cet âge très mous et très flexibles : semblables à la cire, ils cèdent aisément, et prennent une mauvaise tournure, à laquelle il est bien difficile de remédier dans la suite. Telle est la raison pour laquelle un grand nombre de personnes nées sans aucun vice de conformation ont les épaules élevées, l'épine voûtée et la poitrine aplatie, et périssent pour la plupart d'affections pulmoniques. Ajoutez à cela que l'enfant, ainsi garotté, cherche à se débarrasser de ses liens, et qu'à force de crier et de s'agiter, il prend des attitudes forcées, qui déterminent non seulement des difformités, mais souvent encore des hernies. D'ailleurs les compressions qu'éprouve le corps nuisent à la respiration et à la digestion. Aussi, n'est-il pas rare d'en voir mourir beaucoup par cette cause dans l'étisie ou les convulsions. Ce que je viens de dire des maillots doit aussi s'appliquer aux corps de baleine que l'on fait porter dans la suite aux enfans, pour leur faire une belle taille; ils produisent les mêmes effets, et sont aussi funestes. Mais qu'importe, surtout pour les filles, que ce soit aux dépens de la santé ou de la vie, pourvu qu'elles puissent plaire! On se trompe néanmoins : tous ces prétendus moyens, imaginés pour former la taille et donner des grâces, produisent pour l'ordinaire, ainsi que je l'ai déjà dit, des difformités plus grandes et plus dangereuses que celles qu'on se propose de prévenir. Bien plus, les machines inventées par les orthopédistes, pour remédier aux difformités des enfans, effets très ordinaires des maillots et des corps, en occasionent souvent de nouvelles, sans faire cesser celles pour lesquelles on les emploie. L'unique moyen de prévenir ces vices de conformation est d'imiter les peuples sauvages, qui ne connaissent ni maillots ni corps de baleine, et chez lesquels on ne rencontre presque point d'individus contrefaits ni mutilés. Rapportons-nous-en à la nature; les animaux n'ont qu'elle pour guide, et l'on en voit peu d'estropiés ou de défigurés dans les différentes espèces.

Il serait fastidieux d'entrer dans des détails minutieux sur la manière d'habiller les enfans, et sur les différentes sortes de vêtemens qui leur conviennent; ils doivent être variés selon les pays et les saisons. Quant à la forme qu'on leur donne, et qui se règle pour l'ordinaire sur les caprices de la mode ou sur le goût des parens, elle n'influe en rien sur la santé. La seule règle à suivre, c'est qu'il faut que les habillemens de l'enfance ne soient pas bien chauds, et qu'ils soient façonnés de manière à ce qu'il n'y ait rien de trop juste, rien qui colle au

corps , nulle ligature , et que tous les mouvemens soient libres. On doit proscrire les cols ,
les jarretières , les ceintures , les boucles, et généralement tout ce qui peut serrer ou comprimer,
et par conséquent gêner la circulation , rendre
les humeurs stagnantes , et déterminer l'affluence
du sang vers la tête et la poitrine. La tête doit
être légèrement couverte , et à mesure que les
cheveux croissent, il faut accoutumer l'enfant à
se passer de bonnet , de sorte qu'au bout d'un
an il puisse aller tête nue. « Les anciens Égyp-
» tiens, dit J.-J. Rousseau (*Emile*), d'après Mon-
» taigne (1), avaient toujours la tête nue ; les
» Perses la couvraient de grosses tiares, et la
» couvrent encore de gros turbans , dont , selon
» Chardin, l'air du pays leur rend l'usage néces-
» saire. Or, on sait la distinction faite jadis sur
» un champ de bataille entre les crânes des Perses
» et ceux des Égyptiens. Comme donc il importe
» que les os de la tête deviennent plus durs, plus
» compactes, moins fragiles et moins vaporeux ,
» pour mieux armer le cerveau, non seulement
» contre les blessures, mais contre les rhumes, les
» fluxions et toutes les impressions de l'air, ac-
» coutumez vos enfans à demeurer, été comme
» hiver, jour et nuit, toujours tête nue. Que si ,

____

(1) Essais de Michel de Montaigne, page 191.

» pour la propreté et pour tenir leurs cheveux
» en ordre, vous leur voulez donner une coif
» fure durant la nuit, que ce soit un bonnet
» mince, à claire voie, et semblable au réseau
» dans lequel les Basques enveloppent leurs che-
» veux. »

Tant que l'enfant ne marche pas, il est inutile de lui donner une chaussure; ce n'est que lorsqu'il commence à faire usage de ses jambes, qu'elle lui devient nécessaire. On peut lui faire porter alors des souliers à cordons, ou, ce qui vaudrait encore mieux, des sabots de bois léger.

Il convient de placer l'enfant durant son sommeil, dans un berceau, avec la seule chemise, sans bandes et sans liens, sur des linges bien secs, qu'on change dès qu'ils sont salis, car la propreté est un des moyens les plus efficaces pour conserver la santé, et de le couvrir légèrement.

La nourriture des enfans n'est pas moins importante que leur habillement; on doit prendre en cela, comme en toute autre chose, la nature pour guide, et ne leur en jamais accorder au-delà du besoin. La mère doit présenter le sein à son enfant, dès qu'il montre de la disposition à téter. Le premier lait que sécrètent les mamelles peu de temps après l'accouchement, est un *serum* clair, acidule, appelé *colostrum*, qui purge l'enfant et favorise l'expulsion du *meconium* qui s'est ramassé dans les intestins du fœtus pendant tout le temps de la grossesse. On conçoit aisément que, lorsqu'il est privé de ce premier lait, il est exposé à des maladies mortelles que le *colostrum* a la propriété de prévenir. Ainsi cette substance est un remède préparé par la nature même; mais, si l'enfant en naissant reçoit ce bienfait de sa mère, il le lui paie à l'instant, en la délivrant à son tour d'une humeur laiteuse surabondante, et dont l'affluence soutenue vers les mamelles, les tend, les gonfle, et produit souvent de très-vives douleurs et d'autres accidens fâcheux.

Beaucoup de femmes sont dans l'usage pernicieux de faire avaler à l'enfant, immédiatement après sa naissance, des cordiaux et surtout du vin, pour remédier, croient-elles, à sa faiblesse. Rien n'est plus nuisible que cette méthode, et ce n'est que dans le cas où l'enfant naît avec les symptômes d'une mort apparente, qu'il est utile d'employer ces moyens pour exciter les forces de la vie et ranimer la circulation. Il est également dangereux de leur faire prendre des purgatifs, qui ne peuvent que mettre le trouble et le désordre dans les fonctions. La nature a pourvu aux moyens de faire rendre à l'enfant le *meconium*; le premier lait de la mère est suffisant pour cela, et lorsqu'il en est privé, un peu d'eau miellée est plus convenable et remplit mieux les vues de la nature que des drogues auxquelles elle répugne. Une autre erreur, non moins préjudiciable aux enfans, est celle de leur donner des narcotiques, comme le laudanum, le sirop de pavot ou de diacode, pour les faire dormir. Ces médicamens sont de vrais poisons qui brident le jeu des nerfs, émoussent la sensibilité, troublent l'ordre des fonctions, déterminent le sang à se porter à la tête, et laissent souvent des impressions funestes et permanentes sur les organes du sentiment. Ils ne peuvent être utiles que dans un petit nombre de cas, et c'est au médecin à les prescrire (1).

----

(1) Les vrais médecins n'ont pas une grande confiance dans les drogues, et ne sont pas polypharmaques. Malheureusement pour l'humanité, le nombre de ces médecins n'est pas grand, surtout dans les pays allemands : les préjugés y sont tels, qu'on ne croit pouvoir guérir qu'avec les remèdes qui se préparent dans les boutiques des apothicaires, et le peuple n'y mesure le savoir du médecin qu'à la toise de ses ordonnances. D'un autre côté, beaucoup d'officiers de santé sont dans la persuasion que la nature est impuissante, qu'elle n'est capable que d'écarts dans les maladies, et que c'est à eux à rectifier ses erreurs et à lui commander. Ces sublimes docteurs accablent en conséquence les malades de remèdes. Deux ou trois potions de jalap, un ou deux picotins de pilules par jour, et par-dessus tout cela une demi-douzaine de lavemens, sans parler des saignées et des purgatifs, qu'ils donnent indistinctement durant tout le cours de la maladie ; telle est la médecine de ces jongleurs, dont le bonnet doctoral ne sert qu'à cacher des oreilles de Midas. *Saignare, purgare et clysterium donare*, telle est la base de leur traitement dans toutes les maladies : aussi peut-on presque toujours compter le nombre de leurs malades par celui des morts, et ceux dont le tempérament a résisté à la maladie et au médecin, sont sujets aux rechutes, ou ont des convalescences longues et difficiles.

Insensés qui voulez commander à la nature et lui dicter des lois, commandez aussi aux élémens et aux saisons ! faites donc la pluie et le beau temps : cela est moins difficile que de maîtriser la nature vivante, et que de régner despotiquement sur elle avec des drogues ! *Risum teneatis amici !*

Le lait de la mère, lorsqu'elle est bien constituée, suffit pour l'ordinaire à l'enfant durant les trois ou quatre premiers mois, et il est rare qu'on soit obligé de lui donner d'autres alimens. Avant ce terme, l'estomac n'est pas en état d'en digérer d'autres que le lait qui est destiné par la nature à la nourriture des nouveau-nés : il est un aliment proportionné à la faiblesse des organes digestifs de l'enfant au degré d'action que la digestion doit exciter dans tout le système, et propre à fournir la quantité de sucs nourriciers convenables à l'accroissement. Il en faut peu dans les premiers mois, et les mères, ainsi que les nourrices, pèchent communément à cet égard; s'imaginant qu'un nourrisson a faim toutes les fois qu'il crie, elles lui présentent le sein dix à douze fois par jour. Cette erreur est des plus dangereuses, car un enfant ne crie jamais que quand il souffre, ou lorsque quelque chose le blesse. La faim, dans son principe, ne produit pas la douleur, et lorsqu'il éprouve le besoin de téter, il le témoigne par des signes non équivoques, avant que de crier.

Ce n'est pas seulement par la trop grande quantité d'alimens, mais encore par leur mauvaise qualité, qu'on pèche dans le régime des enfans. Les bouillies faites avec les farineux non fermentés, les panades assaisonnées avec le sucre et les épiceries, les confitures, les pâtisseries, etc., devraient leur être entièrement interdites. Les premières donnent lieu aux aigreurs, aux coliques, aux diarrhées et aux convulsions, et toutes les excitent à prendre au-delà du besoin; ils en deviennent trop gras et bouflis, ce qui n'est pas, ainsi que le croit le vulgaire, un signe de santé, car les enfans qui ont beaucoup d'embonpoint, sont plus que les autres sujets aux affections spasmodiques et convulsives, aux catarrhes suffocans, etc. Les alimens simples, mais légers et faciles à digérer, sont les seuls qui conviennent à cet âge, par rapport à la débilité des organes qui servent à la digestion. Le pain bien levé et bien cuit est l'aliment le plus convenable : on peut y ajouter le lait de vache. On fait cuire le pain dans l'eau, et, après en avoir séparé celle-ci, on verse sur le pain une suffisante quantité de lait frais ou tiède, mais qui n'ait pas bouilli. Lorsque l'enfant a autour de six ou huit mois, il lui faut une nourriture plus substantielle; il est bon alors de lui donner le pain dans du bouillon de viande, deux ou trois fois par jour : mais on ne doit lui permettre l'usage de la viande qu'après le sevrage et lorsqu'il a des dents pour broyer, et encore ne faut-il lui en donner qu'en très petite quantité. Le régime végéto-animal devient nécessaire à cette époque; car si l'enfant faisait uniquement usage des végétaux, ainsi que le conseillent quelques auteurs qui ont plus consulté leur imagination que la nature et l'expérience, il serait exposé aux aigreurs et aux accidens qui en dépendent.

A mesure que l'enfant croît, il a besoin d'une plus grande quantité de nourriture. Lorsqu'il est sevré, il faut lui en donner quatre ou cinq fois par jour, mais jamais pendant la nuit. La quantité doit être relative au besoin, et lorsque les alimens sont simples, il est rare qu'il en prenne au-delà de ce qui lui est nécessaire. Il ne faut pas cependant lui en donner trop peu, comme le pratiquent quelques parens imbécilles, qui craignent que leurs enfans ne deviennent stupides : cet excès est plus dangereux encore que l'excès contraire, car le dépérissement qui en est la suite, est presque toujours mortel, au lieu que la nature remédie plus facilement aux maladies qui dépendent de la réplétion.

Les fruits sont très utiles aux enfans; la nature leur en inspire l'appétit; aussi les recherchent-ils avec avidité, et les préfèrent-ils à toute autre substance. Seulement il ne leur en faut permettre que de mûrs, et veiller à ce qu'ils n'en mangent pas trop : autrement ils leur sont nuisibles, et surtout les fruits verts, en ce qu'ils affaiblissent les forces digestives, causent des aigreurs, des vents, et engendrent des vers.

Dès que l'enfant a atteint l'âge de trois ans, s'il jouit d'une bonne constitution, il convient de l'habituer à user de toute espèce d'alimens végétaux,

mais avec modération, et augmenter insensiblement la quantité de viandes, surtout de celles qui
sont gélatineuses. Il faut que leur régime soit très
varié, mais simple, et ne point les assujettir à un
seule genre de nourriture. On leur a conseillé l'abstinence des légumes, des farineux, des racines, et
d'autres substances acescentes : ce conseil ne con-
cerne que les enfans faibles et valétudinaires, car
l'expérience prouve que ces alimens sont au contraire très utiles aux enfans bien constitués, par
rapport à l'impression tonique qu'ils portent sur
l'estomac, et qui se répète utilement dans tout le
système. La diète très relâchante et aqueuse produit un effet opposé, et jette tout le corps dans une
énervation radicale; elle dispose au rachitis, aux
écrouelles et autres maladies de ce genre, et elle
doit être généralement rejetée.

La pousse des dents est souvent une époque critique qui s'accompagne de diarrhée, de coliques,
de convulsions, de fièvre aiguë, et qui est funeste
à beaucoup d'enfans. Néanmoins elle n'est pas une
maladie dans l'ordre de la nature; car on voit des
enfans qui n'éprouvent aucun de ces accidens, et
chez lesquels l'éruption des dents a lieu sans en être
dérangés, au moins d'une manière bien sensible :
ce qui démontre que ces affections morbifiques ne
sont point nécessaires; elles dépendent en effet pour
l'ordinaire de la pléthore, de l'acidité des sucs di-

gestifs, et surtout de la grande mobilité du genre nerveux. On peut les prévenir efficacement en assujettissant les enfans au régime que je viens d'indiquer, et que l'expérience a prouvé être le plus conforme aux vues de la nature.

J'ai déjà exposé la manière dont on devait nourrir les enfans, lorsque les mères sont dans la malheureuse impuissance de le faire elles-mêmes, et j'ai dit qu'il y avait moins de dangers à courir en leur donnant le lait des animaux, qu'en les confiant à des nourrices mercenaires, à moins qu'on ne leur reconnaisse des mœurs, qu'elles ne soient dociles à suivre les intentions des parens, et que ceux-ci ne les aient constamment sous les yeux. J'ai dit quelles étaient les précautions qu'on devait apporter dans leur choix. Ainsi je ne reviendrai pas sur cet objet. Je me bornerai seulement à observer en dernière analyse, que celle-là doit être préférée qui a des mœurs, qui jouit d'une bonne santé, qui a du lait, et qui est propre et soigneuse : si à ces qualités elle réunit l'âge, le caractère et la constitution physique de la mère, si son lait est récent et analogue à celui de la mère, cette nourrice est la plus convenable. J'observerai encore qu'elle ne doit jamais donner le sein à l'enfant après une émotion vive, telle qu'un accès de colère, une frayeur, un vif transport de joie ; car l'expérience a prouvé que plusieurs enfans ont été attaqués d'affections spasmodiques, convul-

sives ou autres, pour avoir pris le sein dans des circonstances qui altèrent et corrompent le lait.

Ce serait en vain qu'on mettrait en pratique tous
ces préceptes, la constitution de l'enfant ne s'af-
fermirait pas, et il resterait constamment faible,
si l'on négligeait les exercices dont le désir est né
avec l'homme. Le rachitis et les écrouelles dépendent le plus souvent de l'inaction et de l'état de con-
trainte dans lequel on tient les enfans, qui sont tous
naturellement portés au mouvement : mais comme
dans les premiers mois ils ne peuvent s'exercer
eux-mêmes, il est nécessaire de charger de ce soin
les nourrices.

L'exercice le plus convenable aux enfans qui ne
marchent pas encore, est de les faire transporter
en plein air, en recommandant que la nourrice
ou la personne qui les porte les change souvent de
bras, afin qu'ils ne contractent pas l'habitude de
se pencher plus d'un côté que de l'autre, ce qui
peut dans la suite produire une difformité dans la
colonne vertébrale et dans le côté qui a été habituellement penché. La manière dont la plupart des
nourrices portent les enfans est très vicieuse ; le
plus souvent il n'y a qu'une fesse qui pose sur le
bras, et la cuisse ainsi que la jambe de l'autre côté
étant abandonnées, celles-ci prennent une mauvaise tournure et le pied rentre en dedans. D'autres
rapprochent trop de la poitrine le bras qui porte ;

il en résulte que le genou de l'enfant est pressé par la poitrine, et que la cuisse de ce côté, descendant davantage, contracte l'habitude d'une position vicieuse. La meilleure manière de porter un enfant, est de le tenir sur le bras, de sorte que son dos appuie sur la poitrine de la personne qui le porte, comme sur un dossier : l'enfant a dans cette attitude un point d'appui en arrière, et aucun de ses membres ne prend de fausse position.

Un autre genre d'exercice non moins utile dans les premiers mois de la naissance, quoi qu'en disent les frondeurs de tous les usages populaires, est le *bercement.* Le renouvellement fréquent de l'air, les secousses modérées de toutes les parties, et l'action réciproque des viscères les uns sur les autres, qu'il procure, font nécessairement sur les organes de l'enfant des impressions salutaires. Ajoutez que le bercement est un puissant moyen de distraire l'enfant qui souffre, vu que ses douleurs ne sont que senties mais non raisonnées. Il émousse l'excessive sensibilité des nerfs, mais ne les rend point calleux ; et, comme le dit de Séze, « en procu-
» rant une sensation douce, continue et uniforme,
» il provoque l'enfant au sommeil, et change par
» là sa situation inquiète en une situation d'inertie
» et d'indifférence (1). »

____

(1) Recherches sur la sensibilité, page 137.

On ne doit pas se presser de faire marcher les enfans ; ce n'est qu'après le sevrage, vers le neuvième ou le dixième mois, et lorsque les extrémités inférieures ont assez de forces pour soutenir le poids du corps, qu'on doit les y exercer. La meilleure méthode est de les soutenir par la main. On doit proscrire l'usage des lisières attachées par derrière, qui fait pencher l'enfant en devant et le rend voûté, parce que dans cette attitude la poitrine devient le centre sur lequel porte le poids du corps : il en résulte que la poitrine rentre en dedans, et que la respiration devient gênée. Ce qui vaut le mieux, c'est de leur laisser recevoir des leçons de la nature même et de l'expérience : on les laisse se rouler par terre. Cet exercice, non seulement les fortifie, mais leur apprend encore à faire usage de leurs membres ; ils commencent ainsi à marcher seuls de bonne heure, sans avoir eu besoin de guides ni de maîtres.

Dès que l'enfant peut marcher, il faut le laisser s'y exercer lui-même au grand air, et ne point l'empêcher de se livrer aux mouvemens et aux jeux de son âge. Les courses, les sauts et autres exercices, sont absolument nécessaires, et le corps n'acquiert des forces que par ce moyen. Il faut néanmoins leur en faire éviter l'excès, qui épuise les forces et cause des maladies graves. Il produit sur le corps les mêmes effets que le travail immodéré ou prématuré opère sur les paysans et les artisans : les organes durcissent, le corps vieillit de bonne heure, et par conséquent ne se développe pas entièrement et ne prend pas tout son accroissement.

Les frictions sèches sur la peau des enfans sont un moyen efficace et propre à les rendre robustes et vigoureux : elles produisent les mêmes effets que les exercices, en favorisant la libre circulation des forces. Ce moyen, employé dans les siècles les plus reculés, et trop négligé de nos jours, donne du jeu et du ressort aux organes, seconde leur développement, affermit la santé, et préserve des maladies qui dépendent de la trop grande laxité des solides ; on ne saurait trop en recommander l'usage.

Les lotions et les bains froids sont de la plus grande utilité dans les pays septentrionaux, ainsi que dans les nôtres, où les corps ont à supporter fréquemment de brusques variations de l'atmosphère. Rien n'est plus propre à donner aux organes la vigueur nécessaire pour résister à ces impressions soudaines, qui déterminent des directions contraires de mouvemens qui se croisent et se succèdent rapidement. Il est donc très avantageux d'y habituer de bonne heure les enfans (1). On les

____

(1) Cette pratique, très salutaire dans le Nord et dans nos pays, serait nuisible, ainsi que je l'ai déjà dit, dans les climats chauds.

familiarise avec les lotions et le bain, en lavant d'abord, avec une éponge imbibée d'eau froide, les parties qui sont constamment exposées à l'air, comme les mains, les pieds, le visage, puis les bras, les cuisses et les jambes, et insensiblement tout le corps. On réitère ces lotions deux ou trois fois par jour, et enfin, on plonge tout le corps dans l'eau froide.

Le sommeil est l'état presque continuel de l'enfant qui vient de naître : il était nécessaire pour disposer le corps à la nutrition et au développement. Presque tous les premiers instans de l'enfance sont marqués par le besoin de dormir. Mais à mesure que l'homme s'éloigne de son origine, ce besoin diminue, en sorte que dans le dernier âge il l'invoque en vain : dans la vieillesse il est tourmenté d'insomnies, et il est peu d'hommes qui, à cet âge, ne se plaignent de ne pouvoir dormir.

Les lits ou berceaux dans lesquels on met reposer les enfans, doivent être, ainsi que leurs appartemens, très aérés ; il n'y a rien de plus pernicieux qu'un air non renouvelé et corrompu : c'est une méthode très nuisible que celle d'établir leurs couchettes dans des cabinets, des alcoves, et des chambres petites et étroites. Il est très utile au contraire qu'ils dorment exposés au grand air, et dans des appartemens où il circule librement.

2.   24

On couche ordinairement les enfans sur le dos
et la face tournée en haut. Cette situation n'est pas
la plus favorable, et ils la prennent rarement
quand ils sont livrés à eux-mêmes; c'est sur un
côté qu'ils se couchent naturellement, les jambes
et les bras un peu pliés : cette position est la plus
avantageuse, en ce qu'elle favorise le plus la
liberté du jeu des viscères, au lieu que quand on
repose sur le dos, l'action et le cours des humeurs sont gênés dans la tête, la poitrine et le
ventre.

Il convient que les enfans soient couchés durement, sur un matelas, et même sur une paillasse,
plutôt que sur un lit de plume ou de laine. Un lit
dur donne de la force et de la vigueur; un lit mollet
affaiblit et énerve. On n'a pas à craindre qu'ils ne
dorment pas sur un lit dur; car, comme l'a très
bien dit le bon La Fontaine, « Tout est couchette
et matelas pour les enfans. » C'est aussi le sentiment de J.-J. Rousseau. « Il importe, dit-il (*Emile*),
» d'accoutumer les enfans à être mal couchés; c'est
» le moyen qu'ils ne trouvent plus de mauvais lits.
» Les gens élevés trop délicatement ne goûtent le
» sommeil que sur le duvet : les gens accoutumés à
» dormir sur les planches le trouvent partout. Un
» lit mollet, où l'on s'ensevelit dans la plume ou
» dans l'édredon, fond et dissout le corps, pour
» ainsi dire : les reins, enveloppés trop chaude-

» ment, s'échauffent ; de là résulte souvent la pierre
» ou d'autres incommodités, et infailliblement une
» complexion délicate, qui les nourrit toutes. Il
» n'y a pas de lit dur pour celui qui s'endort en
» se couchant. »

En général, il est très essentiel d'habituer les
enfans à une vie dure et active ; il serait même à
désirer qu'on leur fît éprouver quelquefois des privations, et qu'ils connussent la faim, la soif, et surtout la fatigue. Il est bon qu'ils apprennent de
bonne heure que l'appétit est le meilleur cuisinier,
et le seul qu'on doive estimer. Ces moyens ne contribuent pas peu à fortifier les organes, à affermir
la santé et à allonger le cours de la vie. L'éducation molle et délicate produit des effets absolument
contraires. Rien ne débilite plus la machine, ne
prépare un plus grand nombre de maux et d'infirmités, et n'abrége plus la durée de l'existence, que
de vouloir garantir les enfans du plus petit vent,
de les tenir ensevelis dans la plume, de les surcharger d'alimens délicats, et de leur permettre l'usage
du vin, du café, du chocolat et des assaisonnemens
échauffans. Outre que ce régime pernicieux donne
lieu à une infinité d'accidens et de maladies, il hâte,
avec une rapidité contre nature, le développement
des organes, qui reste imparfait ; il produit l'effet
d'une serre chaude, qui fait naître des fleurs et des
fruits au milieu de l'hiver, mais qui fait bientôt

périr l'arbre ou la plante qui les porte; car, comme je l'ai déjà dit, la durée de la vie est en raison du temps que le corps met à croître; en sorte qu'elle est d'autant plus longue que le développement est plus lent, et d'autant plus courte que la crue se fait plus promptement et d'une manière incomplète.

La gourmandise, la jalousie et la frayeur sont des passions extrêmement nuisibles à la santé, et les plus ordinaires dans le premier âge. Je ne parlerai point ici de leurs effets directs et immédiats sur l'économie animale; il en sera fait mention dans la sixième section de cet ouvrage; je me bornerai seulement à donner quelques réflexions fondées sur l'observation, et qui serviront à prouver combien ces passions sont dangereuses dans l'enfance, et combien il importe de les prévenir ou d'en arrêter les progrès.

La gourmandise est le plus grand fléau de l'enfance; elle est le principe d'une multitude de maladies : l'estomac, surchargé d'alimens souvent de mauvaise qualité, par cela même qu'ils sont recherchés, ne peut exécuter ses fonctions digestives qu'avec peine, et élabore mal les sucs qui doivent nourrir le corps : il en résulte des digestions pénibles et vicieuses, des affections gastriques *sympathisantes*, qui mettent le désordre dans la machine, et des altérations plus ou moins profondes et délétères dans le système humoral. Aussi la gourmandise moissonne-t-elle la plus grande partie des enfans en bas âge. Il est donc absolument nécessaire de mettre des bornes à leur appétit désordonné, et de ne leur distribuer qu'avec une sage économie une nourriture simple et peu assaisonnée, pour ne pas exciter en eux le sentiment de la faim au-delà du besoin naturel. Malheureusement les parens sont presque toujours les auteurs des maux de leurs enfans, en cédant avec trop d'indulgence à leur avidité, ou en les nourrissant des mêmes mets dont ils se nourrissent eux-mêmes. Il en résulte que cette nourriture fait de trop vives impressions sur des organes délicats, qu'elle émousse le sentiment du goût, et fait contracter à l'enfant des habitudes vicieuses, qui, en le privant des charmes les plus doux de la vie, le conduisent rapidement à sa destruction.

Il arrive souvent que les enfans maigrissent sensiblement, quoique le visage reste plein et charnu, et que toute l'épine dorsale et toutes les côtes se décharnent, de manière que la taille est comme un fuseau. Lorsque cette espèce de marasme a lieu sans cause sensible, on peut être certain que la jalousie en est le principe, et en y faisant attention, on ne tarde pas à s'apercevoir que c'est que dans la maison on témoigne plus d'amitié à quelque autre enfant.

Les parens et les instituteurs ne sauraient trop apporter de précautions pour éloigner du cœur de leurs élèves les tourmens secrets qui les dévorent.

et que font naître les préférences marquées. On n'imagine pas jusqu'à quel point un enfant y est sensible, et combien il dissimule le chagrin qui le mine : il faut souvent le deviner. L'unique moyen d'y réussir est de faire moins de caresses aux autres, et de lui témoigner plus d'amitié que de coutume. Qu'on observe alors attentivement ses yeux, et on connaît bientôt s'il est tourmenté de la jalousie ; car, si cette passion a trouvé accès dans son âme, ses yeux se montrent plus sereins, et il cesse d'être triste et rêveur. Dans ce cas, il faut prendre le parti de retrancher, en sa présence, les caresses qu'on faisait aux autres, et les redoubler envers lui, mais de manière qu'il ne s'aperçoive pas de la ruse, car les enfans sont plus pénétrans qu'on ne le croit communément : ils lisent dans l'âme de ceux qui les approchent, et là-dessus nous sommes souvent leurs dupes (1).

Que les enfans soient susceptibles de jalousie, c'est ce dont on ne peut douter : ils le sont même, étant encore à la mamelle. « J'ai vu, dit Augustin, » un enfant jaloux : il ne savait pas encore pronon- » cer une parole, et regardait déjà un autre enfant » qui tétait avec lui, avec un visage pâle et des » yeux irrités (2). »

____

(1) Orthopédie, par Andry, page 1...
(2) Éducation des Enfans, par Fénélon.

L'être faible et sensible est naturellement timide et craintif ; la peur s'empare facilement de son âme : aussi cette passion est-elle propre à l'enfance et au sexe féminin. Malheureusement on ne prémunit pas assez les enfans contre cette passion et ses dangereux effets, qui subsistent quelquefois durant toute la vie, et rendent celle-ci misérable et pleine d'angoisses. Souvent une femme, entraînée par le tourbillon des plaisirs, confie le soin de ses enfans à des domestiques, qui les effraient de contes absurdes de revenans, de diables et de sorciers ; il en résulte les accidens les plus funestes. L'enfant, naturellement curieux, se repaît avidement de ces contes, et bientôt son imagination exaltée ne lui offre plus que des spectres et des fantômes terribles ; il n'ose plus se confier aux ténèbres de la nuit, le moindre bruit l'épouvante ; ce sont des palpitations, des défaillances, des convulsions, et quelquefois des morts subites. Enfin telle est l'influence de cette cause sur l'esprit des enfans, qu'elle détruit l'énergie de l'âme, et les rend faibles et pusillanimes pour la vie. On voit, d'après cela, qu'il n'est pas indifférent de laisser approcher indistinctement les enfans par toutes sortes de personnes. Leur caractère dépend beaucoup des premières impressions qu'ils reçoivent dans un âge où le cerveau est une cire molle qui prend toutes les formes qu'on lui donne, et se dispose à les retenir dans un âge avancé. On sait que l'humeur des personnes avec lesquelles on vit, influe beaucoup sur la nôtre, et que l'on est gai, triste, taciturne, etc., selon la compagnie que l'on fréquente. Il en est de même, et à plus forte raison, pour les enfans : il serait à désirer qu'ils ne fussent jamais entourés que de personnes gaies, instruites, et qui sachent mêler l'agréable à l'utile, afin qu'ils en prennent le caractère et que l'instruction germe dans leur âme.

L'étude des langues et des sciences abstraites ne devrait jamais commencer qu'un peu tard ; et quand l'enfant a déjà acquis de la vigueur ; on ne doit pas former l'esprit aux dépens du corps, et l'intention de la nature est que celui-ci se fortifie avant que l'esprit s'exerce, comme l'a très bien dit le philosophe de Genève. L'application prématurée énerve l'un et l'autre. On a souvent vu, dans le bas âge, des prodiges de mémoire et même d'érudition, être à quinze ou vingt ans des imbécilles, et rester tels toute leur vie ; on a vu d'autres enfans, que les études précoces avaient affaiblis à tel point qu'ils finissaient dans les maux les plus cruels leur misérable carrière, à l'époque où ils auraient dû commencer seulement leurs études. Vouloir que les enfans soient des docteurs, comme le dit Fleury, c'est vouloir qu'une jeune plante ait, du jour au lendemain, un tronc solide et de profondes racines.

On ne devrait envoyer les enfans dans les écoles qu'à l'âge de dix ou douze ans , et jamais auparavant. Les premières études doivent avoir pour objet les choses qui tombent sous les sens, et qui, en fixant l'attention, fassent naître des idées, et exercent la mémoire. La méditation et le raisonnement appartiennent à un âge plus avancé. La contention qu'exigent ces opérations de l'âme est un état violent auquel on ne peut la plier que peu à peu, et auquel il faut par conséquent la préparer par degrés. Le dessin, la musique, la géographie, l'arithmétique, l'histoire naturelle et la physique expérimentale, sont propres à remplir nos vues, et doivent uniquement occuper les enfans de dix à douze ans ; la chronologie, l'histoire ancienne et moderne, les langues et la littérature, viendront ensuite ; et enfin, après avoir suivi la gradation des idées et de l'âge, on finira par les sciences abstraites, telles que les mathématiques, la grammaire générale, la législation, etc. etc. Tel est le plan d'études qui me paraît le plus conforme à la nature, et le plus propre à former des hommes vraiment instruits et utiles.

Quel que soit l'âge auquel on fasse commencer les études, il faut avoir soin que l'enfant ne s'applique pas trop long-temps de suite : une ou deux heures par jour, dans le principe, et, à mesure que le corps croît et acquiert de la force, trois, quatre

ou cinq heures, mais en plusieurs reprises, suffisent ; le reste de la journée doit être consacré aux
jeux, aux amusemens et aux exercices. Il est utile
surtout de leur faire éviter l'ennui dans les études,
et la passion dans les jeux. Il arrive presque toujours, comme l'a fort bien dit Fénélon, que dans
l'éducation on met ordinairement tout l'ennui
d'un côté, et tout le plaisir de l'autre. Il faut, au
contraire, que les exercices du corps et les travaux
de l'esprit se servent réciproquement de récréations et de délassemens, non pas à des heures
fixes, mais d'après les dispositions du corps et de
l'âme.

Tels sont en général les préceptes essentiels con-
cernant l'éducation, dont le but est de former des
corps robustes, des esprits éclairés, et des âmes
vertueuses ; ils sont basés sur la nature, et justifiés
par l'expérience. Ce n'est que de leur fidèle observation qu'on peut espérer une régénération dans
l'espèce humaine, et une nouvelle race d'hommes
qui vaillent mieux que leurs pères. Mais malheureusement le flambeau de la philosophie ne luit que
sur le plus petit nombre, et sa lumière ne s'étend
guère au-delà de la classe de ceux dont la raison a
été cultivée par les études ; les autres, pour la plupart, restent éternellement asservis aux préjugés, à
l'erreur et à l'habitude.

SECTION IV.

Du mouvement, du repos, du sommeil et de la veille.

CHAPITRE PREMIER.

Du Mouvement et du Repos.

RIEN n'est plus utile à la santé que l'exercice. Cette vérité était connue des anciens, et c'est pourquoi ils firent de la gymnastique la base de l'éducation nationale. Les premiers habitans de la Grèce étaient persuadés que l'âme acquiert de l'énergie à proportion que le corps prend de la vigueur : ainsi le code de leurs mœurs dériva des besoins de l'homme physique; la première génération donna des athlètes, et celle qui lui succéda, produisit de grands hommes.

Les Grecs élevaient la jeunesse dans toute sorte d'exercices. Les Romains, qui prirent presque toutes leurs institutions des premiers, avaient établi dans le Champ-de-Mars un gymnase où la jeunesse venait puiser la force et la santé. Tant que ce peuple ignora le luxe et la mollesse, il resta sain, vigou-reux, et fut invincible. Ce furent, au rapport de Plutarque, les exercices du Champ-de-Mars et les fatigues de la guerre qui rendirent Jules César, malgré sa constitution faible et délicate, le guer-rier le plus robuste et le héros le plus intrépide.

La santé ne se soutient que par la libre circu-lation et la juste répartition des forces et des hu-meurs. Tout ce qui y fait obstacle, dérange l'éco-nomie animale, et produit des aberrations dans les fonctions. Tout ce qui favorise la régularité et l'har-monie de celle-ci, en maintenant un juste équilibre dans les principaux foyers de la sensibilité, établit la santé. Or, tels sont les effets que produisent l'inaction et le mouvement. La première concentre l'action et les forces dans l'épigastre et affaiblit, au lieu que les exercices distribuent également l'une et les autres dans tous les organes, et donnent de la vigueur; c'est pourquoi Celse a dit (lib. I.) : « L'inaction affaiblit le corps, et le travail le forti-» fie; la première amène une vieillesse prématurée, » et le second prolonge l'adolescence. »

Le défaut d'exercice jette les organes dans l'iner-tie : c'est surtout l'organe extérieur qui en souffre; il perd son activité, la circulation se ralentit, les sécrétions diminuent, surtout celle de l'humeur perspirable; les humeurs, qui suivent le courant des oscillations nerveuses, sont refoulées dans l'intérieur ; il se forme des embarras, des obstructions dans les viscères : le système nerveux acquiert une mobilité et une sensibilité extraordinaires. Qu'on ne soit donc plus étonné si les obstructions, surtout celles des glandes, sont si communes parmi les personnes qui mènent une vie oisive et casanière, et si les maux de nerfs, l'hypocondrie, l'hystérie, etc., sont le partage ordinaire des enfans de l'abondance et de la mollesse. Celui qui croit se procurer de la santé en vivant dans l'inaction, est aussi peu sensé, dit avec raison Plutarque, que celui qui se condamnerait au silence pour perfectionner sa voix.

La vie oisive ne produit pas seulement des maladies, mais elle rend encore l'homme inutile à la société, et donne naissance à tous les vices. L'inaction est la source fatale d'où découlent la plupart des calamités qui affligent l'espèce humaine.

Il est indubitable, comme le prouve l'histoire des nations, que le luxe et la mollesse, en énervant les corps et en corrompant les mœurs, ont amené la décadence et la chute des empires : ce sont ces deux causes qui ont produit les révolutions et opéré la dégénération de l'espèce humaine (1); et ce ne

____

(1) Le luxe et la mollesse sont les enfans gâtés de l'opulence, et les auteurs de l'oisiveté et de l'ennui, le pire de tous nos ennemis. L'unique travail de beaucoup d'hommes, dit un auteur anglais, est de varier les attitudes de l'indolence; leurs nuits ne diffèrent guere des jours que par la différence d'un lit à un sopha : ils vivent dans une paisible stupidité ; ils oublient et sont oubliés. Quand ils paient le tribut à la nature, on

sera qu'en prémunissant la génération future contre nos vices, et en établissant dès l'enfance les fondemens d'une bonne constitution, que l'on parviendra à former des citoyens forts et vertueux, et à faire fleurir et prospérer l'empire. L'expérience a prouvé jusqu'à quel point s'étend la puissance de l'éducation, car la plus mauvaise.constitution peut être corrigée et même entièrement changée par l'effet d'une vie dure et austère, commencée dès le bas âge. Ce genre de vie rend les corps peu sensibles aux impressions de l'atmosphère et aux vicissitudes des saisons. Des enfans faibles et délicats, qu'on avait accoutumés dès leurs premières années à user d'alimens simples et grossiers, à s'exercer en plein air, et à supporter le grand chaud et le grand froid, sont devenus forts, robustes, et capables de résis-

---

ne saurait dire d'eux qu'ils sont morts ; seulement ils ont cessé de respirer. Mais la paresse est silencieuse et paisible ; elle n'excite point l'envie par son ostentation, ni la haine par ses rivalités. Aussi personne ne s'applique à la censurer , ni à la découvrir.

Ne soyons donc pas surpris si cette apathie, qui se transmet d'âge en âge , des parens aux enfans , jointe à la dépravation des mœurs, a produit une dégénération sensible de la nature humaine. Non seulement on ne rencontre plus un aussi grand nombre de vieillards qu'autrefois , mais les hommes sont bien moins forts et robustes. On s'était déjà aperçu de cette dégradation du temps de Sénèque , et il paraît qu'elle s'est accrue depuis , au point que nous sommes très inférieurs aux contemporains de ce philosophe. On lit dans le journal de la Chartreuse de Grenoble, imprimé en 1689 , que les ossemens des hommes récemment morts , comparés à ceux des hommes enterrés long-temps auparavant dans cette maison, ressemblaient à des os d'adolescens. On a fait une semblable observation par rapport aux ossemens des anciens Bourguignons morts sur le champ de bataille de Morat.

ter à l'action des causes de maladies les plus puissantes (1). De même on parvient à former le cœur et l'esprit, et à donner une direction utile aux passions humaines, par de sages institutions et une morale basée sur la nature de l'homme. On a réussi par elles, à changer les inclinations vicieuses les plus fortes, et à inspirer l'amour des vertus et des lois.

L'exercice le plus salutaire est celui qu'on prend en plein air, qui met en action le plus grand nombre de parties, et qui est proportionné aux forces de l'individu : telles sont les promenades à pied dans les lieux agrestes, l'équitation, la voiture, la natation, la navigation, la course, la danse, l'escrime, la chasse, les jeux du volant, de la paume, du mail, etc. Non seulement ces exercices et ces jeux favorisent l'égale répartition des forces dans tous les organes, et donnent aux corps de l'agilité et de la vigueur, mais encore ils récréent l'âme, et font naître des sentimens agréables.

Il est des médecins qui ont recommandé les exer-

----

(1) Platon rapporte que, dans sa jeunesse, les enfans étaient élevés durement, et qu'on ne connaissait guère alors les rhumes et les catarrhes, mais que ces maladies étaient devenues très communes depuis qu'on s'était relâché de la vie austère des anciens Grecs. Ce philosophe pensait même que l'influence des mœurs sur la santé est telle, que l'on peut juger de leur corruption, dans une ville, par le nombre des médecins. On remarque aussi que les hommes dont le genre de vie approche le plus de celui des peuples qui vivent dans la simplicité et l'innocence, sont bien moins sujets aux maladies et parviennent à un plus grand âge que ceux dont la civilisation est avancée.

cices après le repas; d'autres prétendent qu'ils troublent la digestion, et que le repos est préférable. Ne pourrait-on pas, dit Plutarque, concilier ces deux sentimens, et pour garder un juste milieu, s'abstenir des exercices corporels immédiatement après le repas, mais y suppléer par celui d'une conversation amusante, qui fixe l'attention sans fatiguer, et qui occupe agréablement l'esprit? Tels sont les entretiens qu'on a appelés le dessert des gens de lettres, et qui roulent sur ces sujets riches et agréables dont l'histoire, la poésie et la philosophie sont une source intarissable. Ce conseil est très sage et mérite d'être suivi. Il est très utile à la santé que l'exercice soit pris plutôt avant le repas qu'immédiatement après, à moins qu'il ne soit très modéré; autrement il pourrait troubler la digestion, au lieu que le repos, ou, ce qui vaut mieux encore, les conversations amusantes, et tout ce qui récrée et délasse l'âme, aident et facilitent cette fonction.

Les exercices ne doivent être ni violens, ni continués trop long-temps. La grande fatigue, loin de fortifier, affaiblit au contraire la machine, l'épuise, concentre le reste des forces dans l'intérieur, et, en accélérant ainsi les progrès de l'endurcissement, amène une vieillesse précoce.

Les exercices doivent être accommodés aux constitutions et aux saisons. Ce sont surtout les pituiteux, les enfans, et ceux dont le genre nerveux est très irritable, auxquels ils sont indispensables, particulièrement dans les saisons humides. Les sanguins, les bilieux, les atrabilaires, et les vieillards n'en ont pas autant besoin, et doivent en faire moins, surtout dans les saisons froides et sèches, de même que dans celles qui sont sèches et chaudes.

L'exercice le plus approprié à l'homme est celui de la promenade à pied. La nature lui a donné deux jambes, non pour se faire traîner en voiture, mais pour en faire usage, et se transporter d'un lieu à un autre. La voiture, la litière et la chaise à porteur ne conviennent qu'aux personnes très faibles et aux vieillards décrépits. Elles peuvent encore convenir aux élégans et à ces êtres équivoques, dont tout le mérite consiste dans l'opulence, et qui ne peuvent se faire remarquer dans la foule qu'à la faveur de leurs chevaux, de leurs équipages, ou de leurs ridicules.

Il est très avantageux aux citadins de sortir tous les jours de la ville, pour se promener dans la campagne. L'air pur qu'on y respire, le parfum suave qu'exhalent les plantes et les arbres, lorsque la végétation est en pleine activité, et les distractions agréables que procure l'aspect de la simple nature, répandent un sentiment de bien-être dans tous les organes, et ne contribuent pas peu à maintenir la santé. Outre cela, on se familiarise avec le grand air, et on s'aguerrit contre ses impressions et les changemens de temps. Enfin l'organe de la vue s'affermit et acquiert de l'étendue dans la campagne : il en est de ce sens comme des autres; il se perfectionne par l'usage. L'expérience prouve que ce qui concourt le plus à affaiblir les yeux, c'est de ne pas les exercer; on trouve beaucoup de vues courtes dans les villes, et presque pas dans les campagnes.

L'équitation est une sorte d'exercice aussi salutaire qu'agréable, qui convient aux convalescens, aux personnes faibles, valétudinaires ou cachectiques. Elle augmente les forces, et entretient ou rétablit l'équilibre entre l'épigastre et l'organe extérieur : c'est pourquoi elle a un succès marqué dans quelques espèces de phthisies, et surtout dans les nerveuses, les affections hystériques, l'hypocondriacisme, la goutte, etc. Sydenham regardait l'exercice du cheval comme un des moyens les plus efficaces dans beaucoup de maladies.

Les mouvemens du cheval doivent être proportionnés aux forces du cavalier : les personnes très faibles doivent aller au pas ; elles doivent éviter le trot et le galop ; ces allures ne peuvent être utiles qu'à ceux qui conservent assez de vigueur pour résister aux secousses plus ou moins fortes qu'elles font éprouver.

L'équitation habituelle n'est pas exempte d'in-

convéniens ; elle donne lieu à diverses incommodités , telles sont entr'autres les hémorrhoïdes. Ces
tumeurs sont l'effet de la pression et des secousses
auxquelles ont est exposé sur la selle ; souvent
même , après une course longue et précipitée , il
survient au voisinage de l'anus des inflammations
qui se terminent fréquemment par des abcès et
des fistules. Les hernies sont très communes aussi
chez les cavaliers ; les mouvemens de pression et
les secousses habituelles rendent les efforts des
viscères abdominaux d'autant plus puissans vers
les aines , que les anneaux des muscles du bas
ventre présentent dans ces cas moins de résistance.
Ces ouvertures, quoique très serrées et presque
fermées par le péritoine , perdent peu à peu leur
ressort, et laissent échapper la portion des viscères
qui leur est contiguë. Le trot ne contribue pas
peu à la production des hernies , et le cavalier
cuirassé y est bien plus sujet encore que les autres,
parce que la compression qu'exerce la cuirasse sur
l'épigastre , repousse davantage les viscères vers la
région hypogastrique.

Le trot fait souvent sauter et retomber le cavalier
sur la selle, ou se froisser contre l'arçon : ainsi il
court risque de se blesser aux parties génitales ; le
gonflement et l'inflammation sont les accidens qui
en résultent ordinairement.

Le mouvement continuel du cheval oblige le

tronc à une flexion et à une extension successives, qui fatiguent considérablement et donnent lieu à des maux de reins , des pissemens et quelquefois des crachemens de sang. Aussi les postillons, les courriers , et ceux qui courent la poste , sont-ils exposés à ces sortes de maladies. La cuirasse oblige par son poids à une plus grande flexion, et l'effort que font les muscles pour l'extension , étant par conséquent plus grand , expose davantage aux accidens dont je viens de parler. Cette même cause donne fréquemment lieu à la fausse *gastritie* , ou à l'inflammation des muscles qui recouvrent la partie de l'épigastre sous laquelle sont situés l'estomac et le petit lobe du foie. On pourrait faire éviter les hernies , en faisant porter aux cavaliers des culottes ou des pantalons dont les ceintures seraient fort hautes , toujours très serrées , et qui appuieraient un peu fortement sur les anneaux. Il serait à propos aussi qu'ils se servissent du suspensoir pour empêcher le mouvement du trot de blesser les parties de la génération.

La voiture est un genre d'exercice qui convient particulièrement aux personnes faibles et à celles d'un âge avancé : mais il ne faut pas que cet exercice soit une course fatigante ; il doit être réglé sur les forces de l'individu, et cesser dès qu'il éprouve de la lassitude. Il est à propos de

changer fréquemment de position, pour empêcher que les ébranlemens que produit la voiture
n'aient toujours la même direction.

La chasse est un amusement aussi sain qu'agréable, pourvu qu'il ne soit pas porté à l'excès.
L'homme a un penchant naturel pour la chasse,
il lui est commun avec les animaux ; le sauvage
ne sait que combattre et chasser. C'est un exercice
qui doit succéder aux travaux de la guerre, et
qui doit même les précéder : savoir manier les
chevaux et les armes, sont des talens communs
au chasseur et au guerrier. C'est l'école agréable
d'un art malheureusement nécessaire ; elle fait une
diversion entière aux affaires, elle offre un délassement sans mollesse, et donne un plaisir vif sans
langueur, sans mélange et sans satiété. On trouve
aussi de très grands avantages dans les autres jeux
qui, comme l'escrime, la paume, le ballon, l'es-
carpolette, la natation, le volant, le billard, la
boule, les quilles, etc., donnent du plaisir à l'âme,
en même temps qu'ils exercent le corps.

La danse est une sorte d'exercice très ancien,
et en usage chez tous les peuples, même parmi
les sauvages ; ce qui n'est pas étonnant, car les
hommes ont une inclination naturelle à produire
au dehors les affections et les sentimens qu'ils
éprouvent, non seulement par le moyen du langage articulé, mais encore par celui du geste et

des mouvemens du corps. Elle est l'expression de la nature, ou plutôt une *poésie muette*, comme l'appelait Simonide. Les Grecs estimaient beaucoup la danse, et se piquaient d'y exceller ; mais ils l'énervèrent par la mollesse et la volupté, et elle devint bientôt chez eux l'école du vice et des mauvaises mœurs.

Platon n'admettait que deux sortes de danse, celle appelée *orchestrique*, qui était caractérisée par des grâces tendres, un geste modéré, un corps bien dessiné, et des pas justes ; et une autre, à laquelle on avait donné le nom de *palestrique*, qui consistait en des mouvemens vifs, rapides et ondoyans. Celle-ci servait à assouplir et à fortifier les membres. Il y en avait encore une autre espèce chez les Grecs, la *cybistique*, qui était l'art de faire des sauts et des tours périlleux.

La danse française a, indépendamment des avantages des autres exercices, celui de bien placer le corps, de faire baisser les épaules et de les retirer en arrière, ce qui donne plus d'étendue et de jeu à la poitrine. La danse est de tous les exercices celui qui convient le mieux au sexe : elle est pour lui ce que l'équitation est pour les hommes ; elle est le meilleur préservatif et le remède le plus efficace contre les pâles couleurs et les autres maladies de langueur qui surviennent à l'âge de puberté, et qui sont ordinairement l'effet de la vie casanière, à laquelle une éducation vicieuse, oblige pour l'ordinaire les jeunes personnes.

~~~~~~~~~~~~~~~~~~~~~~~~~~~~~~~~~~~~

CHAPITRE II.

Des Travaux corporels.

L'HOMME n'est pas né pour l'oisiveté ; la nature, dans sa bienfaisance, l'a voué au travail : elle a voulu que pour son plus grand avantage il aidât ses semblables, et qu'il en fût aidé. La vie active est d'ailleurs le rempart le plus puissant de la vertu et l'égide de la santé : bien plus, c'est que la machine animale, pour bien aller, ne doit pas plus garder le repos que l'atmosphère aux vicissitudes de laquelle nous sommes constamment exposés, et pour que notre vie soit durable, nous ne devons pas rester dans l'inaction et la mollesse. Il faut que l'homme se livre tour à tour au repos et au travail, et qu'il se fatigue même. C'est une opinion aussi absurde que ridicule, de croire que, pour se bien porter et vivre long-temps, il faille mener une vie uniforme et garder toujours la même assiette, quand tous les êtres avec lesquels nous sommes en rapport sont dans des révolutions continuelles. Les changemens sont absolument néces-
~~~~~~~~~~~~~~~~~~~~~~~~~~~~~~~~~~~~

saires pour nous préparer à ces violentes secousses qui ébranlent quelquefois les fondemens de notre existence. Il en est des animaux comme des plantes, qui acquièrent de la force et de la vigueur au milieu des orages, et par le choc des vents contraires.

Les travaux sont aussi utiles à la santé et au bonheur qu'à la société. Considérez les habitans des campagnes : occupés toute la journée à des exercices pénibles et fatigans, ils n'en chantent pas moins au milieu des travaux champêtres ; ils jouissent de la santé, tandis que les citadins, énervés par la mollesse, baillent au sein des plaisirs. « La » goutte est à la ville, dit La Fontaine, et l'araignée » est aux champs. » Le travail, fils du besoin, est le père de la santé et du bonheur. Ne plaignons donc plus autant les heureux villageois ; au milieu des fatigues et des peines, ils goûtent les douceurs de la santé, de la paix et de l'innocence : il n'y a de vrais malheureux que ceux qui, au sein de l'abondance, languissent dans le repos et la mollesse qui leur ôtent les moyens de jouir.

Néanmoins, pour que les travaux entretiennent ou affermissent la santé, il faut qu'ils soient proportionnés à l'état des forces ; car, lorsqu'ils sont portés à l'excès, ils ruinent la santé et font vieillir avant l'âge. Ces effets sont produits par une concentration forte et habituelle des forces dans l'intérieur. Celles-ci retenues et comme fixées dans l'épigastre par l'excès de la fatigue, les autres organes ne se rétablissent qu'incomplétement dans leur ordre naturel d'action et de réaction. Il suit de là que l'organe extérieur, privé de la portion d'action qui lui est nécessaire pour contre-balancer celle de l'épigastre, s'endurcit et acquiert de jour en jour la fermeté et la roideur qui caractérisent la vieillesse. Il est faux, ainsi que quelques égoïstes l'ont avancé, que les hommes qui sont obligés de se livrer à des travaux pénibles et excessifs, vivent aussi long-temps que les riches qui jouissent sans abuser. Une semblable opinion, dit avec raison Raynal, a été mise en avant pour consoler les misérables que la fortune a condamnés à traîner leur existence sous le poids des maux, en leur persuadant que leur état était le plus propre à maintenir la santé. Ce sophisme a été imaginé pour achever de détruire toute sensibilité dans le cœur du riche et le dispenser de la bienfaisance. Les hommes qui par état se livrent habituellement à des travaux rudes et accablans, sont très vieux à l'âge de soixante ans, et passent rarement ce terme, au lieu que ceux qui usent avec sagesse des faveurs de la fortune, atteignent fréquemment et passent même quatre-vingts ans. Il est néanmoins quelques exemples d'hommes qui, s'étant livrés presque toute leur vie à des travaux durs et excessifs, sont parvenus à un âge très avancé. On lit dans les transactions philosophiques l'histoire de deux vieillards de ce genre, dont l'un mourut âgé de cent quarante-quatre, et l'autre de cent soixante-cinq ans. Mais que prouvent de semblables exemples, sinon qu'ils sont fort rares et extraordinaires, puisqu'il est vérifié par l'observation que les trois quarts et demi de ces hommes meurent avant le terme ordinaire?

On peut distinguer en général trois sortes de travaux : 1°. ceux pénibles et qui mettent en action tout le corps ; 2°. ceux qui exigent la vie sédentaire, et qui la plupart n'exercent que quelques membres ; 5°. enfin, les travaux de l'esprit. Quant à ces derniers, je remets à en parler lorsque je traiterai de l'influence du moral sur le physique.

Les travaux pénibles sont ceux qui demandent un emploi considérable des forces. Ils ne peuvent être exercés que par des hommes forts et robustes ; ces travaux leur sont même nécessaires pour entretenir la libre circulation de l'action dans toutes les parties : mais, comme je l'ai dit plus haut, ils ne doivent jamais être excessifs, ni trop long-temps soutenus ; c'est la principale règle qu'il faut suivre pour conserver sa santé.

Ceux qui par état se livrent à des travaux pénibles en plein air, comme les cultivateurs, sont exposés à toutes ses vicissitudes, aux brusques variations du chaud et du froid, et par conséquent à toutes les affections dépendantes de l'influence des saisons et des changemens extrêmes de température, telles que les maladies inflammatoires, catarrhales, rhumatismales, les fièvres bilieuses, les dyssenteries, les fièvres d'accès, etc. Ces causes sont inévitables, et il n'y a qu'une éducation conforme à ce genre de travaux, qui puisse préserver des maladies auxquelles ils donnent lieu. Seulement on peut affaiblir l'action de ces causes par un régime analogue au tempérament, à la saison et à l'état de l'atmosphère.

Les hommes dont les occupations sont de porter des fardeaux pesans, comme les crocheteurs, et tous ceux dont les travaux exigent de longues inspirations et une tension soutenue du diaphragme, sont exposés à l'hémoptysie occasionée par la rupture des vaisseaux des poumons, aux inflammations de poitrine et du bas ventre, aux hernies, etc. On ne peut que recommander à ces artisans de ne pas abuser de leurs forces. Il en est qui, par paresse ou par gageure, portent en une fois de lourds fardeaux qu'ils ne devraient porter qu'en deux ou trois reprises, et qui s'exposent ainsi aux plus grands dangers.

En général, ceux dont les travaux exigent une grande dépense de forces, tels que ceux dont je viens de parler, les forgerons, les charpentiers, les charrons, etc. ne doivent jamais travailler long-temps de suite, il est nécessaire qu'ils se reposent de temps à autre, pour rendre aux organes la portion d'action dont le travail les a privés.

Les travaux sédentaires auxquels on emploie les hommes, tels que les métiers de tisserand, de tailleur, etc. sont non moins préjudiciables à la santé que contraires au vœu de la nature (1). La plupart des ouvriers sédentaires sont habitués à ces travaux dès l'enfance, ce qui fait qu'ils n'acquièrent jamais la force et la vigueur nécessaires au métier de la guerre et à la culture des champs. On remarque qu'ils ont plus d'adresse et de force dans les parties agissantes, et plus de délicatesse et de faiblesse dans celles qui sont passives, courbées ou comprimées. Ces hommes ont un air faible, les jambes souvent cagneuses, la taille mal proportionnée, et affectent dans leur contenance la posture qui est propre à leurs travaux. Ils sont souvent malades et vieillissent pour l'ordinaire de très bonne heure.

Les travaux sédentaires devraient être uniquement le partage des femmes, qui, par un renversement de l'ordre, s'occupent dans les campagnes des

____

(1) « Jamais garçon, dit J.-J. Rousseau, n'aspira de lui-même à être » *tailleur* : il faut de l'art pour porter à ce métier de femme le sexe » pour lequel il n'est pas fait. L'épée et l'aiguille ne sauraient être ma-» niées par la même main. Si j'étais souverain, je ne permettrais la » couture et les métiers à l'aiguille qu'aux femmes, aux boiteux et aux » autres hommes incommodés, réduits à vivre comme elles. » (*Émile.*)

travaux les plus pénibles. Le sexe supporte mieux les occupations sédentaires, auxquelles il paraît être spécialement destiné. Les femmes sont plus susceptibles de sensations agréables, et ont pour l'ordinaire un plus grand fonds de gaieté. Elles parlent davantage, et leur babil continuel est une sorte d'exercice proportionné à leur état. Elles ont moins besoin d'alimens, et ne s'épuisent point par de profondes réflexions. Elles sont d'ailleurs attentives à mille petits événemens de la société, qui suffisent pour exciter leurs passions et les monter au point nécessaire pour entretenir la circulation des forces (1). Si l'on trouve des hommes qui

---

(1) Il s'est écoulé bien des siècles avant que quelqu'un se soit avisé de rougir du travail des mains, et de se faire de l'oisiveté un titre de noblesse et de grandeur. Les femmes surtout ne languissaient pas dans une stupide inaction; elles ne passaient point leur vie, comme font les nôtres, à jouer, à médire dans les cercles qu'on appelle très improprement du nom de *bonne société*, et à faire et à rendre des visites de cérémonie : aussi, ne connaissaient-elles ni l'ennui, ni les vapeurs. ni les autres affections qu'il est aujourd'hui du *bon ton* d'avoir, et sans lesquelles une jolie femme cesserait d'être aimable. Après avoir vaqué aux soins domestiques, la principale occupation des femmes. même des reines et des princesses, était de filer la laine et de la travailler sur le métier. Telle était celle d'Hélène, de Pénélope, de Calypso, de Circé, et de beaucoup d'autres dont parle Homère. La femme forte de Salomon maniait le lin et la laine, tournait le fuseau, et donnait deux paires d'habits à ses domestiques. C'est ce qu'on trouve aussi dans tous les anciens auteurs, et notamment dans Théocrite, Térence, Virgile et Ovide. Rien de plus beau que la peinture que fait ce dernier de Lucrèce travaillant avec toutes ses esclaves a une *lacerne*, sorte de vêtement qu'elle faisait pour son mari. Ces mœurs anciennes ont subsisté long-temps chez les Romains, qui les avaient consacrées dans les épousailles par une cérémonie qui consistait à faire porter devant la mariée une quenouille et un fuseau. Elles subsistaient encore dans des temps de corruption, puisqu'Auguste portait ordinairement des habits faits par sa femme, sa sœur et ses filles. Tous ces ouvrages se font à couvert dans les

vieillissent dans l'inaction , exempts des infirmités qui en sont le produit, c'est qu'ils ont joui des avantages dont je viens de parler, et qui sont propres au sexe.

Il serait utile à la santé de ceux qui se livrent à des travaux sédentaires, qu'ils y joignissent des travaux plus actifs, ou des exercices qui missent en action tous les membres, car rien ne nuit plus que la vie sédentaire. Outre qu'elle étiole ceux qui s'y livrent, elle s'oppose encore à la libre circulation des forces, qui, retenues habituellement dans l'intérieur, donnent lieu aux affections hystériques et mélancoliques. On a observé que c'était principalement dans les pays de manufactures que les affections nerveuses régnaient parmi les gens du peuple. Une cause non moins nuisible à la santé de ces sortes d'ouvriers, c'est leur rassemblement dans un même lieu non assez vaste et souvent peu aéré : il conviendrait au contraire qu'ils travaillassent en petit nombre dans de grands locaux où l'air circulât librement. La plupart, tels que les tailleurs , les cordonniers , etc. sont forcés, dans leurs travaux, d'avoir le corps courbé en avant : cette position est extrêmement défavorable. Outre qu'elle nuit singulière-

____

maisons , et ne demandent pas l'emploi de beaucoup de forces. C'est pourquoi les anciens ne les trouvaient pas dignes d'occuper les hommes, et les laissaient aux femmes , naturellement sédentaires , plus propres et plus attachées aux petites choses.

ment à la digestion, et qu'en tenant assidument pliée l'épine dorsale elle lui fait prendre la forme voûtée, c'est qu'elle gêne l'action des poumons et expose ces organes à des affections fort graves. Stoll a remarqué que les grandes et mortelles inflammations des poumons étaient très fréquentes chez les hommes qui ont habituellement le corps penché en avant, comme les cordonniers, les tailleurs, etc.; cette attitude soutenue retient tout le système musculaire dans un état de faiblesse relative, gêne la distribution des humeurs dans les viscères du bas-ventre, et les détermine à refluer vers la poitrine, qui est, par l'effet de ces causes, dans un état permanent de pléthore et de congestion. L'ouverture des cadavres démontre que les poumons sont généralement plus ou moins affectés chez ceux que leur profession oblige à rester constamment dans une position si peu naturelle.

Il convient donc que ces ouvriers changent souvent de situation, et qu'au lieu de fréquenter les tavernes, les cafés et les maisons de jeu, ainsi qu'ils le font ordinairement pour la plupart, dans leurs momens de loisir, ils aillent se promener et faire de l'exercice au grand air; qu'ils n'usent que d'alimens fortifians, de viandes, de pain bien cuit, de bon vin pris modérément, ainsi que de plantes âcres, qui donnent de l'action aux solides et aux fluides; qu'ils s'abstiennent des substances difficiles à digérer, des liqueurs fortes, et généralement de toutes les espèces de débauches.

Il est des travaux qui exposent ceux qui s'y livrent, à l'action du feu; d'autres, à celle des miasmes délétères; plusieurs, à celle de l'eau; et d'autres, enfin, à celle de quelques-unes de ces causes réunies. Ils exigent des précautions particulières pour se préserver des maladies qui en sont la suite.

Les chimistes, les distillateurs, les fondeurs, les verriers, etc., éprouvent tout à la fois les effets de la chaleur et des exhalaisons nuisibles : il en résulte souvent des rhumatismes, des affections graves des poumons, et principalement la toux, l'asthme et la consomption.

Les moyens les plus efficaces pour prévenir ces affections, consistent, 1°. dans la construction des laboratoires et des ateliers ; il faut qu'ils soient disposés de manière que l'air puisse s'y renouveler aisément, et que la fumée et les exhalaisons n'y puissent séjourner long-temps ; 2°. il convient que ces artistes ne continuent pas trop long-temps de suite leurs travaux ; 3°. qu'ils ne se rafraîchissent que par degrés, et qu'ils se couvrent de leurs habits avant que de prendre le grand air, lorsqu'ils ont le corps très échauffé.

Les boulangers sont sujets aux mêmes maladies. Outre qu'ils prolongent la veille fort avant dans la nuit, ils sont sans cesse exposés à la chaleur de leur four; et s'ils viennent à respirer ensuite un air froid, ils contractent des rhumes et d'autres affections de poitrine. Ils respirent aussi de la farine, ce qui à la longue leur cause la dyspnée, l'asthme, etc. Il convient qu'ils évitent les variations subites du chaud et du froid, et qu'ils se couvrent la tête avec un linge, pour empêcher l'impression de la farine répandue dans l'air, sur les poumons. Ils sont aussi très sujets aux maladies des paupières, par l'effet de ces causes. On leur conseille de les laver fréquemment avec de l'eau fraîche. Les meuniers sont exposés aux mêmes inconvéniens, et doivent prendre les mêmes précautions.

Les mineurs, et tous ceux qui travaillent sous terre, sont exposés aux accidens qu'occasione la présence des gaz non respirables. Les mineurs ont à en redouter trois espèces, qu'ils appellent *feu brison, feu sauvage* ou *terou;* le *ballon*, et la *mofette* ou *pousse*.

Le *feu brison* paraît n'être autre chose que du gaz hydrogène : il s'échappe des souterrains avec sifflement, et se manifeste sous la forme de toiles d'araignées. Lorsque cette vapeur est rencontrée par les lampes des mineurs, elle s'allume avec une explosion très violente. Pour prévenir cet accident, on fait descendre dans la mine un ouvrier

2.   26

couvert de linges mouillés, et armé d'une longue perche , au bout de laquelle est une lumière ; il se couche le ventre contre terre, et met le feu à la vapeur. Dès que l'inflammation a eu lieu, il n'y a plus de dangers à courir, et on peut descendre dans la mine.

•Le *ballon* paraît sous la forme d'une poche arrondie qui est suspendue en l'air. Lorsque les ouvriers l'aperçoivent , ils n'ont de ressource que dans une prompte fuite ; car, si le ballon crève sur eux , ils sont à l'instant suffoqués. On présume qu'il n'est, ainsi que le précédent , que du gaz hydrogène.

La *mofette* est une vapeur épaisse qui se forme surtout en été, et qui se dégage lorsqu'on ouvre des fosses profondes , des mines riches en minerai, et surtout de celles qui se sont fermées depuis long-temps avec les déblais. Cette vapeur est mortelle et tue sur le champ ceux qui la respirent (1). Elle paraît être composée en grande partie de gaz azote, et ne fait point varier sensiblement le mercure dans le baromètre ni dans le thermomètre. Les mineurs sont avertis de sa présence lorsque la lumière de leurs lampes diminue ; instruits par l'expérience , ils fuient le plus vite qu'il leur est possible. Cette vapeur les frappe d'asphyxie , et le

____

(1) Mémoires philos. hist. phys. par don Ulloa, tom. I, p. 343-34.

moindre mal qu'elle occasione est une toux convulsive qui dégénère ordinairement en phthisie. Ceux qui se sont trouvés dans un espace où cette vapeur s'était répandue à un degré supportable, dit don Ulloa, ont éprouvé un sentiment de formication considérable partout le corps, surtout aux extrémités, à la face, à la tête; de la surdité, des tintemens d'oreilles, une bouffissure aux yeux qui semblaient leur sortir des orbites; en un mot, les mêmes effets qu'on remarque dans les animaux soumis à l'expérience du vide, ou plongés dans des gaz non respirables.

Pour prévenir les accidens de la mofette, il est prudent, avant de faire descendre les ouvriers dans la mine, d'y porter au moyen d'une corde un flambeau allumé : s'il brûle, comme dans l'atmosphère, avec une flamme vive, il n'y a rien à craindre, l'air n'est point méphitique ; mais si elle diminue et s'éteint, c'est un indice certain que l'air n'est point respirable : il faut alors le corriger par le feu et le ventilateur.

Les mineurs sont encore exposés aux affections graves qui dépendent des vapeurs métalliques, telles sont les paralysies, les vertiges, les tremblemens, les coliques, etc. ; à celles que produit l'étiolement ou la privation de la lumière, et enfin aux maladies occasionées par le refoulement des forces et la suppression de la transpiration.

26*

On doit en général favoriser la libre circulation de l'air atmosphérique dans les mines, par le moyen des ventilateurs, des galeries, des puits, etc., pour prévenir les malheurs dont sont constamment menacés les infortunés qui sont obligés d'y travailler. Ce sont surtout les puits de respiration qui sont les plus avantageux et qu'il convient de multiplier. Pour cela, il faut considérer les mines qu'on exploite sous deux aspects différens : ou elles sont creusées dans une montagne au-dessous d'un plan incliné, ou sous un plan horizontal. Dans le premier cas, la colonne d'air du puits diffère quant à la pesanteur de celle de l'entrée de la mine, à moins que la température de l'air intérieur de la mine ne soit entièrement la même que celle de l'air extérieur. A mesure que l'on avance dans l'exploitation de la mine, il serait sans doute utile d'ouvrir de nouveaux puits; mais ce travail serait considérable et trop dispendieux. M. Jars a proposé de construire dans la galerie, et de conduire jusqu'au fond de la mine, un plancher sous lequel l'air s'introduit, pénètre jusqu'au fond de la mine, et revient s'échapper par le puits, la communication de la partie antérieure de la galerie avec le puits étant interceptée par une porte.

Dans le second cas, quand la mine est creusée sous un plan horizontal, on peut rendre les colonnes d'air inégales en pesanteur, en construisant sur l'une des bouches de la mine une cheminée en maçonnerie épaisse. Lorsque l'air extérieur est à la même température que celui des mines, on construit à leur entrée ou à l'embouchure d'un des puits, un fourneau dont la cheminée soit très élevée. Le feu de ce fourneau pompe l'air de la mine par le moyen d'un tuyau de communication, et en établissant ainsi une inégalité de pesanteur entre les colonnes d'air, il en procure la libre circulation.

Il conviendrait de n'employer aux travaux des mines que des hommes robustes et dont la constitution fût fortifiée par l'habitude des exercices durs et pénibles ; ce sont ces hommes-là qui résistent le mieux aux funestes impressions des vapeurs métalliques. Aussi de Haën recommandait-il avec raison de ne nourrir ces ouvriers que d'alimens forts et difficiles à digérer, et de ne point les laisser aller au travail à jeun. C'est en effet un des moyens les plus puissans pour conserver leur santé, que de leur faire prendre une nourriture qui exerce fortement les puissances digestives, et qui, en montant à leur ton les autres organes, les fait résister à l'action délétère des vapeurs minérales. C'est par la même raison que les boissons fermentées et les liqueurs fortes leur conviennent particulièrement, et plus qu'aux autres ouvriers qui se livrent à des travaux forts et rudes. Il leur est aussi très avantageux de se laver souvent et de changer d'habits en quittant l'ouvrage.

Les hommes qui travaillent dans les mines de mercure et surtout de celui qui est *vierge*, de même que les artistes qui emploient ce métal dans leurs travaux, sont très sujets à la salivation et aux tremblemens. Le remède qu'on met en usage dans le Pérou, pour faire cesser ces accidens, est de faire passer l'individu qui en est attaqué, et qui, pour l'ordinaire, est extrêmement maigre et épuisé, dans une température chaude, et on l'emploie à la culture de la terre, d'une manière proportionnée à ses forces. Par ce moyen, il sue beaucoup; la sueur entraîne avec elle le mercure dont son corps est imprégné, et il ne tarde pas à se rétablir (1). Néanmoins ceux qui travaillent dans les mines de mercure, d'après l'observation de Fallope, vivent rarement au-delà de quarante ans.

Les ouvriers qui travaillent dans les mines de plomb, ont, d'après l'observation de Stoll, une figure qui leur est propre, et qui les fait aisément reconnaître : leur physionomie est celle de la tristesse et d'une profonde mélancolie, et a quelque chose de sinistre et de menaçant. Ces hommes, ainsi que ceux qui emploient les préparations de

______

(1) Mémoires philos. hist. natur., par don Ulloa, tom. I, page 349.

ce métal, tels que les potiers, les barbouilleurs, etc. sont sujets à la paralysie, aux tremblemens et à la colique saturnine. Les doreurs en or moulu et en vermeil sont exposés à tous les accidens des ouvriers qui travaillent dans les mines de mercure, parce qu'en faisant évaporer sur le feu, ce dernier amalgamé avec l'or, ils en respirent et en avalent les vapeurs. On peut prévenir ou au moins affaiblir les maux qui dépendent de cette cause, au moyen des ateliers vastes et disposés de manière à y entretenir la libre circulation de l'air. Ces sortes d'artistes ne doivent y séjourner que durant le travail, qu'il convient d'interrompre de temps à autre pour aller respirer le grand air. Il leur sera très avantageux aussi de placer la forge ou le fourneau vis-à-vis la porte ou la fenêtre, et d'y adapter un large tuyau dont l'extrémité inférieure, évasée en forme de pavillon, soit assez grande pour couvrir le foyer, et dont l'autre bout recourbé entre dans le tuyau d'une cheminée voisine, ou sorte par un carreau de la fenêtre.

Les chaudronniers, les graveurs, et généralement tous ceux qui travaillent sur le cuivre, en respirent la vapeur, qui leur occasione la dyspnée, la toux, l'asthme, etc. Ils doivent prendre les précautions que je viens d'indiquer. Ils sont exposés aussi à la surdité, de même que les canonniers, les forgerons, par rapport au bruit qu'ils font continuellement, et qui détruit le ressort du tympan : cette affection est irrémédiable.

Les fabricans de chandelles, ceux qui préparent les huiles, de même que ceux qui travaillent sur les substances animales, comme les corroyeurs, les tanneurs, les chamoiseurs, les poissonniers, les cuisiniers, les bouchers, les charcutiers, les anatomistes, etc. sont exposés aux miasmes fétides et putrides qui s'exhalent de ces matières, et aux maladies graves qui en sont le produit.

Les anatomistes sont très sujets au scorbut, et aux fièvres bilieuses putrides qu'occasionent les miasmes septiques qui s'exhalent des cadavres qu'ils dissèquent. De Haller n'attribue qu'à cette cause les fréquentes maladies bilieuses dont il fut affecté à Gottingue, pendant tout le temps qu'il démontra les parties du corps humain dans le théâtre anatomique de cette ville. Les anatomistes ont moins à craindre, aujourd'hui que l'on connaît la propriété qu'a l'acide muriatique oxigéné de désinfecter et de détruire les miasmes putrides, et les odeurs fétides. On ne saurait trop en recommander l'usage dans ces sortes de cas, ainsi que dans plusieurs autres dont j'aurai encore occasion de parler. Le sang et les humeurs des cadavres, dont les mains des anatomistes sont continuellement baignées, rendent quelquefois mortelles la plus légère excoriation qu'ils se font dans ces parties. Un cé-

lèbre chirurgien anglais, qui avait une légère
égratignure au doigt medius de la main gauche,
l'envenima tellement en disséquant une matrice
putréfiée, qu'on fut obligé d'amputer promptement ce doigt pour éviter la perte du bras.

On ne saurait trop conseiller à tous ceux qui par
leur état sont exposés à l'action des miasmes délétères, de renouveler fréquemment l'air dans leurs
ateliers, et d'y maintenir la plus grande propreté.
Il serait à désirer, pour leur propre avantage et
celui de la société, qu'ils exerçassent leurs travaux
hors des villes, surtout en été, par rapport à la
putréfaction qui est accélérée par les chaleurs de
cette saison. Il est très important aussi qu'ils fassent
souvent usage des acides végétaux, et qu'ils emploient des moyens de sanification, surtout l'acide
muriatique oxigéné, pour éloigner tout germe de
corruption, et en détruire le foyer.

Les enterreurs sont encore plus exposés que les
précédens à l'action des effluves putrides et aux
maladies mortelles auxquelles ils donnent lieu.
Les hommes que la misère réduit à la triste nécessité de vivre des ravages de la mort, vieillissent
rarement. Ils sont presque toujours pâles : leurs
yeux ternes, leur face, hâve et lugubre, annoncent
leur mauvaise santé et le profond sentiment de
leur misère ; car leur pâleur n'est pas seulement
l'effet de l'impression des miasmes septiques, elle

est aussi, à mon avis, celui de l'influence du moral sur le physique. Comment des hommes dont le dégoûtant spectacle des débris de l'humanité ne cesse de contrister l'âme, et qui n'exercent qu'à contre-cœur un état dont les fonctions sont aussi pénibles que tristes, porteraient-ils sur leur physionomie l'empreinte de la joie et le coloris de la santé? Ce n'est que dans l'aisance et le contentement que l'une et l'autre fleurissent, et non dans un état funèbre, parmi des ossemens, des cadavres, et des exhalaisons sépulcrales. Ramazzini observe que le sang des enterreurs est aussi cadavéreux que leur figure, et qu'on ne doit prescrire la saignée dans leurs maladies qu'avec la plus grande circonspection : les évacuans leur conviennent davantage.

Les enterreurs sont encore sujets à l'asphyxie produite par les gaz non respirables. Plusieurs en ont été les victimes, en ouvrant des fosses ou en descendant dans des caveaux de sépulture. Ramazzini rapporte qu'un enterreur étant descendu pendant la nuit dans un charnier, pour dépouiller le cadavre d'un jeune homme qui y avait été déposé avec tous ses habits, il y fut suffoqué, et tomba mort sur le cadavre dont il violait la sépulture. Il est beaucoup d'exemples de ce genre, qui prouvent combien il est dangereux de visiter le séjour des morts. Mais ces dangers sont aujourd'hui bien diminués en France , depuis que l'on a proscrit les inhumations dans les églises , et que les morts ne jouissent plus du droit d'infecter les vivans.

On ne peut que recommander aux enterreurs d'entretenir sur eux la plus grande propreté ; de respirer fréquemment , lorsqu'ils remplissent les devoirs de leur état, des eaux odorantes, le vinaigre, etc. ; de changer d'habits et de linge aussitôt qu'ils sont de retour dans leur domicile ; de n'ouvrir des fosses , et de ne descendre dans les caveaux, qu'avec précaution et après s'être assurés qu'ils n'ont point de méphitisme à craindre. Quant à l'asphyxie produite par cette cause, on doit recourir aux moyens que j'ai indiqués en parlant de l'air atmosphérique. Les ouvriers qui curent les égouts, les puits et les cloaques, et principalement ceux qui nettoient les latrines, ont cela de commun avec les enterreurs , qu'ils respirent, tout le temps de leurs travaux, qui sont plus longs , beaucoup de miasmes qui portent dans leur sang le germe de la corruption et la mort. Ils sont sujets à une sorte d'asphyxie et à des maux d'yeux qui leur sont propres.

L'asphyxie qui attaque les vidangeurs est appelée *plombagineuse* , *plomb* , et est occasionée par les vapeurs qui s'élèvent des latrines, lorsque les ouvriers cassent une espèce de croûte qui se forme à

la surface des excrémens. Ces vapeurs sont très septiques et produisent rapidement la putréfaction dans
les corps qui les ont reçues ; elles sont plus légères
que l'air, un peu inflammables, et l'eau ne les absorbe pas.

« Les symptômes de l'asphyxie plombagineuse
» sont les mêmes que ceux des autres asphyxies ;
» mais lorsque ceux qui en sont affectés donnent
» des signes de vie, leur ventre se tuméfie prodi-
» gieusement, et la bouche se remplit d'une écume
» sanguinolente ; la respiration et la parole ne
» reviennent que lentement, par degrés, après des
» vomissemens et des flux de ventre. Ceux qui
» n'ont cette asphyxie que dans un faible degré,
» éprouvent seulement la dyspnée, qui ne se dis-
» sipe qu'après de grands efforts, qui sont comme
» convulsifs.

» Ceux qui sont attaqués de cette asphyxie exha-
» lent des miasmes putrides morbifères, qui déci-
» dent une maladie septique-nervale très grave chez
» ceux dans lesquels ils se sont introduits par la voie
» de la contagion : le corps de ces derniers ré-
» pand une puanteur horrible, et est frappé de
» spasmes et de mouvemens convulsifs qui appro-
» chent souvent du tétanos et de l'épilepsie, et qui
» continuent jusqu'à ce qu'il survienne des vomis-
» semens spontanés de matières noires et fétides.
» A ces symptômes succèdent des douleurs qui

» durent plusieurs jours, et qui ne diminuent que
» lorsqu'il se fait une éruption de tâches élevées,
» dures, rouges, et très prurigineuses. Quand cette
» éruption vient à disparaître tout à coup, il se
» manifeste une toux violente, convulsive et ana-
» logue à la toux férine des enfans, avec des dou-
» leurs aiguës d'estomac et des extrémités d'un
» côté, et leur immobilité. Les sinapismes seuls
» ont procuré du soulagement dans ce cas ; les
» émolliens, les narcotiques, les sudorifiques et
» les acides pris intérieurement, n'ont produit au-
» cun effet, et les ammoniacaux ont paru nuisibles.
» Le célèbre Hallé rapporte l'observation d'un
» homme qui fut attaqué de cette espèce d'asphy-
» xie, et qui eut à sa suite, pendant plusieurs
» mois, une angine opiniâtre, avec une éruption
» de taches rouges, mais moins élevées et moins
» dures que celles qui étaient survenues dans le
» cours de la maladie.

» Il est une autre affection qui dépend de la
» même cause, et qui est familière aux vidangeurs,
» la *mite*. C'est une inflammation particulière des
» yeux, et qui est souvent suivie de la cécité. On
» en distingue trois sortes, la *mite coulante* ou
» *humide*, la *mite crasse*, et la *mite grasse*
» *tardive*. La première espèce est caractérisée
» par la tumeur, la rougeur des yeux, et un

» écoulement aqueux qui guérit bientôt la ma-
» ladie.

» La *mite grasse* ou sèche présente les mêmes
» symptômes que la précédente , à cette différence
» près qu'il n'y a point d'écoulement, et que la
» tumeur et la rougeur sont bien plus considéra-
» bles ; les douleurs sont augmentées par la cha-
» leur externe, par le vin et le régime échauffant.
» Il est nécessaire que le malade s'expose à l'air
» frais, qu'il emploie des lotions et des fomenta-
» tions froides , qu'il use de boissons réfrigérantes,
» et d'un régime analogue. On parvient à rendre
» humide cette espèce de *mite*, et à en hâter la
» guérison , au moyen des sternutatoires adminis-
» trés dès le principe.

» La mite sèche tardive débute , la nuit suivante
» du travail des vidangeurs, par une douleur au
» front, que ces ouvriers appellent le *fronton*,
» et qui éveille le malade ; l'inflammation des yeux
» ne tarde pas à paraître, et ne s'accompagne
» d'aucune espèce d'écoulement. Les mites sont
» fréquentes , et toutes les fosses d'aisance y don-
» nent lieu : il n'en est pas de même de l'asphyxie
» plombagineuse; il paraît qu'il n'y a que les latrines
» où pourrissent des substances animales qui y
» exposent les vidangeurs. On a observé aussi que
» ceux-ci sont moins sujets que les autres hommes

» à quelques maladies de la peau ; mais leur vie est
» de moitié plus courte , et s'ils ont le malheur
» d'être infectés du virus vénérien , et qu'ils ne
» cessent pas aussitôt leurs travaux, le mal s'ag-
» grave tellement dans l'espace de quinze jours ,
» qu'il devient entièrement incurable (1). »

Les moyens les plus propres à préserver ces
malheureux ouvriers des maux graves attachés à
leur profession, sont d'entretenir la libre circulation de l'air dans les fosses où ils travaillent ; de
n'y descendre qu'après s'être assurés , au moyen
des lumières , qu'il n'y a pas de méphitisme à
craindre ; de ne casser la croûte formée à la surface
des excrémens qu'avec précaution , et à une distance telle que la vapeur qui s'en exhale ne puisse
les atteindre ; de quitter leurs habits dès qu'ils
sont de retour chez eux , et de se laver tout le
corps , et surtout les yeux , avec de l'eau fraîche et
du vinaigre.

Les foulons travaillent à demi-nus dans l'urine
croupie et puante ; il en résulte que les vapeurs
fétides qui s'en exhalent, et les crasses huileuses
des draps et des laines qu'ils foulent , portent leur
impression sur les poumons et la peau : c'est pourquoi ces ouvriers sont sujets aux maux de tête,

____

(1) Élémens de médecine théorique et pratique , par M. Tourtelle ,
publiés en 1790, tome III, *Nosologie* , classe IV, ESPÈCE 21, *asphyxie*,
pages 37 , 38, 39 et 40.

de poitrine et d'estomac, aux maladies cutanées, aux bouffissures, et à l'œdématie des extrémités inférieures.

Les précautions à prendre pour se garantir de ces affections, consistent à bien aérer les lieux où ils travaillent ; à y faire évaporer continuellement du vinaigre ou d'autres acides, mais surtout l'acide muriatique oxigéné ; à interrompre de temps à autre leurs travaux, et à s'exposer au grand air le plus fréquemment qu'il leur sera possible. On leur recommande aussi de se laver matin et soir avec de l'eau et du vinaigre.

Les brasseurs et les marchands de vin sont exposés à l'asphyxie causée par l'acide carbonique qui se dégage de la bière et du moût de raisins en fermentation. Pour prévenir cet accident, il convient de tenir fréquemment ouvertes les portes des celliers, de manière à y établir un courant d'air qui entraîne la vapeur des corps en fermentation. Les liqueurs qui ont déjà fermenté, exhalent aussi des vapeurs qui sont très nuisibles, et quand on les respire quelque temps, on risque de s'enivrer : c'est surtout la vapeur du vin nouveau qui est le plus à craindre. On remédie aisément à cet état, en prenant l'air, et en faisant usage d'un *infusum* léger de café, ou d'autres diaphorétiques.

Les teinturiers respirent dans leurs travaux les

vapeurs fortes qui s'exhalent des différens mordans qu'ils emploient. Il est à propos que ces ouvriers évitent d'avoir le nez et la bouche sur ces vapeurs, et qu'ils prennent aussi le grand air le plus souvent possible. Il sont encore exposés à la colique saturnine, lorsqu'ils se servent des préparations de plomb.

Les amidonniers pétrissent la farine avec les pieds, après l'avoir fait macérer dans l'eau, pour en retirer ensuite la fécule, qu'on sèche au soleil. Il s'élève de cette masse battue une vapeur tirant sur l'aigre, et qui, par son action sur les organes de la respiration, produit des toux et des oppressions si violentes aux ouvriers qui pétrissent l'amidon, qu'ils se trouvent très fréquemment obligés d'interrompre leurs travaux, pour ne pas étouffer sur-le-champ.

On conseille aux amidoniers de travailler dans des lieux très spacieux, d'y entretenir un courant d'air, et de placer autour du cou une espèce d'entonnoir de carton ou de papier dont l'extrémité la plus large soit tournée vers la tête, pour briser la direction de la vapeur. Ils pourraient aussi faire dégager de temps à autre de l'ammoniaque, pour neutraliser la vapeur acide qui s'exhale de l'amidon. Les huileux et les mucilagineux conviennent dans l'espèce de toux et d'oppression dont ils se trouvent surpris dans leurs travaux.

Les chaux-fourriers respirent fréquemment une vapeur qui est un mélange de chaux, d'eau et d'acide carbonique qui se dégage du carbonate de chaux qu'ils convertissent en chaux. Ces sortes d'ouvriers sont sujets aux tremblemens, à l'asthme et à la phthisie. On leur recommande de prendre l'air de temps en temps, mais de ne point s'exposer subitement à l'air froid en sortant de leur four.   •

Les gypseurs, et tous ceux qui emploient journellement le gypse (sélénite, sulfate de chaux), sont non seulement exposés à la chaleur très-vive des fourneaux, mais encore à la vapeur du gypse, qui est très malfaisante, surtout lorsqu'il est nouvellement préparé : aussi la plupart de ces ouvriers meurent-ils de bonne heure de phthisie, d'asthme, etc. Ils doivent prendre les mêmes précautions que les précédens.

Les marbriers, les statuaires et les tailleurs de pierres, respirent dans leurs travaux une poussière fine et impalpable, qui se détache des pierres et du marbre; ce qui forme quelquefois à la longue, dans les poumons et même dans l'estomac, des concrétions pierreuses, qui occasionent des crachemens de sang, la dyspnée et la phthisie pulmonaire. Ils devraient avoir la précaution, ainsi que les statuaires qui travaillent sur le gypse, de s'envelopper le cou d'une espèce d'entonnoir, comme il a été conseillé aux amidonniers, pour détourner du nez et de la bouche cette poussière nuisible aux poumons, ou de s'envelopper, ainsi que les boulangers, le visage d'un linge ou d'un mouchoir, pour ne pas la respirer.

Les bateliers, les pêcheurs, les tanneurs, les lavandières, etc., vivent habituellement dans un air froid et humide, et ont fréquemment les mains, les pieds, quelquefois tout le corps dans l'eau. C'est pourquoi ils sont très sujets aux maladies cutanées, aux érysipèles, aux pleurésies, aux catarrhes et aux rhumatismes.

Les précautions que doivent prendre ces sortes d'ouvriers, consistent à se tenir bien vêtus, à ne marcher dans l'eau, lorsque le cas l'exige, qu'avec des bottes ou des bottines, et de porter sur le dos une capote de toile cirée qui couvre la nuque, les épaules et toute l'épine dorsale, afin de ne pas être continuellement mouillés. Ils doivent quitter ce vêtement à la fin de leurs travaux, changer de linge, et se sécher au lit ou auprès du feu. C'est à eux qu'il convient particulièrement de boire du vin et même de l'eau-de-vie, surtout quand ils se sentent saisis par le froid.

Les baigneurs et les étuvistes sont forcés par leur état d'être souvent renfermés dans des lieux chauds, humides et chargés de vapeurs méphitiques : c'est pourquoi on en voit quelquefois qui sont frappés d'asphyxie. Lorsque cet accident a lieu, il faut à l'instant les exposer à l'air libre, les arroser d'eau froide, les frotter avec de la glace ou de la neige, jusqu'à ce qu'elle soit fondue, et quand ces moyens sont insuffisans, recourir aux autres que j'ai indiqués en parlant de l'air. Les baigneurs doivent avoir l'attention, pour prévenir cette affection mortelle, de sortir des étuves dès qu'ils éprouvent de l'oppression, et de ne point s'exposer brusquement à l'air froid.

Ces mêmes hommes, ainsi que les lingères, les chanteurs, les joueurs d'instrumens à vent, les écrivains, etc., sont sujets à une hémoptysie dépendante de la rupture des vaisseaux pulmonaires devenus variqueux. On peut consulter à ce sujet les *Elémens de Médecine théorique et pratique*, tom. II; *Nosologie*, classe 2ᵉ.; *les flux; espèce* 2ᵉ. On ne peut se préserver de cette maladie grave, qu'en restant le moins possible exposé à l'action des causes qui la produisent.

CHAPITRE III.

Du Sommeil et de la Veille.

La veille consiste dans l'exercice des sens et des mouvemens libres. Dans cet état, le cerveau jouit de toute son activité : il reçoit les impressions que chaque sens lui transmet ; il les conserve ou les prolonge. C'est à la faculté dont il jouit de retenir les sensations, que nous sommes redevables de celle de les comparer et de former des jugemens. Les organes épigastriques concourent puissamment aussi à l'état de la veille, et surtout le diaphragme, l'estomac et la grande courbure du colon.

Le sommeil est le silence des sens et des mouvemens volontaires. Il est un des grands bienfaits de la nature ; il nous procure en quelque sorte le bonheur de renaître chaque jour, et de jouir, pour ainsi dire, d'une vie nouvelle. Sans le sommeil, combien la vie aurait peu de charmes ! comme la sensibilité s'émousserait rapidement ! « Otez à » l'homme, a dit un philosophe de ce siècle, le » sommeil et l'espérance, et il sera l'être le plus » malheureux. »

Les médecins mécaniciens ont attribué le sommeil à l'épuisement des esprits animaux. Mais, ce qui prouve que cette cause est purement imaginaire, c'est que la plupart des hommes affaiblis par des maladies aiguës ou chroniques, restent ordinairement dans l'impuissance de dormir, jusqu'à ce qu'ils aient recouvré des forces ; c'est que les exercices, les travaux violens, éloignent le sommeil et donnent lieu à des insomnies pénibles et opiniâtres, de même que les profondes méditations soutenues long-temps. Celles-ci consument, à ce que prétendent les *Bellinistes*, le fluide nerveux, principe au moins hypothétique, et attirent les humeurs à la tête : elles devraient donc déterminer le sommeil ; ce qui n'arrive cependant pas. Il paraît d'après cela, que c'est l'excès même de faiblesse dans les organes, et la tension trop forte du diaphragme, qui l'empêchent : c'est, sans doute, pourquoi les vieillards, dont les forces sont presque consumées, dorment si peu, tandis que les enfans dont la sensibilité est neuve, et chez lesquels les forces commencent seulement à se développer, se livrent si aisément à un sommeil profond.

Ce qui a induit en erreur sur la cause du sommeil, c'est qu'on a imaginé que les exercices soutenus et les travaux de l'âme épuisaient les forces ; mais cela n'est point ; elles ne sont le plus souvent qu'accumulées dans le centre épigastrique, et le sommeil ne fait que les répartir dans les autres organes qui en étaient privés. Telle est la raison pour laquelle on se trouve délassé et réparé après un sommeil paisible et tranquille. Mais, lorsqu'on s'est livré à des méditations longues et profondes, à des passions violentes, etc., le diaphragme retient l'action qui lui a été envoyée par les autres organes ; elle s'y fixe et s'y concentre, et les forces ne reprennent pas si vite leur libre circulation ; chaque partie est privée d'une portion de celle dont elle jouit naturellement, et on est alors dans un état de lassitude qui ne permet pas de dormir.

Le sommeil naturel dépend en grande partie de la tension modérée du diaphragme ; mais lorsque celui-ci est trop irrité, ou lorsque les viscères épigastriques retiennent trop d'action, le cerveau, dont l'activité est dans une étroite dépendance de l'excitement du diaphragme, conserve la tension qui constitue l'état de veille, et on ne peut s'endormir. Ainsi, tout ce qui détermine une certaine portion des forces vers le centre, et qui occasione une tension modérée du diaphragme, produit le sommeil naturel. La compression du cerveau et son altération ne produisent qu'un sommeil *comateux*, dont l'apoplexie est le dernier terme.

La propension au sommeil qu'éprouvent tous les animaux après le repas, dépend donc de ce que les forces déterminées vers l'épigastre, pour le travail de la digestion, s'exercent moins dans les autres parties du système. Si elle était due, comme le prétendent les mécaniciens, à la compression de l'aorte placée derrière l'estomac, il s'ensuivrait presque toujours des apoplexies mortelles, ou des hémoptysies graves ; mais il est prouvé que l'on n'a pas à redouter cette compression dans l'état naturel, car l'estomac remonte en s'avançant vers la ligne blanche, à mesure qu'il se remplit, et laisse en arrière, vers sa petite courbure, un espace plus grand et plus libre qu'auparavant.

Le froid produit le sommeil, et un homme qui s'endort en plein air, quand le thermomètre est à huit ou neuf degrés au-dessous du terme de la congélation, y meurt pour l'ordinaire, au lieu que celui qui est en action peut supporter impunément un froid de plus de soixante-dix degrés. Le froid cause la mort, en concentrant entièrement les forces dans l'épigastre, au détriment des autres parties, et en convertissant l'action en un spasme violent, qui la détruit. Spallanzani a produit, par le moyen du froid, un sommeil artificiel, sur des grenouilles qu'il avait recouvertes de neige et de glace, et celui-ci eut lieu pour celles dont il avait épuisé les vaisseaux, comme pour les autres auxquelles il avait laissé tout leur sang. On sait que ces animaux peuvent vivre quelques heures encore après que la circulation a cessé. Ces expériences démontrent clairement que le froid n'occasione pas le sommeil en donnant lieu à la compression du cerveau.

L'action du cerveau est singulièrement diminuée durant le sommeil profond ; il ne lui en reste que ce qui lui est nécessaire pour la vie, et il est entièrement insensible aux impressions externes. Ce n'est que dans le sommeil léger, et quand le cerveau conserve un certain degré d'action, que l'on a des songes : il se retrace alors, d'une manière ordinairement confuse, les sensations de la veille ; aussi sont-elles vagues et sans ordre, agréables ou désagréables, selon que les mouvemens du diaphragme s'exercent librement ou avec peine. Les irritations qu'éprouvent les organes intérieurs, et qui aboutissent au cerveau, y déterminent aussi des sensations de douleur et de plaisir, analogues aux désirs et aux inquiétudes qu'on a éprouvés durant la veille, et souvent aussi à la nature des fonctions de l'organe qui porte son irritation au cerveau. C'est ainsi, par exemple, que l'irritation des parties de la génération, renvoyée sympathiquement au cerveau durant le sommeil, fait naître de douces illusions et des plaisirs qui, quoiqu'imaginaires, n'en sont pas moins sentis. Voyez ce jeune homme en qui la vie surabonde et qu'une imagination ardente a fait voltiger, durant la veille, de beautés en beautés : il dort.entre les bras des amours et au sein de la volupté, il croit donner de tendres baisers à celle qui a le plus excité ses désirs amoureux ; ses membres éprouvent le trémoussement du plaisir, et il en épuise la coupe, comme s'il jouissait réellement ; les marques en sont certaines, et il ne peut les méconnaître à son réveil. C'est ainsi que le silence de la nuit rappelle à l'imagination les objets qui l'ont frappée vivement pendant la veille. Le chasseur croit errer dans les forêts, et poursuivre le gibier ; le juge rêve au procès ; le cocher à son équipage, etc.

> « Omnia quæ sensu volvuntur vota diurno,
>   » Tempore nocturno reddit amica quies :
> » Venator defessa toro cum membra reponit,
>   » Mens tamen ad sylvas et sua lustra redit.
> » Judicibus lites, aurigæ somnia currus, etc. »

Lorsque le sommeil est l'effet des causes naturelles, et que sa durée est proportionnée aux besoins du corps, il le restaure et le rend plus agile et plus dispos. Cet état suspend l'exercice des sens externes et des mouvemens volontaires : le pouls est plus lent, la respiration moins fréquente, le mouvement péristaltique de l'estomac et des intestins plus faible ; le cours du sang et des humeurs est ralenti ; les sécrétions et les excrétions diminuées, et surtout la transpiration. Insensiblement, les forces retenues dans l'épigastre se distribuent à toutes les parties dans des proportions convenables ; les nerfs et les muscles reprennent leur activité, et la veille revient.

Lorsque le sommeil est porté à l'excès, ou produit par des causes vicieuses, il débilite le corps et le rend pesant ; il diminue l'activité des sens et les forces de la vie : la sensibilité s'émousse de plus en plus, et le corps tombe dans le relâchement ; il s'amollit, engraisse et devient ainsi moins propre à remplir ses fonctions. Il est également nuisible aux opérations de l'âme, et surtout à la mémoire, parce qu'il détend et affaisse les fibres cérébrales, et brise leur ressort.

1°. Le sommeil, pour être salutaire, ne doit pas excéder certaines bornes ; il ne doit pas durer moins de six heures pour un adulte bien constitué et menant une vie réglée, et jamais plus de huit, ou neuf au plus.

2°. La chambre à coucher doit être retirée et éloignée de toute espèce de bruit. Moins le corps est exposé à l'action des impressions externes, mieux on goûte le repos. C'est une mauvaise méthode de conserver dans les dortoirs de la lumière pendant la nuit.

3°. L'appartement où l'on se couche doit être vaste et bien aéré. L'air doit y être fréquemment renouvelé, et il convient d'y entretenir constamment les fenêtres ouvertes, excepté durant le temps qu'on s'y livre au sommeil.

4°. Il faut n'éprouver aucune gêne dans le lit, et que le corps soit dans une position presque horizontale, excepté la tête, qu'il est bon d'avoir un peu élevée. Il est nuisible de dormir à moitié assis, de manière que le corps fasse un angle avec les extrémités inférieures. Cette situation rend difficile la circulation du sang et des humeurs dans les viscères du bas ventre, et produit des difformités dans l'enfance et la jeunesse.

Il paraît, d'après la forme et la situation de l'estomac, que la position la plus favorable à la digestion, surtout lorsqu'on se couche peu de temps après avoir pris beaucoup d'alimens, est sur le côté droit. Dans la situation contraire, les alimens ont une pente qui rend difficile leur passage dans les intestins, et ils gênent nécessairement par leur volume les mouvemens alternatifs du diaphragme, et par communication, ceux du cœur. Lorsqu'on est couché sur le dos, ils déterminent assez souvent le cauchemar ou des pollutions nocturnes. La position de l'homme couché sur la droite, n'expose pas aux mêmes inconvéniens; on n'a pas à redouter la chute précipitée des alimens dans le duodenum, vu que la partie inférieure de l'estomac se recourbe obliquement de devant en

arrière vers l'orifice supérieur, mais un peu plus
bas, et que d'ailleurs l'estomac, d'après l'observation de Galien, éprouvant, durant la digestion,
un mouvement de *péristase*, ce mouvement retient les alimens dans l'estomac, et ne diminue
qu'à proportion que la coction se fait, jusqu'à
ce qu'étant achevée, il soit remplacé par le mouvement péristaltique. Ce n'est que lorsque la digestion se fait mal, que l'on change naturellement
à chaque instant de situation, que l'on se couche
tantôt sur la droite, tantôt sur la gauche, puis sur
le dos ou sur le ventre : la nature, inquiète dans
cette circonstance, s'aide elle-même par ce changement de position.

5°. C'est une mauvaise habitude que celle d'étudier ou de lire dans son lit, avant de s'endormir;
on tend par ce moyen trop fortement le diaphragme, et le cerveau en est vivement excité;
il en résulte que l'on ne peut pas dormir, ou que
le sommeil est agité par des rêves auxquels donne
nécessairement lieu une imagination récemment
occupée.

Les veilles prolongées ne sont pas moins préjudiciables à la santé que le sommeil porté à l'excès;
elles dérangent l'ordre des fonctions; elles déterminent des efforts trop long-temps soutenus dans
les organes qui ont besoin de repos, et les mettent

dans une sorte de tension nuisible. Ces organes sont surtout ceux situés dans la région épigastrique, dans lesquels elles entretiennent un spasme habituel. En un mot, les veilles forcées abrégent la vie et la remplissent de maux. Le sommeil est indispensable, et plus encore après les travaux de l'esprit qu'après ceux du corps : c'était sans doute d'après sa nécessité bien reconnue, que les Tréséniens sacrifiaient sur le même autel au Sommeil et aux Muses (1).

On a souvent agité la question, si la digestion se faisait mieux durant le sommeil que pendant la veille, et s'il était plus salubre de dormir que de veiller après le repas? Pour résoudre ce problème, il faut d'abord avoir égard à l'habitude et au climat. En général, l'habitude de se livrer au sommeil après le repas, est, toutes choses égales d'ailleurs, moins dangereuse pour les personnes qui font habituellement des exercices violens, ou dont les travaux journaliers sont durs et pénibles, et qui dorment peu la nuit, tels que les gens des campagnes, les vignerons, etc. Les habitans des pays chauds sont aussi dans l'usage de dormir après leur dîner. Loin de blâmer cette coutume, je pense au contraire qu'elle est très

____

(1) *Pausanias, lib. II, Corinth.*

avantageuse, par rapport à la chaleur excessive du milieu du jour, qui détourne de l'estomac les forces nécessaires à la digestion. Mais il n'en doit pas être de même dans les climats froids et tempérés, au moins pour la plupart des individus.

Il faut distinguer deux classes de personnes. Les unes ont les nerfs si délicats que l'excitement le plus léger suffit pour déranger l'ordre des mouvemens et les rendre irréguliers ; ou, comme l'a très bien dit Bordeu, elles se sont fait une telle habitude de méditer, qu'elles s'épuisent sans cesse en réflexions. D'autres ont des nerfs dont l'action est forte et constante, et dont rien ne peut en quelque sorte troubler l'accord et l'ensemble des mouvemens.

Les choses considérées sous ce point de vue, on peut assurer que les enfans, les femmes d'une constitution délicate, la plupart des gens de lettres, et généralement toutes les personnes dont le genre nerveux est très mobile, ont besoin de dormir pour bien digérer. La nature, durant le sommeil, est plus maîtresse d'elle même ; elle emploie utilement une somme de forces nécessaire pour le travail de la digestion. La veille, au contraire, peut exciter l'action des nerfs, qui est plus lente et plus difficile dans l'état contraire, parce que les causes d'irritation se renouvellent presque à chaque instant pendant la veille.

Dans les pays chauds, la méridienne est utile, non pas seulement pour se soustraire à la chaleur excessive du milieu du jour, mais encore, parce que le sommeil ramène vers la région épigastrique une partie des forces nécessaires à la digestion, que la chaleur fait diverger à l'organe extérieur.

Le sommeil engraisse certains animaux qui digèrent en dormant. Il ne faut pas néanmoins conclure de là que le sommeil soit absolument nécessaire à la coction des alimens, car l'impinguation n'est pas toujours un signe certain que cette fonction s'opère d'une manière convenable. Il est beaucoup de personnes qui, avec un grand embonpoint, digèrent difficilement et péniblement.

La nature a destiné la nuit au sommeil ; rien n'est plus contraire à l'ordre des choses qu'elle a établi, et par conséquent à la santé, que de veiller la nuit.

C'est particulièrement sur l'économie animale que le mouvement diurne de la terre fait remarquer son influence d'une manière bien sensible. On observe dans chaque individu, et principalement dans ceux qui ont le genre nerveux très mobile, des changemens qui correspondent aux quatre points cardinaux ; mais le plus marqué est celui qui arrive le soir, et qui consiste dans une petite fièvre caractérisée par la précipitation du pouls, la lassitude et la propension au sommeil, qui augmentent insensiblement jusqu'après minuit. Cette fièvre est utile, en ce qu'elle tend à opérer la dépuration des humeurs, et à élaborer complétement la matière des sécrétions : aussi se termine-t-elle d'une manière vraiment critique, par d'abondantes excrétions et surtout par celle de l'humeur perspirable. Il résulte de là que celui qui, au lieu de se livrer au repos nocturne, veille durant l'accès fébrile destiné à séparer et à épurer les humeurs, trouble et déconcerte l'appareil des mouvemens qui doivent opérer d'aussi salutaires effets, et se prépare une foule de maux inévitables.

Les vapeurs des matières qu'on brûle pour s'éclairer, augmentent encore le danger des veilles, en altérant l'air, et en le rendant également nuisible aux yeux, aux nerfs et aux poumons. C'est au grand travail de nuit que le poëte Milton dut la perte de la vue.

Enfin les veilles nocturnes ruinent promptement les tempéramens les plus robustes, comme le prouvent la débilité dans laquelle tombent bientôt ceux qui, selon l'expression vulgaire, *font du jour la nuit et de la nuit le jour*, leur visage pâle et blême, et les affections graves auxquelles ils ne tardent pas d'être sujets. On ne s'écarte pas impunément de la nature, et on n'enfreint pas ses lois sans s'exposer à des maux réels. C'est elle-même qui, par la nature de l'air, plus frais et plus humide la nuit que durant le jour, par les ténèbres, par le silence, par l'exemple de presque tous les êtres vivans, indique à l'homme le temps où il doit se livrer au repos. Le sommeil est alors bien plus tranquille, plus profond et répare bien davantage; tout est calme, et les organes des sens ne sont pas exposés à autant de causes d'irritations que durant le jour, où ils sont sans cesse frappés par la lumière, le calorique, le froid, le bruit et plusieurs autres causes inévitables, qui font obstacle au sommeil et l'empêchent d'être tranquille et restaurant.

Il n'est pas possible de prescrire d'une manière fixe et précise à chaque individu, le temps qu'il doit donner au sommeil : il est une foule de circonstances qui rendent variable la nécessité de dormir plus ou moins d'heures. Les enfans, les jeunes gens et les femmes, doivent dormir davantage que les hommes du moyen âge et les vieillards. Les pituiteux doivent prolonger la veille plus que les bilieux, les atrabilaires, et les personnes qui ont beaucoup d'embonpoint; celles-ci doivent moins dormir que celles qui sont maigres et d'une constitution sèche. On dort davantage en hiver, qui est la saison du repos, et au commencement du printemps, que durant l'été et la première partie de l'automne. Il convient en général de faire moins d'exercice et de se livrer plus long-temps au sommeil, durant les constitutions chaudes et sèches, et moins dans celles qui sont chaudes et humides ; car, comme l'avait observé le vieillard de Cos, « le sommeil humecte et relâche le corps, » et la veille le dessèche. »

———

SECTION V.

Des choses qui doivent être excrétées, et de celles qui doivent être retenues.

L'HOMME jouit de la santé lorsque chaque organe exerce dans l'ordre convenable à l'âge, au sexe et au tempérament, les fonctions qu'il a à remplir. Les sécrétions et les excrétions sont des fonctions des plus importantes au maintien de la santé ; leur dérangement annonce un désordre plus ou moins grand dans les mouvemens et les actions, et, entre les principaux foyers de la sensibilité, un défaut d'harmonie qui établit la maladie.

L'ordre des sécrétions et des excrétions dépend spécialement de celui de l'action générale du corps ; et c'est une vérité généralement reçue, que les humeurs obéissent aux déterminations du mouvement des organes, et que par conséquent ces mêmes humeurs doivent toujours affluer vers les régions du corps où l'action est plus fortement déterminée. On voit aussi, en examinant attentivement les mouvemens qui s'opèrent dans la plupart des organes sécrétoires, que ces mouvemens dépendent de la marche générale et progressive des forces qui se répandent successivement sur toutes les parties. C'est pourquoi la plupart des sécrétions et des excrétions qui se font intérieurement s'exécutent dans les premiers temps de la digestion, c'est-à-dire, lorsque les forces convergent vers l'estomac ; et, lorsque ce travail est avancé, elles se déploient vers le canal intestinal, et successivement dans toutes les parties du système.

Les sécrétions et les excrétions tiennent à la sensibilité, et sont de son domaine. Les organes qui exercent ces fonctions, jouissent d'un sentiment propre, en vertu duquel ils n'admettent, dans l'état naturel, que des matières analogues à leur goût et à leur appétit, et refusent tout ce qui leur répugne. Mais lorsqu'il règne un désaccord dans l'action générale, lorsque le sentiment de ces organes est vicié ou détruit, alors ils remplissent mal leurs fonctions, ou ils les cessent, et les matières qui doivent être sécrétées ou excrétées étant retenues, altèrent la masse du sang et des humeurs, dépravent de plus en plus l'action, et pervertissent entièrement l'ordre des mouvemens ; quelquefois elles se déposent sur une partie, l'irritent, font naître des irradiations sympathiques sur d'autres organes, et donnent ainsi lieu à différentes maladies.

Les excrétions excessives sont l'effet d'une détermination vicieusement augmentée des forces vers les organes excrétoires, et le plus souvent le produit d'une matière morbifique; mais elles deviennent presque toujours elles-mêmes des causes de maladies , pour peu que dure leur action. Le maintien de la santé exige donc que les sécrétions et les excrétions s'exercent librement , et qu'elles soient circonscrites dans de justes bornes.

De même que le chyle est extrait des alimens , ainsi le sang est formé par le chyle. Le sang est un fluide récrémentitiel et le réservoir de toutes les substances animales, de toutes les humeurs et des solides. Il est vraiment une chair coulante, pour me servir de l'expression heureuse de Bordeu : la gélatine , l'albumine et le gluten , ou la fibre , y sont en dissolution.

Le sang est un fluide rouge , dont la température naturelle est ordinairement à trente-deux degrés du thermomètre de Réaumur , dans l'homme, les quadrupèdes et les oiseaux. Cette température est pour les animaux appelés de *sang froid* , les quadrupèdes ovipares , les serpens , les poissons, la même que celle du milieu dans lequel ils vivent. Sa saveur est douceâtre et un peu salée. Il est concrescible par le froid et miscible à l'eau. Ce fluide se sépare spontanément en trois substances distinctes, le *serum blanc* , le *serum rouge* ou *matière colorante* , et la *substance fibreuse* ou *gluten*. Le serum blanc est coagulable par le feu, l'alcohol, les oxides métalliques, etc. ; sa coagulation par ces intermèdes, est due à la fixation de l'oxigène. On obtient de deux cents parties de serum blanc, quarante parties d'albumine, quatre de muriate de soude, trois de carbonate de soude, deux de phosphate de chaux, et cent cinquante-une d'eau. Il est plus gélatineux qu'albumineux dans les enfans du premier âge ; mais la proportion d'albumine augmente à mesure que la vie fait des progrès. Le serum blanc du sang ne diffère de la sérosité produite par les vésicatoires, que parce que celle-ci contient un peu moins d'albumine, et qu'elle a une couleur ambrée, que Margueron, qui en a fait l'analyse, attribue à l'action du remède. Il ne diffère pas essentiellement de la liqueur de l'amnios. MM. Vauquelin et Buniva ont analysé ce fluide, ainsi que la substance qui enduit la peau des enfans nouveau-nés, et ils ont trouvé, dans le premier, de l'albumine, de la soude, du muriate de soude et du phosphate de chaux. La liqueur de l'amnios a une odeur fade et spermatique ; elle est légèrement salée, lactescente, et mousse par l'agitation : elle ne se coagule pas par l'action du calorique, verdit la teinture de violettes, et rougit celle de tournesol ; ce qui indique la présence d'un alcali et d'un acide isolés. Peut-être ce dernier est-il volatil, ou se réduit-il, pendant l'évaporation de la liqueur, à l'état d'eau. La croûte qui recouvre le corps du fœtus, est la substance albumineuse elle-même, dégénérée, qui commence à passer à l'état de corps gras. Les eaux de l'amnios de la vache leur ont offert une matière animale particulière, un acide nouveau et du sulfate de soude. Il paraît d'après cela que cette liqueur est destinée à former une partie de la nourriture du fœtus, et qu'elle n'est point une humeur excrémentitielle de l'enfant, ainsi que l'ont pensé quelques physiologistes.

Le serum rouge est de même nature, et il ne diffère du serum blanc que par une certaine quantité d'oxide de fer et un peu de manganèse qu'il contient. Le gluten est naturellement sous forme concrète, et est dissoluble dans les alcalis. Le sang est la source commune de toutes les sécrétions et excrétions.

Il faut distinguer le sang artériel du sang veineux : leurs propriétés ne sont pas les mêmes.

1°. Le sang artériel est vermeil et de couleur de rose : le sang veineux a, au contraire, une couleur foncée. Il faut néanmoins en excepter le sang des veines pulmonaires, qui ressemble à celui des artères, et le sang de l'artère pulmonaire, qui est semblable à celui des veines des autres parties. J'ai donné la raison de cette différence de couleur du sang artériel et veineux.

2°. Le sang des veines est moins coagulable et plus aqueux que celui des artères.

3°. La température du sang veineux n'est pas aussi élevée que celle du sang artériel. Galien avait déjà remarqué que le sang qui sort du ventricule gauche, était plus chaud que celui qui est jeté dans les poumons par le ventricule droit du cœur. Il résulte des expériences de Crawford, que la température du sang artériel est, dans les moutons, à celle du sang veineux, comme cent quinze sont à cent. Dans l'homme, ce rapport est comme trente-deux sont à trente et quelques fractions.

4°. Le sang veineux contient plus d'hydrogène et de carbone que le sang artériel; son mouvement est aussi plus lent.

5°. Enfin le sang artériel diffère du sang veineux par la proportion des principes. Le premier contient trente-deux parties de gluten, soixante de serum, et huit parties de principe colorant qui réside dans l'oxide de fer uni à un extracto-résineux. Le sang veineux n'a que vingt parties de gluten, quarante de serum et huit de matière colorante.

La salive est une humeur sécrétée dans la bouche par les glandes salivaires, et qui est extrêmement utile à la digestion, ainsi que je l'ai déjà dit en parlant de la digestion des alimens. L'analyse chimique y a démontré de la gélatine, du carbonate d'ammoniaque et du phosphate de chaux.

Le crachement trop fréquent de la salive nuit à

la digestion, et la rend difficile et pénible; il occasione la sécheresse et la soif; l'animalisation et l'assimilation se font mal; les alimens, mal digérés, ne réparent pas les forces : de là la cacochymie, la cachexie, etc.

Le mucus nasal et celui des bronches sont composés de gélatine et d'eau, de soude pure, de phosphate de chaux et de phosphate de soude; ils s'épaississent par le contact de l'air et par la fixation de l'oxigène. Il paraît que les autres humeurs muqueuses, qui tapissent tout le canal alimentaire, la vessie, l'urètre, etc., sont de même nature que celle qui est sécrétée dans la membrane de Schneider et dans les bronches. Ces fluides muqueux se forment surabondamment dans les personnes pituiteuses : de là vient que pour l'ordinaire elles se mouchent et crachent beaucoup; il est même nécessaire de favoriser ces excrétions dans ces sortes de personnes. On leur conseille un régime sec et tonique, le vin, les exercices, et l'abstinence de toutes les choses qui peuvent faire dominer l'action des systèmes cellulaire et lymphatique. On a recommandé aux pituiteux l'usage du tabac, pour favoriser l'excrétion muqueuse par la bouche et le nez; mais son usage n'est pas sans inconvéniens, ni même sans dangers.

Outre qu'il attaque l'émail des dents et qu'il les

gâte, l'irritation que produit le tabac qu'on mâche
ou dont on use en fumigation, dérange les digestions en faisant évacuer de grandes quantités de
salive, dont une partie, portée à l'estomac, cause
chez les personnes qui n'y sont pas encore habituées, le vomissement et la diarrhée. Le trop fréquent picotement qu'occasione le tabac à l'estomac et aux intestins, en détruit le ton : l'appétit
devient languissant ; les organes digestifs perdent
leur activité, et les grands fumeurs sont sujets aux
mêmes maux que les ivrognes. Outre cela le tabac
cause la soif et oblige à boire beaucoup, et cet excès
de boissons devient une nouvelle source de maux ,
plus ou moins dangereux, selon l'espèce de boisson
à laquelle on se livre.

Le principe narcotique que contient le tabac
produit d'autres désordres non moins fâcheux ; il
occasione des vertiges, des étourdissemens, des
angoisses, quelquefois l'ivresse, la léthargie et l'a-
poplexie. C'est donc à tort que l'on emploie la
fumée de tabac comme un moyen de se préserver
de l'apoplexie : De Heyde, van Helmont, Tulp, etc.
ont vu cette maladie décidée par cette cause. Les
médecins de Breslaw parlent de deux frères Silé-
siens qui, après un défi à qui fumerait le plus long-
temps de suite, moururent apoplectiques. On lit
dans les mémoires des curieux de la nature, l'observation d'un homme que la pipe rendit épilep-

tique : De Heyde et Tulp citent des affections de poitrine très graves produites par son usage : van Swieten en a vu naître des maladies du foie très graves ; Haller, l'étisie, etc.

Je ne prétends pas néanmoins condamner absolument la pipe : elle peut dans quelques circonstances être un remède utile. La fumée du tabac, dirigée à travers un tuyau long et mince, à la manière des Perses et des Turcs, aux parois duquel s'attache la matière qui contient le principe narcotique, peut être utile aux personnes d'une constitution lâche et humide ; elle stimule les glandes salivaires et augmente leur action, ainsi que celle de l'estomac et des intestins : mais il faut en user modérément. C'est de cette manière que l'on conçoit qu'elle a dissipé quelquefois des maladies dont le principe était une surabondance de sérosités. Elle a diminué aussi quelquefois des salivations considérables, quand elles étaient produites par un relâchement extrême sur les organes salivaires ; elle a soulagé quelques asthmatiques, en aidant l'expectoration de la pituite visqueuse qui obstrue leurs bronches.

Il n'est pas plus salutaire de prendre du tabac en poudre par le nez. Il fait moucher, dit-on ; cela est vrai : mais aussi c'est une sorte de cautère habituel qu'il est dangereux de supprimer, dès qu'une fois on en a contracté l'habitude. D'ailleurs, on ne doit pas se moucher sans cesse, puisque la nature a établi d'autres voies d'excrétion. L'usage du tabac en poudre, pris modérément et rarement, peut être utile aux personnes pituiteuses : mais, si on en abuse, la nature se plie à l'habitude ; celle-ci devient un besoin, et le remède cesse d'en être un. L'exemple de Mithridate prouve que les poisons mêmes perdent leur qualité délétère lorsqu'on s'est familiarisé avec eux. Les Turcs font journellement usage de l'opium, et le portent à des doses considérables, et telles qu'il en faudrait de bien moindres pour donner la mort à ceux qui n'y sont pas habitués.

Un autre inconvénient non moins grand du tabac pris habituellement en poudre, c'est d'altérer et d'affaiblir le sens de l'odorat ; il atonise, à la longue, les fibres du cerveau par les ébranlemens continus qu'il lui fait éprouver, et par la qualité stupéfiante dont il jouit dans un degré marqué; car « le tabac, comme le disait très bien le chancelier » Bacon, est une espèce de jusquiame qui trouble » le cerveau comme l'opium. » L'affaiblissement des autres sens, la perte de la mémoire et la lenteur des fonctions intellectuelles, ont été fréquemment la suite de son usage immodéré : il est surtout nuisible aux tempéramens secs, nerveux, bilieux et atrabilaires. Il est pernicieux de coucher dans des magasins de tabac. Buchoz rapporte qu'une petite fille d'environ cinq ans eut des vomissemens affreux, et périt en très peu de temps par cette cause.

Les matières fécales sont le résidu des digestions. Elles ne doivent pas séjourner trop long-temps dans les intestins ; autrement elles s'endurcissent et ne peuvent en être ensuite expulsées qu'avec la plus grande difficulté. La compression qu'elles exercent sur les vaisseaux abdominaux, dont elles gênent la circulation, occasione souvent des embarras dans le système de la veine-porte. Le spasme habituel dans lequel la constipation entretient les intestins irradie sur les viscères abdominaux, dont il bride l'action, et quelquefois aussi sur les parties supérieures, et y produit la pesanteur, la douleur des vertiges, l'insomnie, et d'autres affections de ce genre.

La fréquence des selles et la promptitude avec laquelle elles sont évacuées annoncent de mauvaises digestions, et affaiblissent considérablement le système. Le juste milieu entre ces deux extrêmes, la constipation et les évacuations alvines trop fréquentes et trop promptes, est l'état le plus favorable à la conservation de la santé. Cet état tient beaucoup au régime, au sommeil et à l'exercice.

Ceux qui n'observent aucune règle et qui se livrent habituellement aux excès de la table digèrent mal : il n'est donc pas étonnant qu'ils aient le ventre plus relâché qu'il ne convient. Ceux qui prennent de trop petites quantités d'alimens, de même que ceux qui se livrent trop long-temps au sommeil, et qui mènent une vie sédentaire et oisive, sont ordinairement constipés, parce que les forces, sans cesse divergentes à la peau, ou fixées dans les entrailles, font naître dans ces dernières une sorte de spasme, soit tonique, soit atonique, qui s'oppose à l'établissement des mouvemens péristaltiques nécessaires aux évacuations alvines.

Dans l'état de santé, les excrémens doivent avoir une certaine consistance, ni trop dure ni trop molle; il faut qu'ils soient bien moulés, c'est-à-dire qu'ils aient la forme des gros intestins dans lesquels ils séjournent quelque temps. Les excrémens très durs et rendus en petite quantité sont ordinairement l'effet des travaux excessifs du corps ou de l'âme, et quelquefois des excès dans le vin et les liqueurs. Les alimens pris en trop petite quantité produisent souvent aussi de semblables selles. Ceux dont les excrémens sont mous et copieux usent d'une nourriture trop succulente ou trop abondante, ou d'alimens qui jouissent de la qualité laxative. On remédie aisément à ces indispositions en changeant de manière de vivre.

Il n'est pas possible de fixer le nombre des selles qu'on doit avoir chaque jour pour se bien porter, parce que ces évacuations varient nécessairement à raison de l'âge, du tempérament, du régime, des exercices, des passions, et de beaucoup d'autres circonstances de la vie. Néanmoins on peut dire, en général, que les enfans du premier âge doivent avoir le ventre relâché et se salir plusieurs fois par jour, au lieu qu'une selle ou deux suffisent pour l'ordinaire aux adultes. Cependant ceci souffre quelques exceptions, et le nombre des personnes en santé qui ne vont qu'une fois à la garde-robe tous les sept ou huit jours n'est pas bien rare : mais une semblable constipation n'est pas exempte de dangers ; à la longue elle entraîne ordinairement des maladies.

Les moyens les plus efficaces et les plus naturels pour se procurer chaque jour des évacuations convenables consistent à se lever de bonne heure et à s'exercer en plein air. La chaleur du lit et la situation horizontale qu'on y garde rendent les selles irrégulières. Loke conseille de solliciter tous les matins la nature à cette excrétion, soit qu'on en éprouve ou non le besoin ; et cette habitude devient avec le temps une seconde nature : ce conseil est de la plus grande utilité. C'est une très mauvaise méthode que celle de recourir fréquemment aux purgatifs et aux lavemens pour prévenir la constipation ou y remédier ; car, outre que, la nature ayant une fois contracté l'habitude de ces moyens, leur action devient nulle, c'est qu'ils affaiblissent les intestins et dérangent les digestions. Ceux qui ont naturellement le ventre resserré doivent s'habiller légèrement et éviter l'usage des substances échauffantes et astringentes.

Les personnes qui ont le ventre mou et liquide, doivent changer de régime, lorsque c'est à une nourriture trop succulente ou trop copieuse qu'est due cette incommodité. Les alimens toniques, restaurans et astringens, l'usage d'un bon vin vieux, et même du café, conviennent dans le cas contraire, c'est-à-dire, lorsque la mollesse du ventre dépend de la faiblesse des premières voies, ce qui a fréquemment lieu aussi. Il faut observer que l'action concentrée dans les intestins, et qui y dégénère en spasme, produit, selon l'espèce de ce dernier, des effets opposés, la constipation ou la diarrhée. La première a lieu lorsque le spasme est fixe, et la diarrhée s'établit quand le spasme est mobile et qu'il précipite les mouvemens péristaltiques naturels. Le plus souvent le relâchement du ventre est dû au refoulement des forces du dehors au dedans. Dans ce cas, il faut employer les moyens propres à favoriser leur expansion, tels qu'un exercice modéré, les bains tièdes, les frictions et autres; il convient surtout d'entretenir la chaleur des pieds et celle de toute l'habitude du corps, au moyen des chaussons, des camisoles de laine, etc.

L'urine est un fluide excrémentitiel, sécrété dans

les reins, d'où il est porté par le moyen des ure-
tères dans la vessie, de laquelle il est excrété par
le canal de l'urètre. L'urine est composée d'eau,
qui en fait plus des sept huitièmes, et qui tient en
dissolution de l'acide urique (autrefois appelé li-
thique : il est la base des calculs des reins et de la
vessie ; on ne trouve point cet acide dans d'autres
fluides animaux), de l'acide phosphorique libre (1),
d'un sel trisule, appelé sel fusible d'urine, qui est
un sel neutre résultant de l'union de l'acide phosphorique avec la soude et l'ammoniaque, du phosphate de chaux, du muriate de soude, du muriate
de potasse, et de deux substances particu ières qui
colorent les urines, dont l'une, nommée *savon-
neuse*, est saline, cristallisable, déliquescente et
soluble dans l'alcohol ; et l'autre, moins déliquescente, est soluble dans l'eau et non dans l'alcohol.
Toutes deux donnent à la distillation des produits animaux, et passent aisément à la putréfaction.

L'analyse chimique a démontré dans les calculs

____

(1) M. Bertholet dit avoir observé que les urines des goutteux contiennent naturellement moins d'acide phosphorique que celles des autres
personnes ; mais qu'elles en sont plus chargées que de coutume durant les
accès de cette maladie, quoiqu'il y en ait souvent moins que dans les
urines des personnes non sujettes à la goutte. Il conjecture que l'acide
phosphorique ne s'évacue point par les urines chez les goutteux,
comme chez les autres ; qu'il s'égare, pour ainsi dire, et que, porté
dans les articulations, il y excite l'irritation et les douleurs gout-
teuses.

urinaires, de l'acide urique, du phosphate de chaux, de l'urate ammoniacal, du phosphate ammoniaco-magnésien, de l'oxalate de chaux, de la silice, et une matière animale plus ou moins abondante (1).

On distingue deux sortes d'urines, celles *de la boisson*, ou *urines crues*, et celles *de la coction*. Les urines crues ou de la boisson sont rendues peu de temps après le repas : elles sont claires, ont peu de saveur et d'odeur, et contiennent beaucoup moins de principe que les urines cuites. Il est vraisemblable que les urines crues sont formées en grande partie de l'eau superflue de la boisson, et des vapeurs répandues dans l'abdomen et aspirées par la vessie, qui, comme le prouve l'expérience, jouit dans un très haut degré de la faculté absor-

---

(1) Fourcroy a vu un calcul urinaire de la nature de la silice. Il est probable qu'il provenait des alimens de l'individu, car cette terre ne se forme pas dans les corps organisés, et se rencontre en assez grande quantité dans les semences des plantes céréales, de même que la chaux, la magnésie et l'argile. D'après Ruckert, dont les expériences sont rapportées par Kirwan, on trouve ces terres, dans les proportions suivantes, dans le froment, l'avoine, le seigle et les pommes de terre. Le froment contient quarante-huit parties de silice, trente-sept de chaux et de magnésie, et quinze d'argile : l'avoine, soixante-huit de silice, vingt-six de chaux et de magnésie, et six d'argile : le seigle, soixante-trois de silice, vingt-une de chaux et de magnésie, et seize d'argile : la pomme de terre, quatre de silice, soixante-six de chaux et de magnésie, et trente d'argile.

Le carbonate de chaux nonseulement se rencontre dans les alimens, mais il se forme encore par l'action vitale, comme le prouvent les expériences de Vauquelin. Ce dernier a encore observé qu'une partie de la silice contenue dans l'avoine avait été convertie en chaux, soit dans les coquilles d'œufs, soit dans les excrémens de la poule.

(*Annales de Chimie*, tome XXIX.)

bante; et, en effet, ces sortes d'urines sont rendues trop promptement et en grande quantité pour qu'elles aient pu être sécrétées dans les reins : telles sont entr'autres celles qu'on rend après avoir pris une grande quantité d'eau minérale ou de boissons diurétiques. On peut conclure, d'après cela, que la quantité d'urines que secrètent les reins, est peu de chose en comparaison de celles qui sont absorbées par l'action propre de la vessie.

Les urines de la coction sont sécrétées dans les reins ; elles sont d'un jaune citron, et ont une odeur forte et une saveur salée ; elles ne sont excrétées que lorsque la digestion des alimens est achevée. Néanmoins la couleur, de même que la densité spécifique des urines cuites, varie beaucoup dans les différens individus. Dans les hommes d'une constitution forte et vigoureuse, leur couleur est très foncée, il y a moins d'eau, et plus de principes. Dans les personnes faibles, les femmes, les enfans, elles sont plus abondantes et plus aqueuses.

Les urines des personnes en santé se troublent légèrement vers le milieu, cinq ou six heures après avoir été rendues, et déposent bientôt un sédiment qui s'élève en cône, du centre du fluide. Ce dépôt, d'abord en petite quantité, augmente jusqu'à ce que la putréfaction trouble toute l'urine.

Ce sédiment est blanc, uniforme et égal, et est un signe de coction parfaite. La chimie n'a pas encore porté son flambeau sur la nature et les qualités des sédimens urinaires. Il est vraisemblable que celui des urines cuites est gélatineux. Il est plus ou moins abondant, selon que l'on prend plus ou moins de nourriture ; ce qui a fait dire à Galien : *parcius inesse urinis sedimentum, quandò strictiori diœtá utimur ; mediocre, ubi mediocriter vivitur ; largum verò et plenius, ubi largiori cibo utimur.* Le sédiment urinaire est proportionné à la quantité de matière que le corps assimile ; ainsi il est plus copieux après les maladies, dans les temps de rémission, et quand elles approchent d'une crise salutaire.

L'excrétion des urines, qui sont une sorte de lessive animale, est absolument nécessaire pour le maintien de la santé. Lorsqu'elles sont retenues trop long-temps dans la vessie, celle-ci se tuméfie, et l'hypogastre, ainsi que les lombes, deviennent douloureux, la vessie perd bientôt son ressort ; d'autres fois elle s'enflamme et tombe en gangrène. L'urine, ainsi retenue dans la vessie ou dans le sang, faute de sécrétion rénale, décide les affections les plus graves, des anxiétés, la soif, les nausées, les vomissemens, les frissons, la fièvre, le délire, les convulsions, l'assoupissement, l'apoplexie et la mort. Toutes les humeurs excrémentitielles, comme la salive, les sueurs, la transpiration, etc. ont, dans ces circonstances, la saveur et l'odeur urineuses.

Il est donc essentiel de ne point retenir ses urines, et d'obéir au besoin de les rendre, dès qu'il se fait sentir. Tout ce qui peut en retarder l'excrétion ou la supprimer est extrêmement dangereux. Il convient, pour favoriser la sécrétion de ce fluide, de faire de l'exercice, de ne point rester trop long-temps au lit, et surtout dans des lits mous et chauds.

Les urines rendues en trop grande quantité disposent aux maladies, et quelquefois en sont l'effet, comme dans le diabétès. Leur excrétion excessive peut être le produit d'un usage immodéré de boissons aqueuses, de substances salines, alcalines ou diurétiques, qui excitent habituellement l'action des reins. Cette indisposition, pour peu qu'elle dure, ne tarde pas d'affaiblir le corps et de le faire tomber dans la consomption. On peut y remédier par l'abstinence des choses qui y ont donné lieu, et en même temps par un régime tonique et astringent.

L'humeur perspirable est un fluide qui s'exhale du corps, dans l'état de gaz en plus ou moins grande quantité, selon les différens états dans lesquels se trouve le corps. La transpiration est une fonction au moyen de laquelle la nature se débarrasse des sucs excrémentitiels volatils qui nuisent à la vie; car la nature animale jouit de la faculté de volatiliser tous les principes : *Naturam animalem omnia volatilisare*, a dit van Helmont (1). Elle est aussi une des voies par lesquelles elle effectue l'animalisation des humeurs, en les *décarbonisant*. En effet, si on examine l'air stagnant de la surface du corps, ainsi que l'a fait Jurine, on voit que cet air contient de l'acide carbonique, et qu'il y a moins de gaz oxigène qu'auparavant. Ce qui n'a lieu que parce qu'une portion de celui-ci se combine avec le carbone qui se dégage de la surface du corps, et forme avec ce principe de l'acide carbonique.

Il ne faut pas confondre l'exhalaison cutanée que les forces de la vie portent continuellement à la peau, avec l'humeur perspirable. La première se fait en tout temps, et est plus ou moins chargée de sucs nourriciers en vapeur. La transpiration, au contraire, est une matière cuite, excrémentielle et carbonisée, qui résulte de la coction parfaite des alimens, et qui n'a lieu que dans certains temps : elle est plus abondante six ou sept heures après le repas ; elle se prépare surtout pendant la nuit, et s'évacue rapidement le matin.

La matière perspirable diffère aussi de la sueur,

____

(1) *De simplici digestione.*

quoique ces deux excrétions se fassent par les mêmes voies. La sueur est toujours le résultat d'un état violent ; elle entraîne une grande quantité de molécules nutritives, affaiblit le corps et le rend plus pesant au sentiment, quoiqu'il le soit réellement moins à la balance, au lieu que la transpiration le rend plus léger de toutes manières, et semble augmenter les forces.

Non seulement la peau est un organe exhalant et un vrai crible, mais encore des milliers de petites pompes aspirantes s'ouvrent à sa surface, ainsi que je l'ai déjà dit, et absorbent tout ce qui les entoure, les germes de la santé et ceux d'une altération destructrice. Il importe donc de fréquenter des personnes saines, et il n'est pas indifférent d'épouser des femmes d'une bonne complexion, ou d'une mauvaise santé. Les miasmes qui s'exhalent de leurs corps ne contribuent pas peu à maintenir ou à ruiner la santé de ceux qui les reçoivent.

La transpiration est plus abondante le jour que la nuit (1), et quand la digestion est achevée que dans les autres temps, c'est-à-dire, lorsque les

---

(1) Les expériences de Sanctorius prouvent que la transpiration est plus considérable le jour que la nuit. Il y a en apparence une erreur dans ses écrits, qui consiste en ce que, dans les aphorismes 270, 307, 308 et 324, il parle de la transpiration du matin, qu'il a comprise avec celle de la nuit ; car il dit dans l'aphorisme 350, que les parties intérieures sont humectées pendant le sommeil, comme l'avait déjà dit Hippocrate avant lui.

humeurs se dirigent plus abondamment vers la circonférence du corps , par la détermination de l'action générale vers l'organe extérieur. La peau se tuméfie alors et rougit, ce qui prouve claire- ment qu'elle entre en action, ou plutôt que celle- ci augmente à son tour, comme cela a lieu succes- sivement pour les autres organes sécrétoires.

On observe qu'il y a un rapport constant entre les urines et l'humeur perspirable, et tel que, lors- que les premières sont abondantes, la transpiration diminue; et réciproquement, celle-ci augmente à proportion de la diminution des urines, à moins qu'il ne survienne des obstacles à cette vicissi- tude.

Les affections de l'âme ont une grande influence sur la transpiration ; celle-ci est plus ou moins abondante, selon que ces affections sont agréables ou désagréables. Les premières déterminent les forces du centre à la circonférence, et les secondes font dominer la force concentrique. Cette fonction varie encore d'après un grand nombre de circons- tances. Les exercices, l'électricité et la chaleur de l'atmosphère l'augmentent ; l'air froid et l'eau froide produisent le même effet dans les hommes dont le système est capable d'une forte réaction. Il n'en est pas de même chez les personnes faibles ; leur faiblesse s'opposant à la réaction, les forces sont refoulées dans l'intérieur, et y sont retenues par l'action de ces causes. Rien ne s'oppose plus à la transpiration que la vie sédentaire, les variations de l'atmosphère et le froid humide. Il résulte des expériences de Sanctorius, que les substances alimentaires font varier aussi la quantité de cette excrétion. La chair de porc, par exemple, les champignons, les melons, les raisins, les figues fraîches, le concombre, le poisson, surtout l'anguille, les substances grasses et huileuses, les boissons prises dans le temps de la digestion, et en général tous les alimens d'une coction difficile, retardent ou diminuent la transpiration. Au contraire, le pain bien fermenté et bien cuit, le mouton, le poulet, les oiseaux, les alliacées, etc., l'augmentent d'une manière sensible.

La température du pays qu'on habite contribue beaucoup à la transpiration. D'après les expériences de Sanctorius, on transpire en Italie les cinq huitièmes des alimens; d'après celles de Keil, les trois huitièmes en Angleterre; et, d'après Gorter, on perd par jour, sur huit livres d'alimens, à peu près trois livres et demie d'humeur perspirable, en Hollande. Dodart a trouvé que la transpiration variait beaucoup en France, mais qu'en général elle n'égalait jamais la quantité désignée par Sanctorius, pour l'Italie; mais qu'elle n'était pas moindre qu'en Angleterre.

Les grandes sueurs jettent le corps dans la faiblesse et l'épuisement. La transpiration diminuée ou supprimée n'est pas moins à craindre, et donne lieu à diverses maladies graves, qui affectent particulièrement les organes sécrétoires du mucus, probablement parce que l'humeur perspirable a quelque affinité avec lui. Ce que je viens de dire de la diminution et de la suppression de la transpiration, doit s'appliquer aussi aux sueurs habituelles, périodiques ou critiques; leur cessation est extrêmement dommageable, et occasione une foule de maladies graves et souvent mortelles.

Les moyens propres à rétablir la transpiration dérangée, consistent dans l'usage des frictions, des bains tièdes, des couvertures chaudes et sèches, et des boissons diaphorétiques et sudorifiques. Mais on ne doit les employer que dans le temps de l'imminence de la fièvre; dès qu'une fois celle-ci s'est déclarée, ils ne pourraient que l'exaspérer et augmenter les accidens.

L'exercice modéré est un des moyens les plus propres à favoriser la transpiration; mais pour qu'il puisse être plus utile, il faut le prendre dans le temps que la matière qui doit la former est disposée à l'excrétion, lorsque la coction est achevée, c'est-à-dire, six à sept heures après le repas, ou le matin, en sortant du sommeil, ainsi que le pratiquaient les anciens.

La semence est une humeur sécrétée dans les

testicules pour la génération, et qui, d'après l'analyse qu'on en a faite, est composée de mucilage animal 00,6; de soude 00,1; de phosphate de chaux 00,3; et d'eau 0,90. Le phosphate de chaux s'y rencontre cristallisé : on ignore la cause de ce phénomène qui n'a pas encore été observé ailleurs. Quelques physiciens pensent que c'est dans le mucilage séminal que réside la vertu génératrice, parce qu'on trouve constamment ce mucilage dans le sperme des animaux, au lieu que le phosphate de chaux et la soude n'y existent pas toujours.

La sécrétion de la liqueur séminale ne commence qu'à l'âge de puberté, et lorsque l'accroissement du corps est déjà très avancé. Avant cette époque, les testicules chez les hommes, et la matrice chez les femmes, sont dans une sorte de sommeil, duquel ces organes ne sortent que lorsque les autres sont presque entièrement développés. L'action sécrétoire des testicules commence à cette époque, et s'accroît par l'effet des désirs vénériens et des stimulus physiques : la semence qui en résulte, est portée ensuite par les canaux déférens aux vésicules séminales, où elle se concentre et se perfectionne : elle est repompée de là en partie dans la masse du sang, et le reste évacué dans l'acte vénérien.

L'évacuation trop fréquente de la semence est nuisible, non seulement par rapport à la perte de cette humeur, qui doit rentrer en partie dans la

masse commune, mais encore par rapport à l'inégalité d'action qui en résulte pour les forces organiques, et qui est telle que durant le coït elles se
partagent presque entièrement entre les parties génitales et l'organe extérieur, tandis que l'épigastre
s'en trouve dépourvu. Le diaphragme, dans cette
circonstance, éprouve de la part de ces parties
agissantes un surcroît de résistance qui va jusqu'à
intercepter son action : aussi la respiration devient-
elle plus courte et plus fréquente ; ce qui prouve
que les oscillations du diaphragme ont diminué.
Cet obstacle produit dans cet organe un degré proportionné d'irritation, qui fait dégénérer en mouvement convulsif l'action qui s'y renouvelle à chaque instant par l'effort de la respiration, et par la
forte réaction de toutes les parties organiques.

Les personnes jeunes et bien constituées se rétablissent aisément de tout le désordre produit par
l'acte vénérien, et les mouvemens ne tardent pas à
rentrer dans l'ordre naturel : mais lorsqu'on se livre
avec excès, ou le corps étant faible, aux plaisirs
de l'amour, on manque de l'activité nécessaire pour
fournir toute la suite de l'action qu'exigent l'exercice de cette fonction, et les changemens qui doivent ensuite s'effectuer pour rétablir les forces dans
leur véritable rapport ; et il en naît un *désaccord*
dans le système des forces, et une irrégularité dans
les mouvemens, d'où résultent une infinité de

maux. L'abus des plaisirs vénériens produit des las-
situdes et la faiblesse ; il flétrit la beauté et les
grâces ; et , lorsque leur excès est soutenu , il ne
tarde pas à occasioner des affections spasmodiques
et convulsives , l'affaiblissement de tous les sens ,
et surtout de celui de la vue , la dépravation des fonctions mentales , la folie , la perte de la mémoire ,
la phthisie pulmonaire , la consomption dorsale et
la mort. Ces maux augmentent insensiblement et
deviennent presque toujours incurables , par rapport à l'habitude des désirs qu'on éprouve continuellement pour de nouvelles jouissances , et qui ,
une fois contractée , est telle que , durant le sommeil même , l'imagination est presque sans cesse
occupée par des objets obscènes : il en résulte des
pollutions qui jettent de plus en plus dans l'épuisement ; car les organes de la génération , dont
l'irritabilité est très augmentée dans ces circonstances , étant sollicités par des images voluptueuses,
la semence s'en échappe avant qu'elle ait été suffisamment élaborée.

Les plaisirs solitaires sont bien plus préjudiciables
encore ; car ils ruinent plus promptement les tempéramens les plus robustes , et les maux qui en sont
la suite sont bien plus terribles ; ils se terminent
presque toujours par une mort qui a lieu dans les
convulsions du désespoir. Les médecins ne sauraient
trop s'élever contre ces jouissances obscures , aussi

injurieuses à la nature qu'à la pudeur. Un être vertueux et sensible ne peut consentir à être heureux seul, et il n'y a de jouissances réelles que celles qui sont partagées.

Le vrai plaisir, le seul que peut goûter l'honnête homme, ne subsiste qu'avec le suffrage de sa conscience : or, chacune de ces jouissances est marquée par un homicide. *Miseri, quorum gaudia crimen habent.* « Foin des plaisirs que le remords » doit suivre. »

Il est très rare que la continence soit nuisible à la santé : elle a été néanmoins quelquefois préjudiciable, et même elle a conduit au tombeau des personnes dont le tempérament était ardent, et qui, par état ou par l'effet d'un délire fanatique, n'osaient remplir le vœu de la nature et de la société en s'engageant dans les liens du mariage. L'âcreté qu'acquiert la semence dans certains individus allume les plus vives passions, et a quelquefois occasioné de grandes révolutions dans les empires. Henri VIII fut, dit-on, dans ce cas ; et c'est à l'âcreté de la semence de ce roi, qui lui faisait éprouver les plus violentes ardeurs pour les femmes, que l'Angleterre dut l'abolition du catholicisme. Combien l'histoire perdrait de sa noblesse et de sa dignité si l'on connaissait les causes secrètes des grands événemens !

La continence donne lieu, dans les personnes

portées aux plaisirs de l'amour, à des pollutions
nocturnes qui, fréquemment répétées, ne tardent
pas à jeter le système dans une énervation radicale,
et qui conduisent au marasme ou à la consomption. D'autres fois elle occasione l'inflammation des
organes générateurs, le spermatocèle, etc.; et lorsque les fortes irritations que souffrent ces organes se
transmettent sympathiquement au cerveau, il s'ensuit des spasmes, des convulsions, le satyriasis,
l'aliénation d'esprit et la mélancolie érotique. C'est
de l'excessive continence que dépendent souvent
chez les femmes la langueur, les fleurs blanches,
les pâles couleurs, les vapeurs, et la fureur utérine.

Les plaisirs de l'amour sont utiles lorsqu'ils sont
pris avec modération. L'art d'assaisonner les plaisirs,
en général, consiste à en être avare. S'abstenir
pour jouir est la philosophie du sage et l'épicuréisme de la raison : on double non seulement ses
jouissances par ce moyen, mais on affermit encore
sa santé.

> « Le plaisir sied très bien au sage.
> » Il ressemble aux vins délicats;
> » On peut s'en permettre l'usage :
> » Buvez, ne vous enivrez pas. »

Le coït, quand on en use avec sagesse, favorise
la transpiration ; il rend le corps plus léger et plus

agile ; il augmente l'appétit et aiguise l'esprit. On reconnaît qu'il est utile à la santé , lorsqu'il n'est suivi ni de langueur ni de douleur. *Scire licet eum (concubitum) non inutilem esse , quem corporis neque languor , neque dolor sequitur.* (Celsus , lib. I, cap. 1.)

C'est surtout dans l'usage des plaisirs vénériens qu'il convient de consulter l'âge, les forces et le tempérament. Les jeunes gens qui s'y livrent avant que le corps ait pris tout son accroissement, se creusent un abyme de maux. Il est contraire au vœu de la nature et au bien de la société de marier les enfans trop jeunes, comme le font inconsidérément bien des parens qui ne consultent que l'intérêt et l'ambition ; car les plaisirs de l'amour les énervent bientôt et les frappent de stérilité ; ou , s'ils laissent de la progéniture, ce ne sont que des êtres informes, faibles, mal constitués, qui ne connaissent l'existence que par la douleur, et qui ne peuvent être d'aucune utilité à la société.

Les filles qu'on marie dans un âge tendre, deviennent la proie d'une multitude de maux. Elles ne peuvent supporter les accidens de la grossesse ni les douleurs de l'enfantement, et sont très sujettes à faire de fausses couches. Les mariages précoces sont une des principales causes des maladies qui affligent le sexe , ainsi que de la dépopulation et de la dégradation de l'espèce. « Les excès de la jeu-

2. 30

» nesse, disait le chancelier Bacon, sont autant de » conjurations contre la vieillesse » : on pourrait ajouter, et contre la postérité; car il est impossible que des enfans nés de parens énervés, soient robustes et bien portans : aussi sont-ils pour la plupart affectés de maux de nerfs, de scrofules, de rachitis, etc. Une autre raison qui devrait engager les parens à ne point marier leurs enfans de si bonne heure, c'est que ceux-ci, après s'être livrés dans les premiers temps de l'hyménée aux plaisirs de l'amour avec tous les transports de leur âge, se dégoûtent bientôt l'un de l'autre. L'habitude des plaisirs, ainsi que leur excès, en émousse le sentiment, et les époux inconstans vont bientôt chercher ailleurs des jouissances nouvelles; et la foi conjugale une fois méprisée, il en résulte une dépravation de mœurs, qui, faisant chaque jour de nouveaux progrès, traîne à sa suite la ruine des familles, le crime et le désespoir.

L'âge du mariage avait été fixé par Platon à trente ans pour les hommes; c'est celui en effet où le tempérament est formé. A Lacédémone, le mariage n'était permis qu'à vingt-cinq ans pour les deux sexes. Tacite loue les anciens Germains de ce qu'ils ne se mariaient pas avant d'avoir atteint l'âge de la pleine vigueur; cet âge est pour les hommes entre vingt-cinq et trente, et pour les femmes entre vingt et vingt-cinq ans. Chez les mêmes Germains, un jeune homme qui perdait sa virginité avant vingt ans, était diffamé. Les anciens Gaulois avaient à peu près la même manière de voir sur le mariage et la pureté des mœurs. Mais sans avoir besoin de remonter bien avant dans l'antiquité ; pour montrer combien nous avons changé sur ces points, il suffira de rapporter un exemple connu : c'est celui du père du célèbre Montaigne, qui vivait au commencement du seizième siècle. Il s'était marié vierge à l'âge de trente-trois ans, après avoir porté long temps les armes. On peut d'après cela juger de la révolution qui s'est faite dans les mœurs des Français, dans l'espace de deux siècles, et de la dégénération de l'espèce qui en a été la suite (1).

Il n'est pas moins nuisible et dangereux de faire des mariages mal assortis, comme d'unir une jeune femme avec un vieillard, une femme déjà avancée en âge avec un homme jeune et robuste, et de ne consulter en aucune manière l'inclination des époux. Ces sortes de mariages sont aussi opposés aux vues de la nature qu'au bonheur. Il serait à désirer, et

---

(1) « C'est le physique de l'éducation, ce sont les exercices vigoureux de » la gymnastique, c'est l'éloignement de toute jouissance prématurée, qui » mettent un si grand intervalle entre nos vieillards de vingt ans, et le » héros qui, le jour, étouffe des lions entre ses bras, et, la nuit, force » cinquante vierges à devenir mères. »

(*Philosophie de la Nature*, tome II, pages 14 et 15.)

ce serait un des grands moyens de perfectionner l'espèce humaine, que le mariage ne fût permis qu'aux personnes bien conformées, exemptes de tous défauts corporels, de toutes maladies et infirmités, et qui éprouveraient mutuellement de l'affection l'une pour l'autre. Un autre moyen, non moins propre à remplir le même objet, serait le croisement des races humaines : l'exemple des animaux prouve l'avantage qu'il y aurait de s'allier avec les étrangers. L'expérience a appris les désavantages qui résultaient des alliances du même sang. Chez les peuples les moins policés, il a rarement été permis au frère d'épouser sa sœur, et cet usage est fondé sur ce qu'on a observé que l'espèce humaine dégénérait toutes les fois qu'on voulait la conserver sans mélange dans une même famille : dès lors on a regardé avec raison comme une loi de la nature, celle de l'alliance avec les familles étrangères. Mais si de semblables unions préviennent l'abâtardissement de l'espèce, combien celles avec des personnes de différens pays ne contribueraient-elles pas, en contrastant les figures et en opposant les climats, à produire de nouvelles races d'hommes plus beaux et plus parfaits ? Ne voit-on pas que c'est dans les grandes villes, où les étrangers affluent et se fixent, que l'on rencontre plus de personnes spirituelles, d'une belle figure et d'une taille élégante ? C'est pour cela, sans doute, que le sang des juifs, auxquels leur loi interdit toute alliance avec ceux qui ne sont pas de leur secte, est si laid, au lieu que celui des souverains de l'Europe est ordinairement fort beau, parce qu'ils s'allient hors de leur pays.

Les vieillards doivent renoncer aux plaisirs de l'amour, ou au moins n'en user que très rarement. Il est dangereux de se livrer aux goûts de la jeunesse, quand on n'en a plus la vigueur : les fibres se montent nécessairement au-delà de leur ton naturel, et font des efforts extraordinaires. Il s'ensuit une inégalité d'action et un désordre dans les mouvemens, qui ne se rétablissent pas aisément, et qui donnent fréquemment lieu à des spasmes violens et à une énervation qui précipite dans le tombeau. Plus d'un vieillard a accéléré le terme de ses jours, en voulant ceindre le myrte réservé à la jeunesse, et sacrifier à Cypris.

L'été et la première partie de l'automne sont les saisons les moins propres aux plaisirs vénériens ; il ne faut, dans ces saisons, s'y livrer que rarement, parce que les corps sont affaiblis et desséchés par les chaleurs : l'hiver, mais principalement le printemps, sont plus favorables. *Venus hieme non perniciosa, vere tutissima : neque æstate verò neque autumno utilis est : tolerabilior tamen per autumnum est. Æstate in totum, si fieri possit, abstinendum.* (CELSUS, lib. I, cap. III.)

C'est durant le printemps que la nature renaît, et qu'un nouveau feu se glisse dans tous les corps et en pénètre les élémens : tout s'anime, tout s'embellit ; tout ce qui respire célèbre par les plus doux transports le pouvoir de l'amour. Ce dieu, l'âme universelle du monde, verse dans le sein de tous les êtres sentans la fécondité et la vie.

Les personnes faibles et valétudinaires, surtout celles qui ont la poitrine délicate, doivent être très sobres dans les plaisirs et réprimer les mouvemens fougueux de la chair : il n'y a pas d'écueil plus dangereux pour elles que les jouissances de l'amour; c'est à elles particulièrement que s'adressent ces vers latins :

> « Principium dulce est, sed finis amoris amarus;
> » Læta venire Venus, tristis abire solet. »

Quant aux personnes fortes et bien constituées, « elles ne doivent pas, dit Celse, s'y livrer avec » trop d'ardeur, ni s'en abstenir avec trop de » scrupule. Ces plaisirs pris avec modération don- » nent de l'activité et de la légèreté au corps, au » lieu que l'excès affaiblit et énerve (1). »

Lorsque la matrice a atteint son dernier degré d'accroissement, elle demeure surchargée de la portion d'action qui était nécessaire à son déve-

---

(1) *Lib. I, cap. I.*

loppement, et elle devient un nouveau centre de sensibilité, qui a la plus intime correspondance avec l'épigastre et la plus grande influence sur tout le système, que le plus souvent elle domine. Mais cet organe, vraiment excrétoire, n'emploie pas journellement l'action qu'il reçoit pour excréter ; il la laisse s'accumuler peu à peu, jusqu'à ce qu'étant parvenue à un certain degré, cet organe, qui est très spongieux, entre en érection, et s'imbibe d'une certaine portion de sang qui y afflue en plus grande quantité qu'à l'ordinaire, et qu'il laisse transsuder.

Cette évacuation périodique, qui a ordinairement lieu une fois chaque mois, et qui dure depuis trois jusqu'à six ou sept jours, s'établit à l'âge de puberté, et cesse entre quarante-cinq et cinquante-cinq ans, quelquefois plus tôt, mais rarement plus tard. Nous avons observé que le développement des organes sexuels opérait dans les hommes une révolution qui, en faisant dominer l'action du système artériel et pulmonaire, dissipait les maladies pituiteuses de l'enfance. Il se fait aussi à cet âge, dans le sexe, une révolution à peu près semblable : la matrice acquiert une nouvelle vie, et son irradiation, qui est universelle, augmente le ton et la tension de tout le système. Lorsque le développement de cet organe s'est fait d'une manière convenable, et que son jeu est régulier, il opère la crise des maladies de l'enfance ; mais lorsqu'il est entravé par quelques obstacles, et que les règles ne s'établissent pas, il en résulte une fièvre abdominale, qui tient le milieu entre les maladies aiguës et celles chroniques, et qui est connue sous le nom de *chlorose*, ou *pâles couleurs*. Je la considère comme le produit de la constitution pituiteuse de l'enfance, qui s'étend au-delà du temps fixé par la nature, et que celle-ci s'efforce de réprimer.

L'unique moyen de prévenir cette maladie, celui sur lequel on doit le plus compter pour sa guérison, consiste à faire prendre aux jeunes filles de l'exercice, et à les laisser se livrer à la dissipation et aux amusemens de leur âge. On ne voit guère que les filles qui restent enfermées dans la chambre, et presque toujours assises, être attaquées de pâles couleurs et d'affections hystériques ; au lieu que celles qui ont la liberté de jouer et de courir en plein air, et qui entretiennent ainsi la vivacité et la gaieté propres au jeune âge, ne connaissent pas ces maladies. Il convient donc que les conseils sévères de l'âge froid et sérieux ne viennent pas s'opposer aux jeux bruyans auxquels la nature porte la jeunesse, et qu'ils ne répandent pas leur sombre tristesse sur le printemps de la vie, destiné aux jeux, aux ris et aux plaisirs innocens.

Lorsqu'une fille a atteint l'âge de douze à quatorze ans, époque à laquelle les règles commencent ordinairement à paraître, et que, loin que celles-ci se manifestent, on voit au contraire la santé se déranger ; au lieu de la laisser s'abandonner à l'indolence et à l'inaction, et de l'accabler de drogues, comme on le fait communément, il faut au contraire la forcer en quelque sorte à vaincre la paresse qui est une suite de cet état, et lui faire prendre beaucoup d'exercice au grand air. Il est utile de lui procurer des amusemens, et une nourriture saine, tonique et de facile digestion. Ces secours, aussi simples que faciles à employer, ne manquent guère de rendre la santé, en favorisant l'éruption menstruelle : les emménagogues, qu'on administre dans ces cas, déconcertent le plus souvent la nature, et aggravent presque toujours l'état des malades.

Dès que les règles sont établies, on doit éviter, pendant leur durée, toutes les causes qui pourraient en opérer la suppression. Le sexe, dans le temps de la menstruation, doit user d'alimens sains et faciles à digérer, et surtout se garantir du froid, qui est pour les femmes délicates une des causes les plus fréquentes de suppression ; un degré de froid qui, dans tout autre temps, serait incapable de nuire, suffit le plus souvent, quand les règles coulent, pour les arrêter et altérer la santé.

Les passions ont aussi la plus grande influence sur cette évacuation; la colère, la peur, le chagrin, etc., produisent souvent des suppressions opiniâtres, et une multitude de maux qui en sont la suite : c'est pourquoi les femmes doivent éviter, dans les temps critiques, les causes qui peuvent troubler la tranquillité de l'âme, et se livrer à la gaieté.

Quand les règles ont une fois paru, elles reviennent tous les mois, à peu près à la même époque, si ce n'est dans les cas de grossesse et d'allaitement. La matrice emploie environ vingt à trente jours pour faire sa révolution; mais lorsque cette évacuation manque, ou n'a pas lieu dans une quantité convenable, il en résulte des maladies graves, qui sont occasionées par des engorgemens et des congestions humorales dans des organes différens, selon les progrès de l'âge. Il en est de même de toute évacuation périodique habituelle quelconque, et c'est une vérité établie par l'observation, que la suppression d'une hémorragie nasale, du flux hémorroïdal, etc. , dérange sensiblement les fonctions, et souvent donne la mort.

Il arrive quelquefois aussi que les femmes, au lieu d'avoir leurs règles par les voies ordinaires, les ont par d'autres parties ; c'est ce qu'on appelle *règles dévoyées.* Dans ce cas, elles ont lieu par la

peau, les poumons, l'estomac, le nez, les oreilles, etc. On réussit souvent, dans le commencement, à les rappeler aux parties sexuelles ; mais
on y parvient rarement quand elles sont décidément déviées. Au reste, lorsque la santé n'en est
pas altérée, et que les autres fonctions s'exercent
d'une manière convenable, il vaut mieux rester
tranquille et laisser agir la nature, que d'admi-
nistrer des remèdes qui, dans ces cas, sont ordinairement nuisibles ou inutiles.

Lorsque l'évacuation menstruelle est excessive,
elle produit des affections très dangereuses. Les
effets des grandes hémorragies sont la prostration
des forces, la lenteur de la circulation et de toutes
les actions, l'extinction de la chaleur, la décolo-
ration, la laxité et la cachexie.

L'époque de la vie où les règles cessent, est
critique pour la plupart des femmes, comme celle
où elles commencent à s'établir. L'action dont la
matrice n'est plus susceptible par rapport à l'âge,
se dirige vers d'autres parties, et produit des accidens plus ou moins graves, selon la disposition
du corps, et selon que telle ou telle partie est plus
ou moins propre à l'emploi critique de ce reflux
d'action. C'est aussi le temps où l'on voit le plus
grand nombre de femmes être affectées de maladies
chroniques, et mourir. Mais aussi celles qui fran-
chissent cette période, et chez lesquelles l'action

que recevait la matrice s'est répartie à peu près également sur toutes les parties organiques , acquièrent souvent une santé meilleure et parviennent à un âge très avancé. La tempérance et l'exercice sont les moyens les plus efficaces pour prévenir la menstruation excessive , et les accidens qui accompagnent la cessation du flux menstruel. Les règles et leur cessation sont dans l'ordre de la nature , et ne sont point des maladies ; elles ne le deviennent que par les excès , la violence des passions , et la vie molle et oisive. On ne voit guère de paysannes ni de femmes du peuple affectées des maladies dépendantes de l'irrégularité , de la suppression et de la cessation des règles , si ce n'est celles qui mènent une vie sédentaire et semblable à celle des citadines , ou dont les mœurs sont déréglées. Les moyens de remédier à ces maux ne sont pas du ressort de l'hygiène , et en en parlant , j'outre-passerais les bornes de ce cours.

SECTION VI.

De l'influence réciproque du physique sur le moral et du moral sur le physique.

CHAPITRE PREMIER.

Des Sensations.

L'AME a la plus grande influence sur le corps de l'homme. Les diverses affections qu'elle éprouve font naître dans le système des changemens utiles ou nuisibles, selon qu'elles opèrent la concentration ou l'expansion des forces, selon qu'elles favorisent leur libre circulation, ou qu'elles la gênent. Ce sont ces mêmes affections qui déterminent la volonté : celle-ci naît du sentiment qui nous attache aux objets qui agissent sur nos sens, ou qui nous en éloigne, selon que leur impression est agréable ou pénible. Néanmoins le moral est dans une plus étroite dépendance du physique ; car toutes nos idées et nos affections viennent des sens, et doivent leur origine aux ébranlemens des cordes

nerveuses , qui , se propageant au cerveau , produisent le plaisir et la douleur.

Les sensations sont absolument nécessaires à la
vie physique , autant qu'à la vie morale : ce sont
elles qui mettent en activité les différens foyers de
la sensibilité , et qui établissent en quelque sorte
leur contre-balancement réciproque ; elles apprennent à connaître les objets qui sont hors de nous ,
et qui peuvent contribuer ou nuire à notre conservation. Le fœtus partage celles de sa mère , lorsqu'il est encore renfermé dans son sein ; ce n'est
qu'à l'époque de sa naissance qu'il commence à
éprouver les siennes propres d'une manière marquée. Les agitations et les vagissemens de l'enfant
qui vient de naître , sont autant d'effets qui décè-
lent ses besoins et ses rapports avec les objets
extérieurs ; ses sens sont affectés d'impressions pénibles dans les premiers instans, mais insensiblement ils s'habituent à ces impressions , et dans la
suite ils n'en sont pas trop irrités. Il n'y a que le tact
et le sens gastrique qui soient agissans les premiers
jours ; mais à mesure que la vie fait des progrès ,
les autres sens se développent et deviennent actifs,
et l'on voit l'enfant se montrer sensible aux impressions des sons et de la lumière. Peu à peu le
principe sensitif déploie son énergie, le cerveau
acquiert la faculté de retenir les sensations qui lui
sont transmises , et de se les retracer : l'âme com-

pare des idées, en saisit les rapports, et forme des jugemens. C'est à cette époque que commence la vie morale; l'homme a la conscience de son existence et des êtres qui ne sont pas lui; il montre du penchant pour les objets que l'expérience lui a appris être propres à renouveler l'activité de ses sens et à lui procurer des sensations agréables, et de l'aversion pour ceux qui nuisent à son existence.

La sensibilité qui, comme je l'ai déjà dit, est l'élément de la vie, se développe donc avec les organes; il en est de même de l'entendement.

« Præterèà gigni pariter cum corpore et unà
» Crescere sentimus, pariterque senescere mentem. »

Les facultés intellectuelles ne seraient-elles donc autre chose que la sensibilité elle-même, ou la puissance de recevoir les impressions des objets extérieurs? A la vérité, les opérations mentales semblent croître et s'étendre en même temps que le système organique; la pensée s'active à un certain âge, se ploie à tous les états du corps, languit avec lui durant la maladie et la vieillesse, et faiblit avec la machine. Néanmoins il ne paraît pas vraisemblable que l'intelligence soit une propriété de la matière organisée; car la sensation n'est pas la pensée, quoi qu'en disent certains philosophes modernes, et il n'existe aucun rapport entre la nature du principe sensitif et celle de l'entendement. Il est bien plus probable que les facultés mentales sont exercées par un être réel, une émanation de la divinité, qui ne descend point dans l'abyme du tombeau, mais qui retourne vers son auteur (1).

Ce principe, dont la nature nous est entièrement inconnue, contient sans doute *virtuellement*, dès son origine, toutes les idées possibles. Il a besoin, tant qu'il est enchaîné à la matière, du secours des sens pour les mettre en *acte* et les percevoir. Telle est la raison pour laquelle il partage toutes les vicissitudes et les affections du corps ; mais, lorsqu'il est dégagé de la matière, et qu'il a recouvré sa pureté et sa liberté, il a la faculté de réaliser seul et de reproduire toutes les idées par l'acte unique de sa volonté.

Soit qu'on regarde les sensations comme le développement des idées dont l'existence antérieure précède toute impression des objets qui sont hors de nous, soit qu'on les considère comme un pur effet

____

(1) Le principe sensitif et le principe intelligent ne sont pas les mêmes, car ils sont souvent en contradiction. « Il n'est personne qui, dans la vie, » dit de Seze, page 62, n'ait été dans le même temps entraîné par un » désir violent, et retenu par une raison supérieure, qui n'ait flotté entre » ces deux volontés contradictoires, au moins quelques instans ; qui, par » conséquent, n'ait senti au dedans de lui-même deux puissances opposées » qui faisaient effort pour le séduire, et dont l'une ne cédait que lorsqu'elle » était vaincue par une force étrangère. C'est là l'*homo duplex* de Buffon, » et dont l'apôtre S. Paul parlait dans son épître aux Romains : *Video aliam* » *legem in membris meis, repugnantem legi mentis meæ.* »

de ces impressions qui font éclore la pensée (1),
il est au moins très certain que durant notre course
passagère nous ne pouvons acquérir des idées, et
communiquer avec le système des êtres physiques
et intellectuels, que par le moyen des sens : plus
ces sens sont parfaits, plus la sphère des connaissances s'augmente et s'étend. Il est donc utile de
les exercer, et de les appliquer aux objets d'une
manière convenable.

Il ne faut pas confondre les sensations avec le
sentiment. J'entends ici par sensations des affections
du corps causées par les impressions des objets extérieurs sur les sens externes; et par sentiment,
l'impression excitée dans l'âme par les sensations.
D'après cela, toute sensation suivie du sentiment,
produit nécessairement le plaisir ou la douleur.
Tout ce qui agit doucement sur les sens, fait naître
le plaisir; et toutes les causes qui les ébranlent violemment, occasionent la douleur. Le plaisir et la
douleur sont donc, en dernière analyse, les effets
des sensations, et appartiennent proprement au
sentiment. Ces deux produits de la sensibilité ne
diffèrent que par le degré d'intensité, et un grand
plaisir est très voisin de la douleur.

---

(1) « Notre âme est au-delà de toute connaissance :
  » Elle, qui connaît tout, ignore son essence.
  » L'esprit à l'esprit même est un profond secret ;
  » Il se sent, il se touche, et ne sait ce qu'il est. »

On appelle *plaisir* toute sensation qui donne lieu à un sentiment agréable qu'on désire de retenir et de conserver; et *douleur,* celle pénible, qu'on cherche à éloigner.

L'effet moral du plaisir est de déterminer dans l'âme un sentiment flatteur qui lui en fait désirer la continuité. L'effet moral de la douleur est au contraire un sentiment pénible qui s'accompagne du désir d'en écarter la cause. L'effet physique du plaisir, dit de Seze, est de produire dans l'organe sentant, une érection, une dilatation et une intumescence, comme s'il voulait absorber cette sensation et se l'incorporer. L'effet physique de la douleur est, au contraire, de contracter, de resserrer la partie souffrante, comme si, en offrant une moindre surface, elle voulait se dérober à la sensation désagréable qu'elle éprouve, ou la supporter dans le plus petit nombre de points possible. Néanmoins la douleur n'est pas sans utilité : elle est le signal des dangers qui menacent l'existence, et souvent elle relève la vie quand elle s'affaiblit, et résiste aux causes qui tendent à l'altérer. C'est dans ce sens que Sydenham a dit : *Dolor amarissimum naturæ pharmacum ægro de vitá prospicit.* La cessation de la douleur a quelquefois lieu lorsque la vie est le plus menacée, comme dans les cas de gangrène à la suite des inflammations; c'est qu'alors la sensibilité est éteinte dans la partie affectée, et que le principe sensitif n'oppose que des efforts impuissans à l'action de la cause morbifique qui tend à la destruction.

Dans les sensations accompagnées de plaisir, la sensibilité semble vouloir s'étendre, et en quelque sorte se répandre sur tous les organes; de ses principaux foyers elle rayonne sur tous les points du système, et détermine de nombreux courans d'oscillations et d'humeurs vers la circonférence. Dans les sensations douloureuses, le principe sensitif, loin de se répandre, se concentre au contraire dans ses foyers, et y entraîne les mouvemens et les humeurs.

Il ne faut pas croire, comme les médecins mécaniciens, que les sensations soient purement *passives* de la part des organes sentans, ou plutôt, que ceux-ci se bornent à recevoir l'impression que font sur eux les objets sensibles; non seulement ils éprouvent l'ébranlement que les corps leur communiquent, mais encore, ils y mêlent un mouvement particulier, ils réagissent sur eux, et ne souffrent pas simplement leur action. Ainsi la sensation s'accompagne d'une véritable action du principe sensitif, et elle n'aurait pas lieu si ce principe restait dans l'inaction. Cette vérité n'a pas échappé à van Helmont, lorsqu'il dit : *Sensus autem in scholis passivè dicitur fieri, prout motus activè; ego verò jam ostendi sensum à potestate, sive prima-*

rio ante sensitivo, fieri per actionem, quanquàm membra subjectivè patiantur per objectorum sensibilium applicationem. (De Lithiasi cap. IX). Ainsi, le plaisir et la douleur sont évidemment des actions de ce principe conservateur, qui tend sans cesse à maintenir et à prolonger la vie des êtres animés.

Le sentiment de l'existence est le point central auquel se rapportent toutes les sensations, dans les premiers temps de la vie comme dans les âges subséquens. Les sens sont continuellement affectés par les objets qui sont hors de nous, et selon qu'ils éprouvent du plaisir ou de la douleur, il se forme des penchans et des aversions pour ces objets : mais, comme les sensations attachées aux premiers besoins de la vie, sont celles qui affectent le plus et qui se répètent le plus souvent, il suit de là, et c'est une vérité d'expérience, qu'elles se gravent plus profondément dans le cerveau, et qu'elles donnent aux forces et aux humeurs des directions différentes, pour nous attacher aux objets de nos besoins, et nous faire éviter ceux de notre aversion ou de nos craintes. Telle est l'origine des habitudes qui dérivent uniquement du penchant inné qu'ont tous les êtres pour leur conservation.

Nos premières mœurs ne sont dans le fond que les premières habitudes du sentiment, c'est-à-dire, des déterminations d'action, produites par le désir de jouir de ce qui est agréable, et d'écarter tout ce qui nous fait craindre des sensations contraires. A mesure que nous avançons dans la carrière de la vie, il naît d'autres besoins qui émanent de la société, et qui ont de même pour objet la jouissance des choses qui attachent, et l'aversion de celles qui paraissent s'opposer au bonheur. Il en résulte des actions, des habitudes et des mœurs, qui, selon qu'elles sont utiles ou nuisibles au bien général et à celui de l'individu, sont réputées *vertus*, *vices* ou *crimes*.

L'homme qui veut perfectionner son être et goûter le bonheur, doit contracter trois genres d'habitudes : 1°. celles qui tendent à conserver le ressort des sens ; 2°. celles qui peuvent avancer et étendre les progrès de la raison ; 3°. enfin, celles de plier de bonne heure son âme à l'amour de l'ordre. Faire prendre aux sens, à l'entendement et à la volonté, ces heureuses habitudes, voilà le précis de la morale, et la base sur laquelle pose l'éducation sociale.

CHAPITRE II.

Des Sens externes.

LES sens sont les premiers maîtres et les premiers guides de l'homme ; ils lient son âme à tous les objets sensibles, la modifient au point de lui faire connaître les qualités externes des corps, font naître sa pensée, et, comme autant de sentinelles, veillent à la sûreté et à la conservation du corps.

Tous les organes des sens ont une structure qui les met en rapport avec les êtres physiques sur lesquels ils doivent s'exercer, et qui en favorise la perception de la manière la plus avantageuse. Cette structure varie selon les différens organes, et la nature des sensations qu'ils sont chargés de transmettre au cerveau. L'ouïe porte à l'âme celle du son : la vue lui imprime le sentiment de la lumière et des couleurs, et les images des objets. L'odorat lui donne la perception des odeurs, et le goût, celle des saveurs. Enfin le tact, ce sens universellement répandu sur toute l'habitude du corps, lui fait apercevoir et juger les qualités *tactiles*, telles que la chaleur, le froid, la dureté, la mollesse, le poli, l'âpre, etc. C'est à ce sens qu'appartient le plaisir de l'amour, cette sensation vive

et ravissante, cette volupté indicible,, qui transporte l'âme, et fait goûter dans un court instant
les plus parfaites délices.

On peut ranger les sens externes dans deux ordres : 1°. ceux qui reçoivent immédiatement les
impressions des objets; 2°. ceux qui ne les reçoivent que médiatement. Les premiers ont des hou-
pes nerveuses, plus ou moins avancées et recouvertes de l'épiderme; tels sont les organes du tact,
du goût et de l'odorat. Les autres, tels que les
yeux et les oreilles, ne reçoivent d'impression que
par l'intermède de l'air, et ont des membranes
lisses et polies, qui ne sont que des expansions nerveuses.

§ Ier. *Du Toucher.*

Le toucher ou tact est le sens le plus général et
le plus simple. Son domaine est le plus étendu ;
tous les animaux en jouissent, depuis l'homme
jusqu'au polype. Toute la surface extérieure du
corps est l'organe de ce sens qui a pour élément
un nombre prodigieux de mamelons mous, formés
par la pulpe des nerfs qui se ramifient à l'infini et
se terminent à la peau recouverte de l'épiderme.
Les impressions qu'ils reçoivent des objets du dehors, et qu'ils transmettent au cerveau, donnent
l'idée des qualités tactiles. Le toucher apprend à
connaître la résistance des corps, leur impénétra-

bilité, leur figure, leur étendue; c'est par lui que nous recevons les premières notions des distances et du mouvement. C'est de lui que nous viennent ces premières perceptions dont le résultat est de nous faire éviter machinalement certains objets et en désirer d'autres, pour notre conservation.

Le toucher n'est proprement qu'un contact de surface. Les corps froids, en contractant les fibrilles nerveuses de la peau, produisent la sensation du froid; le calorique, en les dilatant, excite la sensation de la chaleur. Une impression douce fait naître la volupté; plus forte, elle produit la douleur ou un état voisin de la douleur.

L'homme est l'être le plus sensible aux impressions tactiles; il jouit du tact dans un plus haut degré, et l'a plus parfait que les autres animaux, à raison de la finesse de sa peau et de l'abondance des nerfs qui s'y ramifient. C'est à ce sens qu'il doit en grande partie la supériorité qu'il a sur eux. Buffon observe avec raison qu'il est plus immédiatement le sens de l'âme : au moins il est le premier qui l'avertit de son union au corps; il est de tous les sens le plus fréquemment exercé, le plus sûr, et le plus propre à corriger les erreurs des autres. A la vérité, les idées acquises par le tact, sont faibles, confuses, et se gravent difficilement dans la mémoire; mais on peut l'augmenter, l'étendre, et lui donner un très grand degré de perfection.

On a vu des bijoutiers l'avoir tellement exquis, qu'ils connaissaient la qualité des pierres précieuses par la seule impression qu'elles font sur la langue; il y a eu parmi les aveugles d'habiles sculpteurs et de grands géomètres. C'est particulièrement la main, et surtout l'extrémité des doigts, qui jouit du toucher le plus exquis, parce que l'organisation de cette partie est telle, qu'elle est composée de parties très flexibles et très mobiles; qu'elle peut ainsi s'ajuster sur la surface des corps, les embrasser par un plus grand nombre de points, et nous donner de justes idées sur leur forme, leur figure, etc. On voit, d'après cela, que la sensation du tact doit être affaiblie et émoussée dans les animaux dont l'épiderme est couvert de poils, et la patte enveloppée d'une substance cornée, ou d'écailles épaisses; et que ceux qui n'ont aucun organe analogue à la main de l'homme, ont un cercle de perceptions très borné.

On ne saurait trop s'appliquer à perfectionner l'organe du tact, que les femmes, naturellement plus sensibles que les hommes, ont plus fin et plus exquis; car c'est ce sens qui est le plus propre à agrandir la sphère des connaissances humaines, et à rectifier les illusions dans lesquelles peuvent nous faire tomber les autres sens. L'usage des bains et des lotions, un travail modéré, et surtout la propreté, sont les moyens les plus efficaces pour remplir ce but. L'organe du toucher devient calleux par des vices particuliers de la peau, et par les travaux rudes et habituels de la main.

§ II. *De l'Odorat.*

L'odorat est dans l'homme le moins parfait des sens ; il est beaucoup plus fin dans certains animaux. Le singe reconnaît une femme au moyen de ce sens, sous quelque forme qu'elle se déguise. Le chien suit le gibier à une très grande distance, quoiqu'il ne le voie pas, par les seules émanations qui frappent son odorat ; et c'est peut-être ce sens qui est le principe de sa fidélité. L'odorat ne jouit pas d'une grande énergie dans l'homme, et il paraît que si le tact lui donne de la supériorité sur tous les animaux, c'est qu'il a moins besoin d'appéter que de connaître. Néanmoins il est des exemples qui prouvent que ce sens peut atteindre dans l'homme la perfection de celui des animaux. L'histoire fait mention d'un philosophe de la Grèce qui distinguait par l'odorat, une vierge de la fille qui s'était livrée aux plaisirs de l'amour. Un religieux de Prague, dont il est parlé dans le *Journal des Savans*, de 1684, distinguait de même, en les flairant, une fille d'une femme, et une personne chaste de celle qui ne l'était pas. Aux Antilles, on a vu des nègres qui suivaient les hommes à la piste, et qui distinguaient très bien les traces d'un blanc de celles d'un Africain. Le chevalier Digby parle d'un enfant élevé dans les bois, dont l'odorat avait acquis tant de finesse qu'il s'apercevait de l'approche de l'ennemi : mais ayant changé dans la suite sa manière de vivre, l'énergie de ce sens diminua considérablement ; cependant il distinguait encore très bien sa femme d'une autre, en la flairant. Son nez, pendant la nuit, lui tenait lieu de la vue. Il paraît d'après cela, que la perfection de l'odorat dépend non seulement de l'organe, mais encore du genre de vie, et surtout de la privation des odeurs fortes dont l'homme abuse sans cesse, et qui usent l'organe odorant.

Le nez est le principal organe de l'odorat ; il est tapissé intérieurement par la membrane pituitaire. Les narines qui sont partagées par l'os vomer, sont recouvertes par cette membrane, qui est composée de deux lames qui concourent à la perfection de l'odorat. En effet, on observe que plus cette membrane a d'étendue, plus l'odorat est exquis, comme dans certains animaux dont les cornets inférieurs du nez sont plus considérables que dans l'homme. La première lame de la membrane pituitaire, qui est l'interne, peut être considérée comme le périoste du nez et de ses cornets. La seconde, qui est l'externe, est parsemée, dans toute son étendue, de glandes muqueuses qui excrètent la pituite, et de mamelons nerveux sur lesquels agissent les miasmes qui émanent des corps odorans. C'est dans le temps de l'inspiration que les odeurs se développent sur la membrane pituitaire : ce qui le prouve, c'est que ceux qui ne peuvent respirer par le nez, comme dans le *coryza* (enchifrenement), ou lorsque cette partie est obstruée par des polypes, ne peuvent pas percevoir les odeurs. Une observation de La Hire fils vient à l'appui de ce que j'avance : il rapporte avoir vu un homme qui évitait la sensation des mauvaises odeurs, en remontant la luette, et en rompant ainsi la communication qui a lieu entre la bouche et le nez.

Outre le nerf *olfactoire*, il entre encore dans le nez une branche du nerf ophtalmique. Ces deux nerfs communiquent ensemble ; et telle est la raison pour laquelle les odeurs fortes décident le larmoiement. D'après cela, il est évident que l'impression de certaines odeurs sur ces nerfs, peut être très dangereuse et même mortelle, vu surtout la grande proximité du cerveau.

Il paraît que la nature a placé l'odorat près de l'organe du goût, pour en prévenir les erreurs. C'est pourquoi Le Cat et Duhamel l'ont regardé non comme un sens particulier, mais comme un supplément de celui du goût. En effet, nous sommes avertis par l'odorat des qualités bonnes ou

mauvaises de la plupart des substances alimentaires. L'aveugle n'a pas d'autre moyen pour s'assurer de ces qualités, avant que de porter les alimens à sa bouche ; il obéit au vœu de la nature
qui a attaché le sentiment du plaisir à tout ce qui
peut conserver la vie, et un sentiment désagréable
à tout ce qui est nuisible. C'est ainsi que toutes les
plantes qui répandent une odeur suave, sont ana-
leptiques, et que celles dont l'odeur est vireuse,
sont des poisons.   .

Cardan pensait qu'un odorat exquis était un indice d'esprit, parce que, disait-il, la température
chaude et sèche du cerveau aiguise ce sens, et
que cette température rend l'imagination plus vive
et plus féconde. Il paraît que les Romains étaient
dans cette même opinion : ils appelaient un homme
d'esprit *vir emunctæ naris*, et Martial leur donne
la finesse de l'odorat du rhinocéros. Néanmoins
cela ne se trouve pas toujours vrai : on voit quelquefois des imbécilles avoir le sens de l'odorat très
exquis.

La sensibilité de l'odorat s'émousse et se perd
par l'usage des odeurs fortes et des parfums in-
ventés par le luxe. Le tabac en poudre pris par le
nez, dessèche et atonise les nerfs olfactoires.
« Notre odorat, dit l'auteur de la Philosophie de
» la Nature, deviendrait peut-être égal à celui des
» animaux, sans la manie des parfums factices, et

» l'usage de cette poudre ammoniacale et corrosive
» que l'Europe entière , depuis un siècle , semble
» avoir adoptée, et qui, comme les liqueurs fortes,
» ne donne un moment de ressort à l'entendement
» que pour le conduire par degrés à la stupidité. »
Ainsi, ceux qui veulent conserver et perfectionner
ce sens doivent fuir les odeurs fortes et s'abstenir
du tabac.

Les odeurs ont une action puissante sur le système nerveux : elles excitent des sensations voluptueuses, d'autres fois des évanouissemens et d'autres
accidens ; elles sont quelquefois aussi des remèdes
héroïques, lorsque les substances qui les fournissent
sont administrées par une main sage et prudente.
Leur action est d'autant plus grande qu'elles sont
plus développées. Avant que de parler de leur influence sur l'économie animale, il ne sera pas hors
de propos de donner une idée succincte des causes
qui opèrent le développement de l'arome ou principe odorant, appelé par Boerhaave *esprit recteur*,
et qui sont, l'air, le calorique, la lumière et le fluide
électrique.

L'air, ce fluide invisible, est, comme véhicule
des odeurs, une des causes essentielles de leurs effluves , ainsi que le prouve l'expérience. Si on
place une substance très odorante sous le récipient
de la machine pneumatique, et qu'on fasse le vide,
on s'aperçoit bientôt que l'odeur de cette subs-

tance diminue à mesure qu'on extrait l'air du récipient.

Le calorique est un des agens qui concourent le
plus au développement des odeurs ; il favorise l'expansion du principe odorant, qu'il sépare des
autres parties constituantes des corps, et le force,
en quelque sorte, à manifester sa présence, par
l'impression qu'il porte sur l'organe de l'odorat. Si
on chauffe une substance inodore, elle ne tarde pas
à répandre de l'odeur : c'est ce qui arrive à certains
bois dans les mains du tourneur, par les frottemens
qui excitent la chaleur dans ces corps. Si, au contraire, on prive de chaleur une matière odorante
quelconque, si l'on met des fleurs très odorantes,
par exemple, dans un lieu très humide, leur odeur
diminue sensiblement.

La lumière concourt puissamment au développe-
pement de l'arome dans la plupart des plantes.
Leur odeur diminue à mesure qu'on les prive de la
lumière. M. Gouan, professeur dans la très justement
célèbre école de médecine de Montpellier, a observé
que les végétaux les plus odorans, privés du contact de la lumière, perdent entièrement leurs
odeurs dans les serres, malgré la chaleur qu'on
y soutient à plus de vingt-cinq degrés.

Le fluide électrique influe aussi sur le développe-
pement des odeurs, comme le prouvent les belles
expériences de Bertholon. « J'ai placé, dit-il, plu-

» sieurs ognons de jacinthe et de jonquille dans
» divers vases. Lorsque les fleurs furent nées et
» eurent pris un commencement d'accroissement
» un peu marqué, et avant que l'odeur naturelle
» de la plante se fît sentir, j'électrisai la moitié du
» nombre de ces vases de fleurs. Je répétai l'élec-
» trisation pendant quelques jours, chaque jour
» demi-heure le matin et autant le soir, et j'ob-
» servai, après l'électrisation, que les fleurs élec-
» trisées avaient acquis leur odeur propre, ce que
» n'avaient pas fait les autres plantes non soumises
» à l'électricité : le fluide électrique accélère donc
» l'époque de l'émanation des végétaux. J'ai encore
» observé, ajoute-t-il, que les fleurs électrisées
» exprimaient plus fortement la nature de leur
» odeur propre que les fleurs non électrisées, cel-
» les-ci étant examinées à des distances correspon-
» dantes à celles des premières, et dans le temps
» où les fleurs avaient acquis naturellement tout
» l'accroissement et la perfection nécessaires pour
» exhaler leur odeur. » Il suit de là que plus l'électricité atmosphérique est considérable, plus l'odeur
des plantes est forte et accélérée; et c'est ce que
confirme l'observation.

Les effluves odorans sont donc une sorte d'évaporation qui est due aux causes que je viens d'é-
noncer; mais un phénomène bien singulier, c'est
que, quoique la matière odorante se résolve con-

tinuellement en vapeurs , on n'observe néanmoins aucune diminution sensible dans son volume ni dans son poids. Le principe odorant est donc d'une nature extrêmement déliée , subtile et volatile.

L'influence des odeurs sur l'économie animale varie selon le degré de sensibilité , de l'idiosyncrasie propre à chaque individu, ainsi que des principes dont sont composées les substances odorantes. Lorry les a réduites à cinq classes principales : les odeurs camphrées , narcotiques , éthérées , acides , et alcalines volatiles.

Le principe camphré, le radical de l'acide camphorique, existe dans beaucoup de plantes , et paraît être destiné à les garantir de la putréfaction. Les acides ne détruisent pas entièrement son odeur camphrée, qui est tellement adhérente à ses bases, que les autres substances odorantes d'une odeur très forte, qu'on y mêle, ne l'altèrent point. L'odeur camphrée a une action sédative sur le système ; elle calme les spasmes , les convulsions , et jouit de la vertu antiseptique.

Les odeurs les plus suaves ne sont pas innocentes. Les matières odorantes qui les exhalent, laissent dégager beaucoup d'air méphitique, et renferment pour l'ordinaire un principe vireux délétère. Les fleurs de roses , de jasmin , de violette , etc., répandent une odeur vireuse à laquelle on doit rapporter principalement un grand nombre d'accidens funestes produits par ces fleurs renfermées dans un petit appartement. Des anxiétés , des douleurs de tête, des convulsions, des évanouissemens, sont souvent la suite de ces exhalaisons odorantes. Les personnes qui ont le genre nerveux très irritable, doivent les fuir avec le plus grand soin : ce sont elles qui, par leur constitution , sont le plus exposées à ressentir leurs malignes influences. On a même vu quelquefois la mort produite par cette seule cause. Ingenhousz cite l'exemple d'une fille morte à Londres en 1719, par l'odeur des lis. Triller a donné l'histoire tragique d'une jeune fille morte par l'odeur des violettes , et l'observation d'une autre qu'on rendit à la vie en enlevant les fleurs qui l'avaient asphyxiée. Tout le monde connaît l'effet du musc et du safran sur quelques personnes. L'exhalaison du noyer passe pour être très dangereuse. Le principe vireux est inaltérable ; l'opium, où il existe en grande quantité, ne perd jamais son odeur ni sa vertu narcotique, quelque changement qu'on lui fasse subir. L'ambre, le musc, le castoreum, exhalent une odeur vireuse. Il en est de même des huiles animales, qui , d'après les expériences de Lorry , ne doivent leurs propriétés antispasmodiques qu'au principe vireux.

Les odeurs éthérées, telles que celles qu'exhalent la menthe poivrée, l'anis étoilé, etc., sont sur le genre nerveux une impression très vive et qui est aussi prompte que leur volatilisation. Leur principe existe dans un grand nombre de végétaux; il n'est dû dans la plupart qu'à la fermentation qui a lieu dans le temps de leur accroissement. Le premier degré de putréfaction qu'éprouvent certains fruits, y développe une odeur d'éther très caractérisée. Les substances qui l'exhalent, jouissent de la vertu antispasmodique et carminative.

L'arome acide se trouve presque toujours uni aux substances aromatiques; il se rencontre aussi dans beaucoup de fruits aigrelets. Toutes ces substances éveillent les sens, égaient, et sont amis de l'homme.

Toutes les odeurs qui, par une acrimonie qui leur est propre, picotent les yeux et font couler les larmes, sont *alcalines volatiles* ou *ammoniacales* : les crucifères, et surtout les ognons, appartiennent à cette classe. Le principe ammoniacal est fixé dans ces plantes par l'intermède du muqueux. Les substances qui contiennent ce principe sont très excitantes et peuvent être employées avantageusement dans bien des cas. Telles sont les cinq classes d'odeurs auxquelles on peut rapporter le grand nombre de variétés que nous offrent la nature et l'art.

§ III. *Du Goût.*

Le goût a son siége principal dans la langue et le palais : ces organes ont, de même que la peau, des papilles nerveuses, mais qui sont plus saillantes et plus épanouies. Ce sens est une sorte de tact ; mais il diffère beaucoup de celui de la peau, quant à la manière dont il reçoit les impressions des corps. Celles-ci sont purement physiques et mécaniques pour le toucher, et elles sont vraiment chimiques pour l'organe du goût. L'action des substances sapides ne diffère pas essentiellement de la causticité, mais seulement par le degré d'énergie ; car les matières les plus caustiques sont celles dont la saveur est la plus forte, et celles qui sont dépourvues de toute causticité, sont absolument insipides. La saveur, qui n'est que la causticité affaiblie, n'est autre chose qu'un effet de l'attraction que les substances savoureuses et caustiques exercent sur l'organe du goût, en sorte qu'on peut le considérer comme un sens chimique qui est diversement affecté par les substances sapides, selon qu'elles tendent plus ou moins à se combiner avec l'organe, selon qu'elles s'y appliquent avec plus ou moins de force, et que peuvent le permettre aux molécules de ces substances leur masse et leur figure. Il n'y a par conséquent de corps sapides que ceux dont les parties sont disposées, les unes à l'égard des autres, de manière que leur tendance à l'union ne soit pas entièrement satisfaite, et qu'il en reste assez pour produire sur l'organe du goût une action plus ou moins forte.

On voit, d'après cela, le cas que l'on doit faire de ces vaines théories dans lesquelles on prétend réduire les goûts primitifs au nombre de sept, de même qu'il n'y a que sept couleurs et sept tons. Il n'y a point de saveurs primitives, mais un nombre prodigieux de degrés de causticité, depuis celui qui altère et détruit l'organe du goût, jusqu'au dernier terme voisin de l'insipidité. Poncelet a prétendu que les saveurs consistaient dans les vibrations plus ou moins fortes des sels, qui agissent sur le sens du goût, comme les sons consistent dans les vibrations de l'air, qui agit sur l'ouïe : selon lui, de même que les corps sonores, les saveurs ont leurs tons générateurs, dominans, majeurs, mineurs, graves, aigus, leurs comma mêmes, et tout ce qui en dépend, par conséquent leurs consonances et leurs dissonances. Sept tons pleins font la base de la musique sonore : les saveurs primitives sont aussi au nombre de sept ; ce sont l'*acide*, la *fade*, la *douce*, l'*amère*, l'*aigre-douce*, l'*austère* et la *piquante*. Mais il est faux que les sels qui agissent sur l'organe du goût éprouvent des vibrations ; il est des saveurs qui n'appartiennent à aucune de celles que l'auteur désigne comme primitives, et qui ne participent d'aucune d'elles. D'ailleurs on ne voit ni progression ni proportion harmoniques dans les saveurs, à moins qu'on ne veuille en voir dans toutes les combinaisons et dans toutes les compositions des corps.

Le sens du goût est sujet à plusieurs erreurs : l'état de la salive le vicie dans la maladie, et les qualités de l'air en font varier la force; il est plus obtus le matin, immédiatement après le lever; le froid et le chaud excessifs des substances sapides en diminuent l'énergie. Il est des corps qui, seuls, ne produisent aucune impression sur le goût, et qui deviennent sapides par leur mixtion ou leur union avec d'autres.

Le goût est un des sens auxquels la nature a attaché les plus grandes jouissances : mais plus les voluptés qui en naissent sont douces, plus il est facile d'en abuser. L'homme qui est esclave des sens, épuise la coupe du plaisir, et celui-ci se transforme en douleur; bientôt, blasé à force de jouir, il ne trouve plus de moyens pour exciter son palais que dans les stimulus les plus violens; il accélère ainsi le terme de ses jours, en avalant les poisons lents de la cuisine d'Apicius. L'homme qui veut jouir long-temps et conserver le sens du goût, doit peu jouir, ne jamais excéder le besoin, et se con-

tenter des alimens les plus simples et qui ont subi
le moins d'apprêts.

§ IV. *De l'Ouïe.*

L'ouïe a pour objet les sons : elle est un sens
précieux qui nous met en rapport avec le monde
moral, parce qu'il est essentiellement lié à la parole. Ce n'est que par son secours que l'homme
peut apprendre à imiter les sons, au moyen desquels il peut communiquer par la pensée avec ses
semblables, et étendre son existence morale. Ce
sens est le fondement de toutes les institutions
sociales ; sa privation est un des plus grands obstacles qui s'opposent à ce que les animaux puissent
étendre la sphère de leurs connaissances. « Dans
» l'impuissance, dit Condillac, où sont les bêtes
» de se communiquer leurs découvertes et leurs
» méprises particulières, elles recommencent à
» chaque génération les mêmes études ; elles s'ar-
» rêtent, après avoir fait les mêmes progrès. »

Le sens de l'ouïe réside dans l'intérieur de
l'oreille, qui est une vraie machine acoustique,
qu'il est important de connaître.

L'oreille est composée de trois cavités. La première, qui est externe, et que l'on voit sans le
secours de la dissection, est une sorte de conque
ou d'entonnoir. La seconde, ou la cavité moyenne,

a une forme tubulaire, et se nomme la *caisse*. Enfin la troisième, ou celle qui est plus avancée dans l'intérieur, a été appelée le *labyrinthe*. La conque est l'embouchure du méat auditif, qui est en partie cartilagineux et en partie osseux. C'est au fond de ce conduit que l'on rencontre cette membrane fine qui porte le nom de *tympan* ou de *tambour*. Elle est située obliquement ; cette disposition la met à l'abri des fortes commotions de l'air, et se tend ou se relâche au moyen d'un petit muscle qui est couché sur sa face postérieure.

La caisse renferme trois osselets, que leur figure a fait nommer le *marteau*, *l'enclume* et *l'étrier*. Le manche du marteau adhère au tympan par le petit muscle dont je viens de parler ; sa tête s'articule avec l'enclume ; celle-ci, qui a deux jambes inégales, appuie par la plus longue sur la tête de l'étrier. La trompe d'Eustache, qui est un conduit communiquant de la bouche à la caisse, renouvelle l'air de cette dernière.

La cavité intérieure, que ses routes tortueuses ont fait appeler le labyrinthe, présente une espèce de *vestibule*, trois *canaux demi-circulaires*, et un canal tourné en spirale, nommé le *limaçon*, divisé en deux rampes, dont l'une est supérieure et l'autre inférieure. Toutes ces parties sont d'une consistance dure, et tapissées intérieurement de filets nerveux qui viennent du nerf auditif.

L'oreille interne reçoit tous ses nerfs de la septième paire. Chacun des nerfs de cette paire est double, et se distingue en portion molle et en portion dure. Le tronc, appelé *portion molle*, qui est inférieur et postérieur à la portion dure, se distribue dans le limaçon, le vestibule et les canaux demi-circulaires. La *portion dure* fournit une branche à la caisse et à plusieurs autres parties circonvoisines.

Le son consiste dans les vibrations des molécules du corps sonore. L'air, véhicule du son rassemblé par la conque, frappe le tympan, et lui communique les ébranlemens qu'il a reçus du corps sonore. Ces ébranlemens sont transmis par deux voies au labyrinthe. L'une est la portion d'air renfermée dans la caisse, qui, frappée par la membrane du tympan, transmet ses propres ébranlemens à une membrane fine, appliquée à une petite ouverture appelée *fenêtre ronde*, qui répond à la rampe inférieure du limaçon ; les filets nerveux dont cette rampe est tapissée, portent les ébranlemens jusqu'au nerf auditif. L'autre voie est dans les osselets. Le marteau, mu par le petit muscle du tympan, frappe l'enclume, et celle-ci, l'étrier. La base de ce dernier communique l'ébranlement dans le vestibule, par le moyen d'une membrane sur laquelle elle repose, et qui ferme une petite ouverture nommée la *fenêtre ovale*. Celle-ci, qui

s'ouvre dans le vestibule, forme la communication
avec les canaux demi-circulaires et la rampe supérieure du limaçon. Les filets nerveux, qui recouvrent cette rampe et ces canaux, portent les impressions phoniques au tronc principal, et par lui
jusqu'au siége de l'âme. Il est probable que chacun
des filets nerveux dont est composé l'organe acoustique, a son ton propre relativement à sa grosseur
et à sa longueur, et qu'il ne résonne que lorsqu'il
est à l'unisson des corps sonores, à peu près de
la même manière qu'une corde de violon vibre,
sans être touchée, quand on en frappe une autre
qui est montée au même ton. C'est particulièrement dans le limaçon que se trouvent les filets
nerveux résonans; il en est de toute grosseur et
de toute longueur, puisque le limaçon va en s'é-
largissant depuis son sommet jusqu'à sa base. Ainsi
les fibres qui tapissent la base de la pyramide sont
appropriées aux sons graves; celles du sommet le
sont aux tons aigus, etc.

On ne connaît pas encore le degré d'importance
de chacune des pièces dont est composée l'oreille
de l'homme; mais on ne peut douter que la perfection de l'organe ne dépende de leur ensemble.
Si les osselets ne sont pas absolument essentiels,
ils sont au moins d'une grande utilité pour la perception des sons; car on les retrouve, d'après
l'observation du célèbre Vicq-d'Azir, dans tous

les animaux, depuis le reptile jusqu'à l'homme, à cette différence près qu'un seul suffit aux reptiles et aux oiseaux. Il résulte encore des observations de cet anatomiste, que les canaux demi-circulaires sont absolument essentiels à l'organe de l'ouïe, puisqu'on les rencontre dans tous les animaux qui jouissent de la faculté de percevoir les sons. Le limaçon est propre à l'homme et aux quadrupèdes : les oiseaux, qui ont néanmoins le sens de l'ouïe très fin, en sont entièrement dépourvus.

On connaît en général les sons sous le nom de tons, qu'on divise en tons graves et en tons aigus ; mais ces deux espèces de tons ne sont que relatifs les uns aux autres, et le ton qu'on regarde comme grave, est aigu, comparé à un autre plus grave. Il en est de même des tons aigus, qui sont graves par rapport à d'autres plus aigus. Ce qui rend le son aigu ou grave, est le plus ou moins grand nombre de vibrations que fait le corps sonore dans un temps donné. Plus les vibrations sont nombreuses, plus le son est aigu : moins il s'exécute de vibrations dans le même espace de temps, plus le son est grave. Ainsi, de deux cordes de violon également tendues, celle qui sera la plus courte rendra des tons plus aigus, parce que ses vibrations s'achèveront en moins de temps. Par la même raison, de deux cordes également longues, mais inégalement tendues, la plus lâche donnera les tons les plus graves; et de deux cordes de même longueur, également tendues , mais d'un diamètre inégal , celle qui aura le plus grand diamètre rendra le ton le plus grave. Une corde dont le diamètre, tout le reste étant égal, est double de celui d'une autre, sonne à l'octave basse de celle-ci. On observe encore que dans les cordes de même longueur, de même diamètre, et qui sont également tendues, la gravité du son est comme la flexibilité de la matière dont sont faites les cordes. Ainsi une corde d'or donne, tout étant égal d'ailleurs , la quinte basse de celle de fer. Enfin , le son le plus grave que l'oreille humaine puisse percevoir , est celui qui est rendu par un corps faisant trente vibrations dans une seconde; et le plus aigu , par celui qui fait, dans le même espace de temps, sept mille sept cent vingt vibrations. Au-dessous du premier terme , et au-dessus du second , on n'entend aucun son.

Sauveur prétend que l'homme peut distinguer et éprouver avec plaisir les différentes sensations auxquelles donnent lieu tous les tons qui sont compris en dix octaves. Euler borne ce dernier nombre à huit. On peut juger d'après cela de la prodigieuse quantité de tons différens que l'on peut distinguer; car, une oreille faite pour l'harmonie, distingue sans peine , dans chaque octave, quarante-trois différences ou *mérides*.

On ne compte que sept tons primitifs dans une octave, car on doit regarder le huitième comme le premier de la seconde octave. On nomme *octave* l'intervalle entre deux cordes, dont l'une fait deux fois plus de vibrations que l'autre dans le même temps. On l'appelle *quinte*, quand la proportion est de 3 à 2; *quarte*, quand elle est de 4 à 3; *tierce majeure*, lorsqu'elle est de 5 à 4; *tierce mineure*, quand elle est de 6 à 5; *sixte majeure*, celle de 5 à 3; et enfin *sixte mineure*, celle de 8 à 5. Ce que je viens de dire des cordes, s'applique également à tous les autres corps sonores, et est le fondement de la musique, qui a une si grande influence sur l'homme.

Les anciens connaissaient bien le pouvoir de la musique. Les législateurs firent entrer les préceptes de cet art dans les codes qu'ils donnèrent aux nations; on en faisait usage dans les fêtes religieuses, dans les festins, et même dans les combats. Mais dans la suite cet art, dont l'objet n'avait été dans le principe que de célébrer les dieux et les héros, et d'adoucir les mœurs, dégénéra : les acteurs le profanèrent et le firent servir aux plus honteuses débauches.

La musique exerce un grand pouvoir sur l'économie animale, et tyrannise en quelque sorte les cœurs sensibles. Elle inspire le courage aux soldats, elle déride le front de la sagesse austère, elle charme les cœurs tendres , et exprime les plaintes et les soupirs des amans. La connaissance des sons bien proportionnés excite à la joie et à l'allégresse. Les dissonances , non préparées , et réitérées , peignent la surprise , la fureur , le désespoir. Le mode chromatique , qui procède par plusieurs semi-tons consécutifs , exprime la douleur et la tristesse. Les différens mouvemens des airs ne contribuent pas peu à remuer l'âme et à la calmer. Une mesure vive et animée inspire la gaieté. Est-elle précipitée, elle produit le dépit et la colère ; c'est ainsi que la tempête et l'orage annoncent le courroux de la nature. Est-elle grave , elle élève les sentimens. Lente , elle dispose à la mollesse et au repos. Enfin , est-elle languissante , elle peint l'affliction , émeut la pitié , et porte dans le cœur le germe de la mélancolie et de la tristesse.

Les médecins se sont servis , dès la plus haute antiquité , de la musique comme d'un moyen préservatif et propre à calmer les douleurs. On la prescrivit à Ulysse pour le guérir d'une plaie faite par la morsure d'un sanglier ; et, en effet, elle possède la vertu de rétablir le calme et la sérénité, d'émousser et d'affaiblir le sentiment de la douleur, et comme une situation agréable de l'âme favorise l'expansion des forces et leur divergence vers l'organe extérieur, elle peut être très utile dans tous les cas d'irritation , de spasme et de douleur : aussi l'a-t-on employée quelquefois avec succès dans ces affections. Albert, duc de Bavière, fils de Frédéric, éprouvait un soulagement marqué dans les douleurs cruelles de goutte à laquelle il était sujet, au moyen d'une musique douce et soutenue. Gessner cite un Italien tourmenté d'une violente sciatique depuis un an, et dont il fut guéri par la musique dansante.

Cette dernière espèce de musique a un avantage qui lui est propre, celui de diminuer la fatigue. Lorry remarque que les mouvemens peuvent être continués très long-temps lorsqu'ils sont aidés du rhythme. En effet, il est beaucoup de jeunes personnes qui sont fatiguées du plus léger exercice, et qui passent des nuits entières à danser au son des instrumens, sans en éprouver beaucoup de lassitude. Le maréchal de Saxe avait observé que les troupes en marche se fatiguaient bien moins lorsqu'on battait la caisse, que lorsqu'elles marchaient en silence.

C'est sur les passions et les affections nerveuses que la musique a la plus grande action : de là vient qu'on la divise en *incitative* et en *calmante*. Son influence sur le moral est connue depuis bien long-temps. A l'époque où l'on guérissait la plaie d'Ulysse par son moyen, lui et Agamemnon avaient confié leurs épouses aux musiciens Phœnius et Demedore, pour entretenir leur chasteté, en leur jouant des instrumens sur le mode dorique. Lors-qu'Achille entrait en fureur, Chiron l'apaisait avec la guitare : Saül, affecté d'une mélancolie nerveuse, fut guéri par la harpe de David. Asclépiade regardait la musique comme le remède le plus efficace dans les délires furieux : Arétée la recommandait dans la mélancolie religieuse.

Cet art ne jouit pas seulement de la vertu de calmer les passions, il a encore celui de les exciter. « Un musicien, dit Platon (Républ., liv. III), » enseigne quels sont les sons capables d'exciter » l'audace et la modestie, la bassesse de l'âme et » la magnanimité. » Mais un exemple frappant que l'antiquité nous a laissé du pouvoir de la musique pour animer les passions, est celui d'Alexandre, que Timothée pouvait jeter dans des transports de la fureur la plus violente, et qu'il calmait à son gré, en changeant de mode. L'histoire moderne fait mention d'Éric-le-Bon, roi de Danemarck, qu'un musicien jeta, avec toute sa cour, dans une profonde tristesse, puis dans la joie la plus vive, et enfin dans un emportement si violent, que le roi qui, prévenu de la magie de l'art de ce musicien, avait fait éloigner toutes les armes, enfonça une porte pour s'en procurer et tua quatre personnes. Amurat IV, qui venait de massacrer ses frères, fut tellement adouci par un autre musicien, non moins habile, qui était condamné à mourir, que celui-ci arracha des larmes à ce tigre empereur, et qu'il en obtint, non seulement sa vie, mais celle de ses amis qui devaient subir le même sort (1).

La musique n'opère plus de nos jours les mêmes prodiges ; c'est que celle des anciens, plus expressive et plus mélodieuse que la nôtre, avait quatre modes principaux très pathétiques : le *dorien*, qui était destiné aux chants graves et religieux ; le *phrygien*, qui excitait les transports de la colère et de la fureur ; le *lydien*, qui exprimait les plaintes et les regrets ; et enfin l'*éolien*, qui disposait à l'amour et au plaisir.

Quoique la musique moderne n'ait pas sur le moral la même influence que l'ancienne, elle est néanmoins capable de produire des effets médicaux ; et l'observation prouve qu'elle a été utile dans plusieurs maladies.

Peu de personnes ignorent qu'elle guérit très souvent une sorte de mélancolie qui est particulière à la partie méridionale du royaume de Naples, qui règne en été surtout, et qui revient quelquefois plusieurs années de suite à la même époque. On a attribué pendant long-temps cette affection à la morsure de la tarentule, espèce d'araignée de ce pays ; mais il est bien prouvé aujourd'hui que

---

(1) HALLER, *Element. physiol.*, tome V, page 3o4.

cet insecte n'y a aucune part. Pour guérir cette sorte de délire, un joueur de violon ou d'un autre instrument essaie plusieurs airs dansans , jusqu'à ce qu'il en ait trouvé un qui fasse impression sur le malade : dès lors celui-ci s'anime peu à peu, et bientôt après se met à danser ; il danse quelquefois plusieurs heures de suite. Cet exercice, répété plus ou moins souvent , ne manque jamais de produire l'effet qu'on en attend , et guérit pour l'ordinaire , soit dans une première attaque, soit dans les suivantes , lorsqu'elles se répètent.

Il est une multitude d'observations qui prouvent l'efficacité de la musique dans d'autres maladies. Les Américains s'en servent dans presque toutes , pour dissiper la crainte , ranimer le courage et relever les forces. Un organiste qui était dans un délire violent , fut calmé par un concert qu'on exécuta chez lui. J'ai vu les mêmes effets produits par la musique sur un organiste de Besançon , affecté d'une fièvre bilieuse putride avec délire furieux : rien ne pouvait le calmer qu'un concert que ses amis venaient exécuter dans sa chambre , pendant une grande partie de la journée.

Dodart rapporte (Hist. de l'Acad. des sciences, année 1707 , page 8) qu'un célèbre musicien et grand compositeur fut attaqué d'une fièvre continue avec redoublemens , qui le fit tomber au septième jour dans un délire très violent, accompagné de cris, de larmes, de terreurs et d'insomnie. Le troisième jour de ce délire, il témoigna le désir d'entendre un concert dans sa chambre : le médecin ignorant n'y consentit qu'avec peine ; néanmoins on exécuta les cantates de Bernier. Dès les premiers accords qui frappèrent ses oreilles, son visage prit un air calme et serein, et les convulsions cessèrent ; il versa des larmes de plaisir, et montra pour la musique une sensibilité qu'il n'avait jamais eue, et qu'il ne conserva pas après sa guérison. Il fut sans fièvre durant tout le concert, mais dès qu'on l'eut achevé, il retomba dans son premier état. Le remède fut continué : la fièvre et le délire étaient toujours suspendus durant le concert, et la musique était tellement devenue nécessaire à ce malade, qu'il faisait chanter et même danser, pendant la nuit, une parente qui le veillait. Enfin, il fut guéri au bout de dix jours, sans autre secours que celui de la musique et de deux saignées au pied.

Un maître à danser d'Alais, ayant éprouvé des fatigues excessives durant le carnaval de 1708, fut attaqué d'une fièvre violente, avec léthargie profonde qui se manifesta le quatrième ou le cinquième jour, et qui se changea bientôt en un délire furieux et menaçant. Le médecin imagina, pour le calmer, de faire jouer dans la chambre du malade les airs qui lui étaient les plus familiers; ce qui réussit parfaitement. Dès que le malade entendit la musique, il se mit à figurer avec ses bras les mouvemens des airs; enfin, au bout d'un quart d'heure, il eut un sommeil profond, durant lequel il se fit une crise qui le tira entièrement d'affaire. (Acad. des sciences, année 1708, pag. 172, art. 6.)

Sauvages (*tarantismus* , *Nosol. method. tom. II , pag.* 231) rapporte avoir vu un homme qui, dans chaque paroxysme d'une fièvre intermittente, éprouvait une douleur de tête de la plus grande violence, et qui était soulagé par le bruit d'une caisse de tambour qu'on battait à côté de son lit.

Enfin, plus récemment encore, Pomme a employé avec le plus grand succès le violon pour calmer de violens accès hystériques auxquels était sujette une jeune personne. Il résulte de ces faits, et d'une multitude d'autres du même genre, qu'il serait trop long de rapporter, que la musique agit sur le système nerveux, et que ses impressions sont trop frappantes pour qu'on puisse douter de son influence sur l'économie humaine et sur la guérison des affections nerveuses. Il serait à désirer qu'on employât plus souvent ce moyen, de préférence aux drogues auxquelles la nature répugne, et qui nuisent plus souvent qu'elles ne font du bien, dans les maladies nerveuses, et surtout dans l'hypocondrie et diverses autres espèces de délire.

La musique faisait partie de l'éducation de la
jeunesse chez les anciens. Elle ne contribue pas peu
à perfectionner l'organe de l'ouïe, à conserver ou
à rétablir le calme de l'âme, et à bannir l'ennui,
qui, pour des êtres pensans, est un mal égal à la
douleur. Elle est un talent agréable et une source
de plaisirs. On ne saurait trop la recommander aux
jeunes gens qui ont besoin d'amusemens. La culture des beaux-arts adoucit les mœurs et donne de
la politesse.

> . . . . . Ingenuas didicisse fideliter artes
> Emollit mores, nec sinit esse feros.
>
> Ovid., *ex Ponto*, lib. II.

Il existe un rapport essentiel entre l'organe auditif et l'organe vocal ; les langues n'ont été dans
leur principe qu'une imitation des divers sons de
la nature, et on ne peut les apprendre qu'en les
entendant parler. La surdité de naissance entraîne
avec soi la privation de la parole. Ainsi, selon les
différens climats où vinrent s'établir les hommes,
l'oreille perdit ou acquit de la délicatesse, et les
langues se ressentirent de ces changemens. Dans
les pays froids, arides et sauvages, où l'on entend
par intervalle les sourds mugissemens des vents
irréguliers et impétueux, où roulent souvent avec
fracas, le long des rocs et au fond des vallons,
d'énormes avalauches, où le soleil venant à fondre

les glaces qui y règnent constamment, produit d'affreux torrens, l'oreille contracta l'habitude de la rudesse et de l'âpreté de ces sons. Mais sous un ciel riant, tempéré, où soufflent des vents réguliers et constans, l'oreille s'accoutuma à des sons doux et gracieux.

C'est un principe incontestable que la laxité de la membrane du tympan rend difficile l'affluence des rayons phoniques au limaçon. Il est de même reconnu que la chaleur dilate les corps, et que le froid les resserre et les contracte. Il résulte de là que le tympan doit être plus tendu dans les pays froids, et plus lâche dans les contrées chaudes ; on doit, par conséquent, entendre plus aisément dans les pays du nord que dans ceux du midi. Mais si dans ces derniers l'ouïe a perdu de sa délicatesse, en même temps l'organe vocal y gagne, en ce qu'il y rend des sons plus entiers et plus pleins. Si, au contraire, l'organe de la voix est plus rauque et plus sourd dans les régions froides, l'oreille y est plus propre à saisir les sons. Ainsi, dans deux climats opposés, il y a équilibre entre l'organe de l'ouïe et celui de la parole. Les sons pleins et étendus des langues méridionales frappent le tympan avec plus d'éclat, et suppléent par leur intensité à la laxité de la membrane : au nord, les sons âpres arrivent plus grêles au fond du conduit auditif ; mais celui-ci, étant plus sensible, saisit plus facilement les sons.

Il semble au premier coup d'œil que les habitans des climats chauds devraient avoir une voix plus forte, qui ébranlât vivement le tympan ; mais lorsque celui-ci est peu tendu, il s'agit moins , pour lui faire éprouver les ébranlemens nécessaires à la perception des sons, qu'il soit frappé fortement sur un seul point que sur plusieurs à la fois. La simple agitation de l'air ambiant suffit pour faire frémir une corde tendue; si elle l'est peu, il faut la presser sur une large surface; et tel est l'effet des mots qui sortent pleins et entiers de la bouche. D'ailleurs, comme l'air est très raréfié dans les régions chaudes, il était nécessaire que la parole ne nuisît pas à la respiration. Or, des syllabes pleines ne la gênent pas, puisqu'on peut, sans perdre haleine, les étendre et les prolonger; ce qu'on ne peut faire sur des syllabes rudes et aiguës.

On voit, d'après ce que je viens de dire, que les langues sont en rapport avec l'ouïe , et que celle-ci est singulièrement modifiée par l'air et le climat. Ainsi les langues les plus harmonieuses existent dans les lieux où l'air n'est point trop rare , où le tympan n'est ni excessivement tendu ni trop relâché , et où l'organe vocal réunit la souplesse et la force propres à former des sons doux , sans exclure néanmoins tous les sons durs , qui servent à former un contraste satisfaisant et à peindre des objets d'effroi et de terreur. C'est dans les pays dont la température est douce qu'on parle les langues qui jouissent de ces avantages, et encore de celui d'être entendu à une grande distance par un grand nombre d'auditeurs. Les Grecs et les Romains avaient une langue sonore et harmonieuse ; elle n'était pas hérissée, comme la plupart des modernes, de nasales et de syllabes rauques et barbares, originaires du nord : ils vivaient sous un beau ciel, et l'on sait que leurs orateurs et leurs généraux d'armées se faisaient entendre au loin. Aujourd'hui même, en Italie, les acteurs se font entendre facilement dans des salles de théâtre beaucoup plus vastes que les nôtres.

L'ouïe a une très grande influence sur les facultés intellectuelles ; celles-ci ne se développent pas d'une manière bien entendue, mais restent circonscrites dans des bornes étroites, dans l'homme qui est privé de ce sens dès sa naissance. Il ne faut pas croire néanmoins, ainsi que le prétend l'illustre Sicard, que le sourd-muet sans instruction est un automate vivant, dont il faut ouvrir, l'un après l'autre, tous les sens, et qu'il n'a pas même l'instinct des animaux. Il ne peut, selon cet écrivain, exercer aucune faculté intellectuelle, ni combiner deux idées, parce qu'il manque des signes nécessaires pour les retenir, ni par conséquent parvenir au plus simple raisonnement. Bien plus, selon lui, les douces étreintes de la tendresse maternelle et les sentimens de la piété filiale ne parviennent point jusqu'au cœur de l'enfant sourd-muet.

Mais qu'on fasse attention que, si l'enfant sourd-muet est privé de l'ouïe et du langage articulé, ses yeux suppléent, jusqu'à un certain point, à la première, et le langage d'action au second. Il donne constamment toute son attention aux signes visibles, qui sont sa langue naturelle, et l'usage le perfectionne dans celle-ci. De même que l'enfant qui entend et parle, il est sensible dès le berceau aux caresses de sa mère et de sa nourrice, et loin de les méconnaître, en grandissant, comme font les animaux, il conserve pour elles l'attachement le plus inviolable et le plus tendre.

D'ailleurs, les sourds - muets s'entendent non seulement très bien entre eux, mais ils se font encore entendre des personnes avec lesquelles ils vivent habituellement. Les animaux mêmes comprennent parfaitement leur langage. « Le la-
» boureur Brand, dit M. Bouvier des Mortiers
» (Mémoires ou Considérations sur les sourds-
» muets de naissance, etc.), passe les trois quarts
» de sa vie avec ses bœufs ; il façonne habilement
» au joug les plus indomptés, et ces animaux,
» plus dociles à son aiguillon, semblent faire leur
» travail avec lui de préférence à tout autre con-
» ducteur. »

L'estimable auteur que je viens de citer, et qui est parvenu à rendre l'ouïe et la parole à quelques sourds-muets de naissance, au moyen de l'électricité, rapporte un autre exemple de société animale dont il a été témoin, et qui mérite de trouver ici une place.

« Dans l'automne de 1770, dit-il, je parcourais
» les cantons du Marilais et de Saint-Florent-le-
» Vieux, situés sur la rive gauche de la Loire, où
» régnait une épidémie causée par la mauvaise qua-
» lité du blé nouveau. En entrant dans la cour
» d'une grosse ferme, je vis un mouton remar-
» quable par la bigarrure de sa toison, et par la
» manière dont il bondissait et cherchait à gravir
» le long des murs. Cet animal était sourd de nais-
» sance. Les fermiers, qui venaient de vendre leur
» troupeau de moutons à la foire de Marilais,
» avaient réservé celui-ci pour amuser un enfant
» de huit ans, qui était aussi né sourd. Ces deux
» êtres, que des privations égales rapprochaient
» dans l'ordre de la nature, s'étaient unis par des
» habitudes si fortes, qu'ils ne pouvaient plus se
» passer l'un de l'autre. Leur société était si intime,
» leurs goûts si pareils et si concordans, qu'il n'y
» a peut-être jamais eu dans la société humaine
» d'accord aussi parfait.

» Après avoir diverti l'enfant toute la journée,
» le mouton dormait la nuit à côté de son lit, et

» il n'eût pas été facile de l'en éloigner : de même
» l'enfant n'aurait pas dormi sans le voisinage de
» son camarade. Celui-ci aimait beaucoup le grain
» nouveau, dont le goût piquant le mettait en
» gaieté, et le faisait bondir plus qu'à l'ordinaire.
» L'enfant ne lui épargnait pas la denrée, moins
» encore pour le satisfaire que pour s'amuser lui-
» même de ses folies. Mais la ration avait été ce
» jour-là plus forte que de coutume, et son action
» si violente, que l'animal, devenu frénétique,
» renversait et brisait tout dans la maison, en sorte
» qu'on avait été obligé de le reléguer dans la cour :
» c'était le moment où j'y entrai. Les fermiers, à
» qui je témoignai ma surprise, m'apprirent toutes
» les particularités dont je viens de rendre compte.
» Si l'enfant, me dirent-ils, paraissait seulement
» dans la cour, le mouton se calmerait aussitôt :
» je les priai de satisfaire sur cela ma curiosité. L'en-
» fant paraît, il s'avance avec des gestes vers son
» cher mouton ; il lui parle à sa manière, en ti-
» rant de son gosier des sons fort bizarres : l'ani-
» mal le voit, accourt en bêlant, incline douce-
» ment la tête, et sa frénésie expire sous la main
» caressante de son ami. »

Les sourds-muets ont les pieds extrêmement
sensibles aux impressions du bruit et du mouvement ; celles-ci se portent rapidement à l'épigastre,
et les avertissent dans bien des circonstances où des

oreilles délicates seraient insuffisantes. Ce sens ,
propre aux sourds-muets , n'est autre chose que le
toucher dans sa perfection ; il appartient aussi aux
poissons à écailles , qui fuient au moindre bruit ,
quoiqu'ils n'aient point d'oreilles et qu'ils n'aient
rien pu apercevoir.

« J'ai vu en province, dit l'historien de l'acadé-
» mie , une fille sourde-muette de naissance, qui
» *sentait* d'assez loin le bruit du tambour et celui
» de la mousqueterie par le creux de l'estomac.
» Peut-être que les poissons ont un pareil senti-
» ment , et plus exquis , à quelque partie ou à
» toutes les parties extérieures de leur corps. »

Condillac, dans son essai sur l'origine des connaissances humaines, prétend aussi que les sourds-
muets de naissance sont sans mémoire, comme les
animaux, faute de signes artificiels ou d'institution
pour se rappeler leurs idées , et qu'ils ne sont pas
capables de raisonnement. « Raisonner, dit ce phi-
» losophe, c'est former des jugemens et les lier ,
» en observant la dépendance où ils sont les uns
» des autres. Or, cela ne peut avoir lieu qu'en
» faisant usage des conjonctions et des particules ,
» qui expriment les rapports des différentes par-
» ties du discours. »

Mais il est faux que les animaux soient sans
mémoire ; ils raisonnent puisqu'ils comparent ,
jugent, qu'ils sont susceptibles d'instruction , et

que parmi eux, comme chez les hommes, il en
est chez qui ces facultés se développent plutôt et
s'exercent d'une manière plus parfaite : or, s'ils
raisonnent, ils ont de la mémoire. Dire que le
raisonnement est impossible *sans l'usage des conjonctions et des particules qui expriment les rapports des différentes parties du discours*, c'est
dire que les idées sont précédées du langage, tandis
qu'il n'en est que l'expression, les termes n'étant
en quelque sorte que les signes et les formes des
idées : pour établir ces signes et en varier la forme,
il a fallu connaître tous les rapports entre les idées,
afin de donner à chacune d'elles le signe le plus
convenable. Avant la formation des langues, on
ne connaissait ni les conjonctions ni les particules ;
cependant les hommes raisonnaient, et ce n'est
qu'en raisonnant d'après les idées que faisaient
naître les impressions des objets, qu'on a trouvé
des signes, et que des langues se sont formées.
Mais les conjonctions et les particules ont dû être
trouvées les dernières, parce qu'avant que d'apercevoir les rapports des différentes parties du discours, il a fallu que ces parties fussent déjà dans
un certain ordre. Ainsi l'expérience et la raison
rejettent également cette proposition de Condillac,
qu'on ne peut raisonner sans l'usage de ces signes.
Au reste, ce métaphysicien est tombé en contradiction avec lui-même, car il dit (Traité des ani-

maux) : « L'animal a de la mémoire, car pour
» contracter l'habitude de juger à l'odorat, à la
» vue, etc. avec tant de précision et de sûreté,
» il faut qu'il ait comparé les jugemens qu'il a
» portés dans une circonstance avec ceux qu'il a
» portés dans une autre. »

Mais ce qui prouve bien mieux que tous les rai-
sonnemens, que les sourds-muets ne sont pas privés
de l'exercice des facultés intellectuelles, c'est l'histoire du sourd de Chartres.

Un jeune homme, fils d'un artisan, sourd et
muet de naissance, commença tout d'un coup à
parler, au grand étonnement de toute la ville. On
sut de lui que, trois ou quatre mois auparavant,
il avait entendu le son des cloches et avait été
extrêmement surpris de cette sensation nouvelle et
inconnue. Ensuite il était sorti une sorte de liquide,
ressemblant à de l'eau, de l'oreille gauche, et il
avait entendu parfaitement des deux oreilles. Il resta
trois ou quatre mois à écouter sans rien dire, s'accoutumant à répéter tout bas les paroles qu'il en-
tendait, et s'affermissant dans la prononciation et
dans la connaissance des idées attachées aux mots.
Enfin, au bout de ce temps, il se crut en état de
rompre le silence, et parla, quoique ce ne fût encore qu'imparfaitement.

On voit que ce sourd-muet avait l'habitude de
raisonner avant d'avoir recouvré l'ouïe. Ce nouvel

homme, pour lequel s'ouvre un vaste cercle de sensations neuves, s'arrête sur lui-même; malgré l'extrême surprise dont il est saisi, il entrevoit des rapports inconnus jusqu'alors entre lui, ses semblables et la nature entière. Mais humilié par le sentiment de son ignorance dans la nouveauté de ses sensations, il écoute l'amour propre qui lui dit de s'arrêter jusqu'à ce que ses oreilles lui aient appris à parler, et que sa langue puisse prononcer les mots qu'elles auront entendus. Il suivit fidèlement le plan qu'il venait de se tracer, ce qui ne pouvait venir que d'un être pensant et d'un esprit déjà exercé.

Mais la parole est-elle donc si nécessaire qu'on ne puisse sans elle communiquer ses idées, et ne pourrait-elle être suppléée par la langue des signes? La solution de ce problème se trouve dans les institutions des sourds-muets de naissance. Willis en Angleterre, Bonnet en Espagne; Amman, médecin suisse, en Hollande; Pereire, Vanin, puis de l'Épée et ensuite Sicard, en France, ces hommes recommandables, que l'antiquité eût placés au rang des demi-dieux, et qui pour la plupart sont morts ignorés de leurs contemporains, ont inventé des méthodes au moyen desquelles les sourds-muets peuvent s'entendre et parvenir aux plus sublimes conceptions. Pourquoi, adoptées par les autres hommes, ne formeraient-elles pas une langue intelligible pour tous, et qui remplaçât les langues articulées, dont la confusion et l'abus sont souvent si funestes ? Isaac Vossius pensait que le genre humain ne pourrait qu'y gagner, et que la condition des animaux est en cela bien meilleure que la nôtre, puisque sans interprètes ils s'expriment plus vite et s'entendent peut-être mieux que nous ne faisons, surtout quand nous parlons une langue étrangère (1). Le langage d'action a été celui des premiers orbicoles. « Les gestes, dit Condillac, » les mouvemens du visage et les accens inarti- » culés, voilà les premiers moyens que les hommes » ont eus pour se communiquer leurs pensées. » On pourrait l'étendre et le perfectionner.

On peut conclure, d'après ce que j'ai dit de l'ouïe, que c'est un des plus grands avantages que d'avoir l'organe de ce sens sensible et fin ; et on observe presque toujours que les facultés intellectuelles s'exercent d'une manière plus active et plus étendue chez ceux qui ont l'oreille délicate : les enfans qui possèdent cet avantage, ont pour l'ordinaire plus d'esprit que les autres. « On aurait pu augurer, » dit Camus (Médecine de l'esprit), que cet » homme dont parle Pétrarque, qui était moins » charmé du chant des rossignols que du croas- » sement des grenouilles, avait le jugement faux. »

____

(1) *De poëmatum cantu et viribus rhythmi*, page 66.

Il est donc très intéressant de maintenir ce sens dans son intégrité, et de ne point s'exposer aux grands bruits qui l'altèrent et le détruisent.

§ V. *De la Vue.*

La vue a son siège dans l'œil, qui est tout à la fois un instrument d'optique et un organe de sensation. De tous les sens, elle est celui qui donne à l'âme les perceptions les plus promptes, les plus variées et les plus étendues ; les idées du *beau* et les plus riches trésors à l'imagination.

Les yeux sont situés dans deux cavités osseuses, appelées *orbites,* et recouverts chacun de deux paupières, qui sont des prolongemens de la peau, mues par des muscles qui leur sont propres, et destinées à prémunir les organes de la vue du contact des corps étrangers, et de la trop grande vivacité de la lumière, qui pourraient les blesser.

Les paupières sont revêtues intérieurement d'une membrane fine et polie, qui, par sa réflexion, couvre une partie du globe de l'œil. C'est cette membrane à laquelle on a donné le nom de *conjonctive albuginée* et *blanc de l'œil.* Chaque paupière est bordée par un petit cartilage, appelé *tarse,* lequel est garni de poils connus sous le nom de *cils.* Ceux-ci défendent les yeux des corpuscules qui voltigent dans l'air, et modèrent l'action des rayons lumineux. A la racine des cils il se rencontre des organes sécrétoires qui fournissent une humeur gluante et visqueuse, qui maintient la souplesse des cartilages, et empêche leur froissement dans les clignotemens que nous faisons fréquemment. Lorsque cette humeur est plus épaisse et plus abondante que de coutume, elle forme ce qu'on nomme la *chassie.* Le bord supérieur des orbites, qui sont en forme d'arcs, est garni de poils appelés *sourcils*, qui arrêtent la sueur qui découle du front et les corpuscules qui nagent dans l'air et qui pourraient par leur contact blesser la cornée.

Chaque œil est mu en tout sens par six muscles, dont quatre appelés droits, et deux nommés obliques. A la partie supérieure de l'orbite, vers l'angle externe, est située la glande lacrymale, qui sécrète les larmes ; celle-ci, dans l'état naturel, sont poussées par le mouvement de l'œil et le clignotement des paupières vers l'angle interne, où elles sont pompées par deux petits conduits dont les orifices portent le nom de *points lacrymaux.* Ces deux conduits se réunissent en un canal commun, qui se termine au sac lacrymal ; il part de ce sac un canal appelé *canal nasal*, qui se rend à la partie supérieure du nez et y décharge l'humeur lacrymale.

L'œil est d'une figure ovale, et est composé de

trois membranes., trois cavités et trois espèces d'humeurs. La membrane extérieure, qui enveloppe tout le globe, se nomme *cornée*, la seconde *choroïde*, et la troisième ou interne, *rétine*.

La cornée se distingue en cornée opaque ou *sclérotique*, c'est la portion blanche et postérieure; et en cornée transparente, c'est la portion antérieure. La choroïde est formée de deux lames, dont l'externe, qui touche à la cornée, retient le nom de choroïde, et l'interne porte celui de *ruyschienne*. Cette lame, vis-à-vis le ligament ciliaire, se prolonge en s'avançant sur la portion antérieure de l'humeur vitrée. On nomme ce prolongement, *productions ciliaires*. La choroïde est teinte d'une matière noire, et s'étend depuis le tronc du nerf optique, ou la partie la plus enfoncée de l'œil, jusqu'au bord de la cornée transparente, où elle s'attache, et, se portant de là dans l'intérieur de l'œil, elle y forme un plan circulaire percé dans son milieu. On donne à cette portion le nom d'*uvée*, à son bord, qui est diversicolore, celui d'*iris*, et le trou se nomme la *pupille* ou la *prunelle*, au-delà de laquelle est une ligne blanche circulaire, que l'on nomme *ligament ciliaire*. L'uvée a des fibres disposées en rayons, qui se portent de la pupille à la cornée, où elles ont leur attache, et d'autres circulaires. Toutes ces fibres sont de nature musculaire, et susceptibles

34*

de contraction et de relâchement. Lorsque les fibres radiées se contractent, elles augmentent le diamètre de la pupille ; et les circulaires, au contraire, la resserrent par leur contraction. La membrane interne, ou rétine, est une expansion de la portion médullaire du nerf optique ; elle tapisse l'œil postérieurement jusqu'au bord du cristallin.

L'œil renferme trois humeurs, de densité différente, dans trois cavités ou capsules qui leur sont propres. Ces humeurs sont l'humeur *vitrée*, le *cristallin* et l'humeur *aqueuse*.

L'humeur vitrée, qui occupe la partie postérieure du globe, est transparente, et est contenue dans une multitude de cellules qui communiquent entre elles, et qui sont enveloppées d'une membrane commune extrêmement fine. Cette humeur tire son nom de la ressemblance qu'elle a avec du verre fondu.

Le cristallin est un corps ferme, transparent, de la figure d'une lentille, qui occupe le milieu de l'œil ; il est aussi revêtu d'une membrane fine et transparente.

L'humeur aqueuse est renfermée entre le cristallin et la partie antérieure de la cornée. La cavité qui contient cette humeur, est divisée en deux chambres, dont l'une est antérieure et l'autre postérieure. Ces deux chambres qui communiquent ensemble par la pupille, ne sont distinguées que par l'uvée. L'humeur aqueuse peut se réparer ; il n'en est pas de même des autres.

Ces trois humeurs n'ont pas la même densité. L'humeur aqueuse, qui a à peu près celle de l'eau, est la moins dense de toutes. Le cristallin est le plus dense ; l'humeur vitrée l'est plus que l'humeur aqueuse, et moins que le cristallin.

La lumière vient en ligne droite des corps lumineux : mais ses rayons se courbent ou se plient, selon que les milieux qu'ils traversent sont plus ou moins denses. Si le milieu est plus dense, les rayons se courbent en s'approchant de la perpendiculaire. Ils s'éloignent au contraire de celle-ci, lorsque le milieu est plus rare. C'est ce qu'on nomme la *réfraction* de la lumière, qui a lieu toutes les fois que le rayon lumineux passe obliquement d'un milieu dans un autre de différente densité ; car il ne se rompt point et ne change point de direction, lorsqu'il tombe perpendiculairement d'un milieu dans un autre.

Les rayons lumineux souffrent dans l'œil trois réfractions : la première, en passant de l'air dans l'humeur aqueuse, c'est-à-dire, d'un milieu plus rare dans un plus dense ; la seconde, en passant de l'humeur aqueuse dans le cristallin, qui est plus dense que la première ; et la troisième, en passant du cristallin dans l'humeur vitrée, qui est plus rare que le cristallin. Ainsi, d'après les lois de la réfraction de la lumière, la première et la seconde réfraction qu'elle souffre dans l'œil, font approcher les rayons de la perpendiculaire, et la troisième les en éloigne.

La lumière joui non seulement de la propriété de se réfracter, elle a encore celle de se réfléchir des corps sur lesquels elle tombe. Il part, de tous les points des objets, des traits lumineux qui portent l'image de ces points. Ces traits tendent à s'écarter les uns des autres, mais ils convergent quand ils rencontrent des milieux plus denses ou plus convexes, et leur réunion est d'autant plus accélérée que ces milieux ont plus de densité ou de convexité. Si on place une lentille de verre à une ouverture ménagée dans le volet d'une chambre obscure, et qu'on présente un carton à cette lentille, on aura à l'instant un tableau où tous les objets du dehors viendront se peindre dans une position renversée, avec la plus grande précision, et d'après toutes les règles de la perspective la plus exacte : ce tableau même sera mouvant si les objets sont en mouvement. Si on substitue à la lentille un œil de bœuf dépouillé récemment de ses enveloppes, on verra, sur la toile qui en couvre le fond, le même tableau que le précédent, mais en miniature. On pourra voir par ce moyen une campagne de plusieurs lieues, peinte sur un vélin de quelques lignes.

La structure de l'œil de bœuf est la même que celle de l'œil de l'homme ; ainsi on conçoit déjà le mécanisme de la vision. Les humeurs de l'œil sont la lentille de la chambre obscure ; la toile ou la rétine en sont le carton. La couleur noire de l'intérieur du globe fait l'office du volet qui écarte le jour ; elle absorbe les rayons, dont la réflexion rendrait l'image confuse. La pupille, en se contractant ou en se dilatant selon que la lumière est plus ou moins forte, modère l'action des rayons qui se croisent, et qui vont peindre sur la rétine les images des objets renversées, de sorte que les dimensions de ces images sont à peu près proportionnées aux angles formés à l'entrée de la prunelle, par les deux rayons qui partent des deux extrémités de l'objet, ou, ce qui est la même chose, la grandeur de l'image est en raison inverse de la distance de l'objet. L'ébranlement des fibres de la rétine, produit par l'image, transmis au cerveau, fait naître la perception des objets avec leurs formes et leurs couleurs. Il est très probable que chacun des faisceaux de la rétine est composé de fibrilles analogues aux sept couleurs primitives de la lumière, et que c'est de l'action spécifique des sept rayons colorés sur les fibres qui leur répondent, que dépend la perception des couleurs.

La rétine est donc le principal organe de la vision. Ceux qui prétendent que c'est la choroïde sont dans l'erreur, car l'image des objets ne s'y peint point, au lieu qu'ils se peignent sur la rétine; et d'ailleurs il n'y a que la substance médullaire des nerfs qui puisse transmettre les impressions sensibles. L'expérience de Mariatte ne prouve autre chose, sinon l'utilité de l'insertion latérale du nerf optique pour que l'image se peigne à sa partie extérieure et pour que l'axe optique ne se rencontre pas à l'entrée du nerf.

Les images des objets se peignent sur la rétine dans une situation renversée. Comment peut-il se faire que nous les voyions dans une situation droite? C'est que nous rapportons toujours l'objet et ses diverses parties aux extrémités des rayons visuels, et dans la direction qu'affectent les rayons qui tombent sur la rétine; ainsi les rayons qui tombent sur la partie inférieure de cette membrane, se terminent à la partie supérieure de l'objet, et ceux qui atteignent la partie supérieure de la rétine, aboutissent à celle inférieure du corps que l'on regarde. On doit donc voir les objets dans leur véritable position, et non dans une situation renversée, ainsi qu'ils se peignent sur la rétine.

On peut distinguer en général deux sortes de vue, celle qui est distincte, et celle qui est confuse. Nous voyons distinctement les objets, lorsque la rétine reçoit précisément dans le point de leur réunion les rayons de lumière qu'ils envoient. Nous

les voyons au contraire confusément quand la rétine reçoit ces rayons ou avant leur réunion ou
après; aussi, dans les personnes qui ont l'organe
de la vue bon, le cristallin, au moyen des ligamens
ciliaires, devient-il tantôt plus, tantôt moins convexe. Il devient moins convexe lorsqu'on regarde
les objets éloignés; et il devient plus convexe lorsqu'on fixe un objet qui est près de l'œil. Plus un
objet est éloigné, plutôt les rayons de lumière qu'il
envoie se réunissent, après avoir subi dans l'œil les
trois réfractions; et c'est pour retarder cette réunion que le cristallin perd dans ce cas de sa convexité. C'est par la raison contraire que la convexité
du cristallin augmente lorsqu'on veut voir distinctement un objet qui n'est qu'à quelques pas.

On conçoit aisément d'après cela la théorie de
la *myopie* et du *presbytisme*. Les myopes, ou ceux
qui ont la vue courte, ne voient bien que les objets
qu'ils ont presque sous les yeux; les presbytes, tels
que sont la plupart des vieillards, ne voient distinctement que les objets éloignés. On remédie au presbytisme, au moyen des verres convexes, et à la
myopie avec les verres concaves. En voici la raison.
Avec l'âge, le cristallin s'applatit et perd presque
toute sa convexité; mais les lunettes convexes ré-
frangent les rayons de lumière, comme le fait le
cristallin dans l'état naturel, et par conséquent lui
suppléent. Quant aux myopes, leur cristallin est

trop convexe; il réunit presque à l'instant les rayons de lumière qu'il a réfractés. Ils ont donc besoin d'un verre concave qui retarde cette réunion.

Il est un autre vice des yeux qui déforme le plus beau visage, c'est le strabisme ou le regard louche. Cette affection vient de l'inégalité de force dans les yeux, soit que l'habitude l'ait produite, soit qu'on l'ait apportée en naissant, ou que quelque accident l'ait fait naître. Lorsque cette inégalité n'est pas bien forte, ni l'habitude ancienne, on peut rectifier ce défaut.

Les expériences de Buffon prouvent d'une manière incontestable que le strabisme ne dépend que de l'inégalité de force dans les yeux. Il a présenté à des enfans qui ne savaient pas encore lire, des points ronds, triangulaires et carrés, en leur fermant alternativement l'un des deux yeux : les uns distinguaient de plus ou moins loin la forme de l'objet, mais tous avaient les yeux inégaux en force, au point qu'il y en avait qui ne voyaient avec l'œil faible qu'au tiers de la distance à laquelle ils voyaient avec l'œil fort, et celui des yeux qui était le plus difforme, était aussi le plus faible. Bien plus, lorsqu'on couvrait le bon œil de ces enfans, le faible, obligé alors de travailler, changeait de direction, et se relevait pour pointer vers l'objet, comme l'autre œil était accoutumé de le faire. Il suit de là que le strabisme consiste dans une disposition vicieuse de l'organe, qui est telle que quand l'un des deux yeux se dirige vers l'objet, l'autre s'en écarte, parce qu'il est trop faible pour le pointer directement, et qu'en voulant considérer l'objet il rendrait l'image confuse; l'œil faible est donc inutile à ceux qui louchent, et ne leur sert à rien.

Les louches dont les yeux sont les plus inégaux en force, ont l'œil le plus faible tourné du côté du nez; ceux là sont incurables. Ceux qui ont l'œil faible tourné vers les tempes peuvent guérir; tels sont les enfans au berceau. Lorsque la lumière leur vient de côté, l'œil cherche cette direction et se tourne du côté des tempes. Le remède consiste à diriger le berceau vers la lumière, de manière que l'enfant ait le jour en face. Malgré ce soin, il arrive quelquefois que les yeux des enfans se dérangent, à raison d'une grande inégalité naturelle de force. Pour y remédier, on couvre le bon œil avec un bandeau d'étoffe noire; l'œil faible étant alors contraint d'agir, il se tourne directement vers les objets et fait un exercice qui le fortifie. Ce moyen réussit pour l'ordinaire lorsque l'inégalité des yeux n'est pas trop grande. On fait aussi usage, dans les mêmes vues, d'instrumens que l'on nomme *besicles*.

L'organe de la vue a d'autant plus besoin d'être perfectionné, qu'il est susceptible par lui-même de nous égarer. Ce n'est qu'autant qu'il est rectifié par le toucher et par l'habitude de bien juger, qu'il ne nous induit pas en erreur; autrement il trompe sur l'étendue, la figure, la vitesse, la distance et les propriétés des corps. On connaît l'histoire de cet aveugle âgé de quatorze ans, auquel Cheselden fit l'opération de la cataracte. Il ne vit d'abord qu'une lumière colorée, sans pouvoir distinguer un globe d'un cube, et sans avoir aucune idée d'étendue, de distance, de figure, etc. Il croyait tous les objets près de son œil, et ce ne fut que par le tact et l'expérience qu'il apprit à juger des objets qu'il voyait.

L'exercice de l'organe de la vue contribue beaucoup à l'excellence de ce sens. L'animal sauvage l'a très bon, parce qu'ayant sans cesse de grandes distances à parcourir, il se fortifie par l'exercice et par le besoin toujours renaissant de mesurer et d'apprécier ces distances. Il en est de même de l'homme sauvage, que son genre de vie oblige à le développer sur des perspectives très étendues. Telle est la raison pour laquelle les chasseurs, les habitans de la campagne, et surtout les montagnards, ont généralement la vue meilleure que les citadins.

Le sens de la vue a avec le cerveau des rapports plus intimes que les autres. Le nerf optique est un prolongement immédiat de la substance médullaire : aussi la sphère d'activité de l'œil est-elle bien plus étendue, et cet organe retient-il bien plus long-temps les impressions qu'il a reçues ; mais il est celui des sens qui est le premier affecté des lésions du cerveau. On conçoit aisément, d'après cela, pourquoi les grandes villes d'Europe sont peuplées de jeunes aveugles dont la sensibilité du cerveau a été altérée par l'usage prématuré des plaisirs. Ajoutez à cela que les perspectives des citadins étant très bornées, ils ont beaucoup moins d'occasions de développer le sens de la vue, et que tout ce qui les entoure, comme les réverbères, les lumières multipliées, etc., fatiguent en pure perte leur vue sans l'étendre.

CHAPITRE III.

De la Parole.

L'HOMME communique ses pensées par le moyen de la parole. Les bêtes, qui sont aussi inférieures à l'homme par l'organisation que par la nature de l'esprit qui les anime, sont privées de ce ressort, qui contribue le plus aux progrès de l'esprit humain. « C'est lui, dit Condillac (Traité des ani- » maux), qui préside aux sociétés, et à ce grand » nombre d'habitudes qu'un homme qui vivrait » seul ne contracterait point. Principe admirable

» de la communication des idées, il fait circuler
» la sève qui donne aux arts et aux sciences la
» naissance, l'accroissement et les fruits. »

L'organe de la voix est un instrument admirable
et qui mérite de fixer l'attention du philosophe.
Au fond de la gorge et au-dessus de la trachée-
artère, est une machine composée, le *larynx*, au
milieu de laquelle est une ouverture qui a la forme
d'un bec d'aiguière, et qu'on a nommée la *glotte;*
celle-ci est recouverte d'un petit cartilage appelé
épiglotte, qui peut s'élever et s'abaisser comme
un pont-levis, pour ouvrir et fermer le canal. L'air,
qui est chassé par les poumons dans le temps de
l'expiration, est obligé d'enfiler l'ouverture étroite
de la glotte, et c'est du frôlement de cet air contre
les lèvres de celle-ci, que dépend en général la
formation de la voix.

Les anciens regardaient l'organe vocal comme
un instrument à vent, et faisaient dépendre la diversité des tons de la différence d'ouverture de la
glotte; lorsque cette ouverture augmentait, les tons
étaient graves, et quand elle diminuait, ils étaient
aigus. Mais il est bien prouvé aujourd'hui, que
l'organe de la voix est tout à la fois un instrument
à vent et un instrument à cordes, et plus à cordes
qu'à vent, en un mot, un *discorde pneumatique.*

A chaque lèvre de la glotte est attaché un ruban
tendineux et élastique, que différens cartilages mus

par des muscles propres raccourcissent ou allongent, tendent ou relâchent, à peu près comme les chevilles d'un violon ou d'un clavecin; et c'est de ces tensions ou de ces longueurs différentes que dépend la diversité des tons. Ces rubans glottidiens sont de vraies cordes vocales, que fait vibrer l'air chassé des poumons, lequel exerce la fonction d'archet.

Ces connaissances ne sont pas le simple résultat de l'inspection anatomique. Ferrin, à qui nous les devons, a fait rendre à l'animal mort les mêmes sons ou cris qu'il rendait pendant la vie. Après avoir détaché du cadavre la trachée avec le larynx, il souffla fortement dans la trachée par son extrémité inférieure, en tendant plus ou moins les rubans glottidiens; et aussitôt on entendit le cri propre à l'espèce d'animal, et ce cri était plus ou moins aigu ou grave, selon qu'il bandait plus ou moins les cordes vocales, ou qu'il les relâchait. Bien plus, si l'on donne à la glotte une grande ouverture, tandis qu'on raccourcit ou qu'on tend ces mêmes cordes, on n'obtient point un son grave, mais un son aigu. Le contraire arrive si l'on resserre la glotte et qu'on relâche les cordes; on obtient en ce cas un son grave, et non un son aigu. Enfin, la tenue du son ne varie point si les cordes restent également tendues à différentes ouvertures de la glotte. On voit, dans ces expériences, les cordes vocales frémir comme celles d'un instrument de musique, et on peut leur faire rendre ensemble et séparément différens tons. On peut, par exemple, faire sonner l'octave aiguë de l'une avec l'octave grave de l'autre, la tierce, la quinte, etc., en partageant différemment leurs longueurs.

La parole se forme de même que la voix, dans le larynx : elle n'est autre chose que la voix diversement modifiée par les organes de la bouche et le nez.

La langue est sans contredit l'organe qui concourt le plus à l'articulation, car elle forme non seulement les lettres gutturales, mais encore les dentales et les gutturales molles. Néanmoins on a vu des hommes parler après avoir perdu la langue; mais on a remarqué qu'il s'élevait de leur bouche ou de ses côtés, une caroncule qui faisait les fonctions de la langue lorsqu'ils parlaient. La luette est nécessaire aussi pour bien parler. Ceux en qui elle manque, ou qui l'ont partagée, ont une voix glapissante, nasale et désagréable, ainsi que ceux qui ont les narines trop ouvertes.

Les sinus frontaux servent encore à modifier la voix et à la rendre sonore. Ces cavités sont à la voix ce que la caisse d'un violon est aux cordes. Lorsque le voile du palais s'applique à l'ouverture des arrière-narines dans la bouche, et empêche l'air de passer dans ces sinus et les antres d'Higmore, il en résulte une voix nasillarde et désagréable.

Lorsque les enfans commencent à parler, ils imitent d'abord les consonnes labiales (1), parce qu'elles sont les plus aisées et qu'elles sont uniquement formées par les organes extérieurs; ils acquièrent peu à peu la faculté d'articuler les linguales, ensuite les nasales; enfin les gutturales sont les dernières qu'ils apprennent à articuler.

Les tons sont au chant ce que les lettres sont à la parole; mais leur formation n'est pas la même. Ils n'éprouvent aucune modification dans la bouche ni dans le nez, comme les élémens de la parole; ils se forment dans la glotte et résonnent dans la bouche et le nez. Mais lorsqu'on veut réunir la parole au chant, la matière des tons, libre dans la glotte, se convertit dans les élémens de la parole, parce que les différens tons, en s'échappant par la bouche et les narines, sont modifiés par l'action des lèvres, des dents, de la langue et du nez, de la même manière que se forme la parole non accompagnée du chant.

Les langues ont une véritable influence sur la physionomie, car les organes de la parole sont

____

(1) On distingue les consonnes en labiales, linguales, nasales et gutturales, selon que les lèvres, la langue, le nez ou le gosier, contribuent à leur articulation.

formés par le langage et pour lui. La fréquence des voyelles et des diphthongues, les sons gutturaux et les divers sifflemens des dialectes du Nord, donnent au gosier, à la langue, aux muscles de la bouche, du cou et des joues, un mouvement et des habitudes qui influent nécessairement sur la forme extérieure de ces parties. J'ai observé, étant à Strasbourg, que ceux qui parlaient durement la langue allemande, avaient ces muscles dans un état habituel de contraction, et que leur figure se renversait lorsqu'ils s'exprimaient avec véhémence.

Le bégaiement et la fausseté de la voix sont des défauts auxquels il est possible de remédier en s'y prenant de bonne heure. Le premier de ces vices consiste dans la difficulté ou l'impossibilité de prononcer certaines syllabes ou certaines lettres : ceux qui éprouvent cette difficulté, s'arrêtent tout à coup, comme si la voix trouvait un obstacle. Le bégaiement vient d'une mauvaise conformation des organes de la parole, ou d'une mauvaise habitude contractée en bas âge : ce qu'il y a de singulier, c'est que la plupart des bègues cessent de l'être en chantant, et qu'ils ont alors la prononciation nette, très bien articulée, et sans faute de prosodie ; ce qui confirme l'opinion de J. J. Rousseau, qui pensait que le bégaiement est toujours un vice de l'éducation, excepté les cas de maladies. Démosthène corrigea ce défaut sur lui-même, en décla-

man² avec de petits cailloux dans la bouche. On
pourrait, ce me semble, employer de bonne heure,
plus utilement et plus sûrement, la musique, et
ensuite la déclamation, pour remédier à cette imperfection.

La fausseté de la voix n'est pas, pour l'ordinaire, un vice de l'organe de la voix : le siége
du mal est dans les oreilles ; c'est dans celles-ci
une inégalité de force, telle que, chacune d'elles
éprouvant une sensation de son inégale, on entend nécessairement des sons faux, et que la voix
est nécessairement fausse , parce qu'on chante
comme l'on croit entendre chanter les autres. Cette
théorie est fondée sur l'expérience de Vandermonde,
que l'on peut répéter sur tous les enfans qui ont la
voix fausse, afin d'y apporter remède dans cet âge
tendre où les organes peuvent encore éprouver des
modifications.

Ce médecin choisit un jour serein et un lieu spacieux, où il se fixa pour répéter l'expérience suivante. Il ferma indifféremment une des oreilles de
la personne sur laquelle il faisait ces épreuves ; il
la fit ensuite s'éloigner de lui, jusqu'à ce qu'elle
n'entendît plus la sonnerie d'une montre à répéti-
tion qu'il tenait dans ses mains, ou du moins jusqu'à ce qu'elle ne l'entendît que bien faiblement.
L'ayant alors fait arrêter, il alla aussitôt à elle, lui
déboucha l'oreille, et ferma l'autre, en observant de

lui faire fermer la bouche, pour que le son ne parvînt pas à l'oreille par la trompe d'Eustache. Il retourna à sa place, et recommença à faire sonner sa montre. La personne qui faisait le sujet de l'expérience l'entendit alors. Vandermonde lui fit signe de s'éloigner encore, jusqu'à ce qu'elle n'entendît presque plus. Il résulte de cette expérience, que la fausseté de la voix dépend réellement d'une inégalité de forces dans les oreilles. Le moyen d'y remédier dans les enfans, est de s'assurer par cette expérience de l'oreille qui est la plus faible, et de l'exercer fréquemment, sans néanmoins la fatiguer. En travaillant seule, elle se fortifiera, tandis que l'autre conservera toujours le même degré de force. On rend aussi de temps en temps l'ouïe à l'enfant, pour le faire chanter, et s'assurer si les deux oreilles ont le même degré de sensibilité.

CHAPITRE IV.

Des passions, ou de l'influence du moral sur le physique.

L'ILLUSTRE Pope a dit avec raison (*Essai sur l'homme*), que les passions étaient les modifications de l'amour propre. En effet la conservation de l'homme est le centre vers lequel convergent toutes ses affections et toutes ses actions : il tend fortement vers le plaisir, qui maintient ou augmente la quantité de vie dont il jouit, et il fuit tout ce qui peut lui nuire. Le plaisir et la douleur sont donc les élémens générateurs de toutes les passions, qui, en dernière analyse, peuvent se réduire à deux, l'amour et la haine.

Le plaisir n'est que momentané. On le juge par son intensité. Sa durée établit le bonheur.

Le premier degré de plaisir est la gaieté. Si cette sensation est plus vive, c'est la joie ; si elle est portée à son *maximum*, c'est la volupté : l'intervalle qui sépare celle-ci de la douleur est presque insensible ; ces deux sensations se touchent en quelque sorte.

Plus le plaisir qu'on a éprouvé est grand, plus l'âme appréhende d'en être privée : telle est l'origine de la crainte, qui s'accompagne ordinairement de l'espérance, parce que ces deux affections ont une source commune, la probabilité du bien et du mal. La crainte est remplacée par la tristesse, quand l'espérance est détruite : mais si l'homme ne voit dans l'avenir qu'une série de malheurs sans terme, alors sa tristesse se change en désespoir, et son existence lui devient odieuse.

C'est l'amour de soi qui fait parcourir avidement à l'homme les objets qui peuvent ajouter à

sa félicité : de là la curiosité. Naturellement incons-
tant, il veut varier ses sensations agréables ; et, sa
curiosité une fois satisfaite par un nouveau plaisir,
il éprouve pour celui-ci le sentiment d'admiration,
qui dans l'homme de talens se convertit en enthou-
siasme : ce sentiment est l'admiration des grandes
âmes. Il n'en est pas de même des âmes faibles ;
elles envient dans les autres les biens qu'elles ne
possèdent pas. Cette passion, l'envie, est le plus
grand fléau dans l'ordre social. Je ne suivrai pas plus
loin les développemens de l'amour de soi ; il me
suffit d'avoir esquissé la manière dont se forment les
passions.

Nous avons vu quelle était l'influence physique
des sensations sur l'économie animale, selon qu'elles
sont agréables ou pénibles : elle est la même pour les
passions. Lorsque l'âme jouit, elle opère une expansion, une intumescence des fibres : elle dilate l'épigastre ; elle porte les forces et les humeurs à la circonférence. Lorsqu'elle souffre, elle condense l'organe extérieur ; elle resserre l'épigastre, et y concentre l'action. Les passions font donc éprouver
les mêmes effets qu'une chaleur douce, et un froid
âpre et vif : aussi la transpiration est-elle diminuée
dans la haine et la tristesse, et augmentée dans le
plaisir. On observe aussi que la diminution de cette
excrétion, occasionée par l'action des causes physiques, comme par les alimens, le froid humide,

rend triste et mélancolique, au lieu que les causes qui favorisent cette fonction disposent à la gaieté, à la joie, aux voluptés. On remarque encore que la concentration habituelle des forces dans l'épigastre, produite par les impressions douloureuses ou d'autres causes soutenues, rendent le caractère sombre et haineux, au lieu que la liberté des fonctions et l'expansion des forces disposent aux sentimens agréables, et donnent cette gaieté de tempérament propre à certains individus, qui ne respirent que la volupté, et dont les mains ne s'occupent qu'à cueillir des fleurs. *Florida Antoniorum facies*, disait César, *neminem terret; flores intertexunt, et si cas nunquam acuunt: vultus illos macilentos et adustos reformido.*

C'est à tort que quelques froids moralistes ont blâmé les passions, et ont voulu faire de l'homme un être impassible, un automate, pour le conduire à la perfection. Il est aussi impossible à l'homme de vivre sans passions, que d'exister sans sentiment; elles sont nécessaires à la vie : le cœur de l'homme, dit Juvénal, a le vide en horreur. Il n'y a que l'abus des passions qui soit condamnable. Les fonctions du corps ne peuvent s'exercer d'une manière convenable qu'autant que l'épigastre reçoit et renvoie librement l'action : or, les affections de l'âme empêchent la concentration des forces et favorisent leur libre circulation, et sous ce rapport elles sont absolument utiles à la vie. Je n'entends parler ici que des affections modérées, et non des passions extrêmes, qui sont très dangereuses, et qui, portées à un haut degré de violence, peuvent donner la mort au même instant qu'on les éprouve.

Les passions agréables, portées à l'excès, ne sont pas exemptes de dangers. La joie extrême peut opérer sur l'épigastre les mêmes effets, même dans un degré plus intense que la douleur, et produire tout à coup un spasme qui, interceptant toute irradiation vitale, frappe de mort avec la promptitude de la foudre. Diagore expira de joie en voyant revenir ses trois fils vainqueurs des jeux olympiques. Sophocle mourut de plaisir en recevant une couronne à laquelle il était bien éloigné de prétendre. Polycrate, Chilon le Lacédémonien, Philipide, Denys, périrent d'un excès de joie. Le pape Léon X eut le même sort, et mourut subitement de plaisir en apprenant la nouvelle d'un malheur qui était arrivé à la France.

Il faut remarquer que la plupart des morts subites produites par les passions appartiennent à la vieillesse. Ce qui ne paraîtra pas étonnant, si on fait attention qu'à cet âge la vigueur du corps est considérablement diminuée, et que les forces et les humeurs se dirigent naturellement vers l'épigastre : or, l'effet des passions vives est de les attirer fortement vers ce foyer de la sensibilité : il résulte de la

que, l'épigastre retenant toute l'action, celle - ci
dégénère en un spasme qui met le plus grand désaccord dans les mouvemens, et qui arrête quelquefois
tout à coup les mouvemens de la vie. Les mêmes
passions sont moins à craindre dans la jeunesse :
elles ne font qu'ébranler le corps, et les forces sen-
sitives sont plus capables de supporter les chocs
violens des vives affections. L'épigastre, qui à cet
âge réfléchit aisément les forces vers la circonférence, est moins disposé à les retenir, et par conséquent à favoriser les dangereux effets des passions.
Il n'y a en général que les affections modérées qui
soient exemptes de dangers : encore faut-il qu'elles
ne soient pas long-temps soutenues, surtout si elles
sont du genre des pénibles ; autrement elles donnent lieu à des maux physiques très graves, si par
leur violence elles ne font pas mourir subitement.
Leur effet, comme nous l'avons dit, est de déterminer les courans d'oscillations et les humeurs
vers les organes épigastriques. Lorsque cette détermination est constante, comme cela a lieu quand
les passions pénibles, telles que la haine, la tristesse, la crainte, les inquiétudes, etc. sont prolongées pendant un certain espace de temps, il se
forme des embarras dans les viscères, et surtout
dans le système de la veine - porte, qui, comme
l'ont très bien dit les anciens, est la source de la
plupart des maux, *porta malorum :* les humeurs

qui y croupissent s'altèrent, et forment dans ces organes affectés du spasme, des foyers d'irritation et de corruption qui jettent des irradiations dans différentes parties du système, et donnent ainsi lieu à la plupart des maladies graves, telles que les fièvres aiguës, la goutte, la mélancolie, etc.; et ces maladies se manifestent avec d'autant plus de promptitude et dans un degré d'autant plus intense, que les affections de l'âme ont été plus contraintes, ou plus long-temps renfermées et retenues (1), et que leur action est renforcée par d'autres causes, telles que les erreurs dans le régime, les veilles prolongées, les saisons, les promptes variations de température dans l'atmosphère, le progrès de l'âge, etc. qui favorisent le refoulement des forces et leur concentration dans l'épigastre.

N'oublions pas une considération importante, celle du passage subit d'une affection à une autre. Lorsque ce passage se fait successivement et par degrés, il trouble et déconcerte moins les mouvemens; il n'est pas aussi dangereux : mais lorsqu'on passe rapidement, et comme par surprise, d'une affection forte à une autre aussi forte, mais op-

---

(1) Dans les affections contraintes, le spasme semble combattre le spasme. Si on les compare avec celles où l'homme se livre librement à tous les sentimens de la douleur, et exhale ses peines par des plaintes, des gémissemens et des pleurs, on verra quelle gène et quel spasme violent doit éprouver le diaphragme dans les personnes affligées et obligées de cacher le trait qui les a blessées, souvent même de feindre un sentiment contraire.

posée, il en résulte une plus forte concentration de l'action dans l'épigastre, et souvent un spasme mortel. On connaît l'histoire de ces deux femmes qui, voyant revenir de la fameuse bataille donnée près du lac de Trasimène, où l'armée romaine fut taillée en pièces, leurs fils qu'elles croyaient morts, passèrent brusquement de la douleur la plus vive à une joie excessive, et périrent sur-le-champ. Il résulte de là un corollaire très utile, c'est que, lorsqu'on veut guérir une personne d'une passion, il faut éviter les passages rapides et les changemens subits. La joie n'est pas le remède de la douleur, ni l'amour celui de la haine. Pour calmer les passions fortes, il faut d'abord paraître les partager : en les partageant on les affaiblit, et en les affaiblissant on parvient à les éteindre.

Quoique les passions se ressemblent en général par l'identité d'action, savoir, la concentration plus ou moins forte des forces dans l'épigastre, ou leur expansion, elles ont néanmoins chacune des effets qui leur sont propres, et qui leur donnent un caractère distinctif et une sorte de physionomie.

Les affections douces et paisibles, comme la *gaieté*, la *joie modérée*, l'*espérance* et l'*amitié*, jettent de nombreuses irradiations vitales dans tous les organes, et déterminent le courant des oscillations et des humeurs vers la circonférence ; elles accélèrent la circulation, mais par un mouvement doux, égal et aisé : le pouls est plein, mais avec un caractère de mollesse ; toutes les fonctions s'exercent avec facilité et avec un sentiment de plaisir ; le visage se colore et devient vermeil, les yeux acquièrent de la vivacité, tous les traits s'épanouissent et annoncent l'heureux état de l'âme. Il n'en est pas de même dans la joie excessive : elle accélère à la vérité la circulation, mais par secousses, et s'exprime souvent par des sanglots de même que le chagrin violent ; on ressent dans l'épigastre un resserrement plus ou moins grand, et qui annonce assez le spasme du diaphragme ; le visage pâlit, les mains tremblent et les jambes se dérobent sous le corps ; il survient des défaillances, et quelquefois, comme nous l'avons dit, la mort.

La *tristesse*, le *chagrin lent*, la *mélancolie morale*, font éprouver à l'épigastre un resserrement douloureux, qu'on désigne par cette expression vulgaire, et qui est exacte : le *serrement du cœur*. Cette constriction spasmodique, qui est l'effet de la concentration des forces, gêne l'action des poumons et fait pousser des soupirs. On dirait que toutes les forces ont abandonné l'organe extérieur, tant le corps est abattu : le pouls est serré, petit, quelquefois lent, et d'autres fois fréquent, mais toujours inégal ; les sécrétions et les excrétions sont diminuées, et surtout la transpiration : les traits de la figure se décomposent et peignent l'état pénible de l'âme, qui, pour peu qu'il dure, décide bientôt l'hypocondrie, la fièvre nerveuse et autres maux semblables, dépendans du désaccord dans les mouvemens et de l'irrégularité de l'action. On a vu quelquefois des personnes mourir dans très peu de temps par l'effet d'un chagrin violent. Le médecin Fernel périt, dans un espace de temps très court, du regret d'avoir perdu son épouse. Le pape Clément VII périt de même, à l'occasion d'une lettre vive que lui avait adressée l'université de Paris. Racine et le marquis de Louvois ne vécurent pas long-temps après être tombés dans la disgrâce de Louis XIV. Marcellus Donatus et Paul Jove rapportent que, dans la guerre de Ferdinand contre les Turcs, il y eut un jeune homme qui combattait avec tant de valeur qu'il excitait l'admiration des deux partis. Il succomba enfin sous le nombre des ennemis. On désira de savoir qui il était, et, lorsqu'on eut levé la visière de son casque, il fut reconnu par son père, qui demeura immobile, les yeux fixés sur lui, et tomba mort sans dire une parole.

La *colère* est une passion forte, qui résulte de l'union de la haine et de la soif de la vengeance. L'*inimitié* en diffère par un moindre degré de violence ; elle est la colère affaiblie, et un désir prolongé de la vengeance. Elle trouble l'esprit, et déforme d'une manière horrible les traits du visage : elle précipite la circulation, et pousse avec force le sang vers la face, qu'elle rougit et enflamme. D'autres fois le spasme est général, et si violent que le visage pâlit ; la bouche est écumante et les yeux étincelans : le pouls est grand, fort et fréquent ; quelquefois aussi, petit et serré, mais toujours inégal : les membres tremblent, la respiration est gênée et interrompue par de fréquens soupirs. On voit par les symptômes qui se manifestent dans la colère, combien cette passion est dangereuse et nuisible. Elle porte particulièrement son action sur le système hépatique, et produit souvent la jaunisse. Elle donne quelquefois lieu à des hémorragies mortelles, à la rupture des cicatrices, aux inflammations, aux fièvres ardentes et aux apoplexies. On l'a vue souvent jeter ceux qui en étaient attaqués dans l'épilepsie, les convulsions, et d'autres affections nerveuses non moins graves. Bien plus, les exemples de ceux qui ont perdu la vie dans des mouvemens de colère, ne sont pas rares. Valentinien premier, reprochant en face aux députés de Bohême leur ingratitude, entra dans une si violente fureur qu'il perdit à l'instant la parole et la vie. Le roi Wenceslas fut frappé d'une attaque d'apoplexie, dont il périt quelques jours après, pour s'être violemment emporté contre un homme qui ne l'avait pas averti des troubles excités à Prague par Ziscon. L'empereur Nerva périt de même dans un accès de colère. J'ai vu mourir deux femmes, l'une dans les convulsions et au bout de six heures, et l'autre de suffocation, dans l'espace d'un jour, pour s'être livrées à des transports furieux.

La colère est une passion qui ne peut être prévenue que par une bonne éducation et une saine morale. Elle produit, ainsi que nous l'avons vu, les effets les plus terribles : elle a néanmoins quelquefois été utile, et elle a guéri plusieurs paralytiques. Hippocrate dit qu'elle n'est pas nuisible aux pituiteux, et qu'elle peut même leur être avantageuse. Il en est de même de toutes les passions fortes, pourvu qu'elles ne soient pas immodérées, parce qu'en augmentant les mouvemens, qui sont naturellement lents dans ces constitutions, elles favorisent la libre circulation des forces. Au reste on a moins à redouter l'effet des affections vives dans les pituiteux, car ils ne jouissent pas d'une grande sensibilité, et sont très difficiles à émouvoir.

La *peur* et la *crainte* produisent un resserrement subit dans l'épigastre : la respiration est gênée et entrecoupée de soupirs, le cœur palpite, tout le sang et les humeurs sont refoulés avec les forces dans l'intérieur, le visage pâlit, tout le corps devient tremblant, les jambes se dérobent sous le corps ; le pouls est petit, serré, fréquent et irrégulier. Enfin, le spasme est si violent et si général, qu'il occupe même le système veineux, et que le sang ne sort pas de la veine qu'on a incisée. Toutes les évacuations sont supprimées par l'effet de ces passions, excepté celles du ventre ; car, pour l'ordinaire, celles-ci sont augmentées, et presque toujours la peur et la crainte donnent la diarrhée. Elles ont très souvent produit des affections nerveuses incurables, comme la paralysie, l'aphonie, la mélancolie, la démence, l'épilepsie; elles disposent singulièrement le corps à recevoir l'impression des miasmes contagieux.

La peur et la crainte ont souvent donné subitement la mort. Marcellus Donatus rapporte qu'un enfant tomba mort au milieu d'un champ, pour avoir vu de grand matin, le ciel étant encore obscur, deux personnes vêtues de noir à côté de lui. Il est beaucoup d'exemples de ce genre qui prouvent combien il est dangereux d'effrayer les enfans par des contes absurdes de revenans et de diables; les moindres inconvéniens qui en résultent sont de détruire l'énergie de l'âme, et de rendre les hommes pusillanimes pour le reste de la vie. Zacutus le Portugais rapporte qu'un enfant qui se baignait dans la mer, fut tellement effrayé d'un coup de canon que tira un vaisseau qui partait, qu'il mourut dans un quart d'heure d'une attaque d'épilepsie.

Van der Wiel a laissé l'observation d'un écartement des os pariétaux, produit par la peur (1); et Robert Boyle fait mention d'une femme qui fut attaquée de la paralysie, pour avoir vu noyer son fils. Marc-Aurèle-Sévérin dit, d'après Schenkius, que le sang sortit par toutes les ouvertures du corps à une religieuse qui fut effrayée de se voir entourée de soldats ennemis qui avaient l'épée nue, et qu'elle mourut en leur présence.

Il ne faut pas confondre la *terreur* avec la crainte. Celle-ci paraît agir en diminuant considérablement les forces vitales : l'autre les augmente, au contraire, et décide les mouvemens les plus forts et les plus violens. On a vu des muets acquérir l'usage de la parole, des paralytiques reprendre l'usage de leurs membres, et des personnes affectées de fièvre, d'accès opiniâtres de délire et d'épilepsie, de convulsions, guérir par l'effet de la terreur.

Van Helmont rapporte que plusieurs hydrophobes ont été guéris en les plongeant, par surprise, dans l'eau froide. Nous avons plusieurs exemples de manie guérie par ce même moyen. Salmuth dit (2) qu'un goutteux, ayant le pied couvert d'un cataplasme de navet, fut tellement effrayé par un cochon qui entra dans sa chambre

----

(1) Centur. I, observ. 1.

(2) Centur. I, observ. 48.

et qui se mit à manger le cataplasme, qu'il se mit à sauter et à courir, et que ses douleurs cessèrent à l'instant. Au siége de Sienne, en 1555, un boulet qui passa très près du marquis de Morignac, lui causa une telle frayeur qu'il fut guéri de la goutte dont il était tourmenté. Boerhaave mit en jeu cette passion avec le plus grand succès, dans l'hôpital de Harlem, pour guérir des enfans des deux sexes attaqués d'épilepsie *imitative* (1). Il fit porter au milieu de ces enfans un réchaud rempli de brasiers ardens, où l'on avait mis rou-

---

(1) La plupart des actions humaines dépendent des dispositions qu'ont les hommes à l'imitation. La cause de cette tendance naturelle à l'imitation est inexplicable. On bâille, on vomit, on rit, etc., en voyant bailler, vomir, rire, pleurer : chez les femmes, l'envie de pisser se communique, lorsqu'une d'elles manifeste qu'elle en éprouve le besoin. Nous sommes gais, tristes, silencieux, etc., selon la disposition des personnes que nous fréquentons. Il paraît que cette tendance machinale à l'imitation est plus développée chez certains peuples, et qu'elle est généralement plus grande chez les enfans, les femmes et les personnes qui ont l'esprit faible. Il n'est donc pas étonnant qu'elles contractent plus aisément l'habitude des mouvemens qu'elles voient s'opérer chez les autres.

On lit dans les *Transactions philosophiques*, qu'il y avait en Ecosse un vieillard, petit, maigre, faible, qui était porté, dès sa première jeunesse, à imiter, même malgré lui, tout ce qu'il voyait faire. Pantomime excellent, il imitait exactement tous les gestes qu'on faisait devant lui, de la tête, des yeux, des lèvres, des mains, des bras, des pieds. Il couvrait et découvrait sa tête, lorsqu'il le voyait faire à quelqu'un, et tout cela dans l'instant, avec la plus grande promptitude. Si on lui tenait les mains, pendant que quelqu'un gesticulait devant lui, il faisait tous ses efforts pour se mettre en liberté. On lui demanda pourquoi ; il répondit qu'il souffrait du cœur et de la tête : c'est pourquoi il paraissait toujours en public les yeux fermés, et dans la société il était obligé de tourner le dos à la compagnie.

Boerhaave rapporte qu'il y avait auprès de Leyde un maitre d'école qui était louche. Les parens des enfans qui fréquentaient cette école ne tardèrent pas à s'apercevoir que ceux-ci avaient acquis le même défaut dans la vue.

Salmuth dit (Centur. III, observ. 56) que, deux amans passant dans un

gir des fers, et ordonna de brûler jusqu'aux os ceux de ces enfans qui auraient l'accès épileptique. La crainte du tourment fut telle qu'ils résistèrent de toutes leurs forces à l'accès, et qu'ils furent radicalement guéris.

De sombres misanthropes ont fait un crime de l'amour, et se sont efforcés de vouloir l'anéantir dans le cœur des hommes sur lesquels ils régnaient par l'opinion. Cette doctrine, aussi absurde qu'extravagante, ne tendait à rien moins qu'à détruire l'espéce humaine, si la nature n'eût pas été plus forte que ces docteurs; elle dit à tous les êtres de se propager, et il n'y a que les apôtres du néant qui méritent d'être anéantis.

L'amour est propre à la jeunesse; l'instant où il commence à se développer, est celui où les organes ont acquis tout leur accroissement, à moins que l'embrasement des sens n'ait été prématuré. Cette passion, que les poëtes ont divinisée, est le principe et l'âme du monde physique : son empire est celui de la nature; tous les êtres animés sont

---

jardin, la jeune fille fut prise d'une violente hémorragie nasale ; son amant en fut si effrayé qu'il eut à l'instant la même hémorragie.

C'est par cette faculté imitative que l'on voit souvent une femme hystérique communiquer son accès aux femmes qui l'entourent.

Plutarque rapporte dans son *Traité des vertus des femmes*, qu'à Milet, ville de Carie, il y eut dans l'air une telle influence, que toutes les filles se donnaient la mort sans aucune cause : il parait que celles qui se tuèrent les premières, servirent de modèle et d'exemple au plus grand nombre de celles qui furent ensuite victimes de cette épidémie.

soumis à ses lois : elle est la source du bonheur, mais souvent aussi celle des maux les plus cruels. L'amour heureux embellit non seulement la vie, et répand la sérénité sur son horizon, mais il entretient la santé et multiplie l'existence; bien plus, tel est son pouvoir, qu'il opère souvent la guérison de bien des maladies auxquelles l'art n'oppose que des moyens impuissans. La seule espérance de posséder l'objet de ses vœux, a opéré quelquefois de semblables prodiges. Mais l'amour malheureux remplit la vie d'amertume et de regrets, et donne naissance à des affections nerveuses cruelles, telles que la mélancolie, l'hystérie, la catalepsie, la consomption, la nymphomanie, etc.

L'amour se compose de plusieurs passions différentes : le désir, l'espérance, le plaisir, les chagrins, la jalousie, et quelquefois le désespoir, sont le nombreux cortége dont il est accompagné. Il produit donc sur l'économie animale différens effets, et dans des degrés plus ou moins grands, selon que l'une de ces passions est dominante, ou qu'elle est contre-balancée par une ou plusieurs autres. L'amour non excessif est, sous les rapports physiques, utile et même nécessaire à la jeunesse, en ce que les différentes passions qu'il enfante occasionent des ébranlemens vifs et passagers dans l'épigastre, et de là dans les autres organes, et que les successions rapides de spasme et d'atonie, qu'elles déterminent

dans le diaphragme, favorisent la circulation des
forces toniques, qui entretient l'harmonie des fonctions et par conséquent la santé.

En général, l'amour heureux produit l'expansion
des forces ; il augmente l'énergie vitale, et rend le
pouls fort, fréquent et développé. Il n'en est pas
de même lorsqu'il se complique de la crainte ou de
la jalousie : ces passions produisent un resserrement spasmodique dans l'épigastre, répandent une
sorte de sensation douloureuse sur tous les organes,
et rendent le pouls inégal. Ce fut par le pouls
qu'Hippocrate découvrit l'amour de Perdica pour
Philas, et Érasistrate, la passion qu'avait conçue
Antiochus pour sa belle-mère Stratonice.

L'amour violent, et celui voisin de la jouissance,
augmentent l'action, les forces et la chaleur ; ils
colorent le visage et l'enflamment ; les yeux deviennent brillans ; la respiration éprouve de légères in-
terruptions ; le cœur palpite, et les membres sont
affectés de tremblement : mais, immédiatement
après que la passion est satisfaite, tout le corps
tombe dans une sorte d'affaissement, et tous les
mouvemens et les actions ne tardent pas à rentrer
dans l'ordre et à reprendre leur état naturel.
L'amour violent est peu susceptible d'être réprimé
et de céder aux impulsions de la raison ; sans cesse
occupé de l'objet de ses désirs et de la crainte de
le perdre, il donne naissance à tous les phénomènes

que produisent les contentions fortes et assidues de l'âme, jointes à la crainte. L'amour violent a quelquefois causé la mort. Un soldat amoureux d'une fille, lui avait donné un rendez-vous la nuit : comme elle tardait à venir, il se lève à la hâte pour aller à sa rencontre. Du moment qu'il l'aperçoit, il se précipite vers elle, et, l'embrassant avec transport, il jette un cri de douleur et expire (1). On connaît l'aventure de ce jeune homme qui, étant épris d'une violente passion pour mademoiselle Gaussin, vint un jour se jeter à ses pieds, et y expira d'amour, de plaisir et de fureur. Borsinius (2) rapporte qu'une demoiselle de Sienne, appelée la Vénus par excellence, mourut subitement au départ du comte Curiale, son amant. L'amour fit tant d'impression sur un jeune homme qui était assis à table auprès d'une jeune veuve aimable, que le sang lui sortit avec impétuosité d'une des veines du front.

L'*amitié* est un sentiment doux, et qui diffère entièrement de l'amour, en ce que celui-ci est toujours guidé par l'appétit matériel des sens, tandis que l'autre est l'union qui existe, indépendamment des sens, entre deux personnes sensibles et vertueuses. L'amitié a aussi ses martyrs. Au siége de

---

(1) Ephémérides d'Allemagne, décade 3, ann. 9, page 193.
(2) Histoire de Hongrie, liv. 3, dec. 3.

la Chapelle, un Espagnol mourut en tenant embrassé le cadavre de son ami. Horace ne survécut que neuf jours à la perte de Mécène.

De même que l'amour est le ressort du monde physique, *l'ambition* est le principe du monde moral. Mais il y a cette différence entre ces deux passions, que l'amour a pour objet des jouissances physiques, et que l'ambition aspire à un bonheur de préjugé. Le premier s'éteint ou languit par la jouissance, et l'autre en est alimentée : les désirs de l'ambitieux s'irritent davantage à mesure qu'ils sont satisfaits, et il voit toujours au-delà du plaisir qu'il goûte; c'est ce qui l'empêche d'en jouir. L'ambition vit dans le cœur de l'homme, et s'y modifie de mille façons différentes, selon son caractère et les circonstances dans lesquelles le hasard l'a placé. Elle se compose de plusieurs autres passions, et produit sur l'économie animale des actions différentes, selon les diverses affections auxquelles elle se trouve réunie. L'âme de l'ambitieux, toujours fixée sur les événemens, flotte sans cesse entre la crainte et l'espérance, et fait éprouver au corps non seulement les effets de la passion dominante, mais encore ceux des contentions fortes et soutenues. Lorsque l'ambition est excessive et que le succès ne répond pas à son attente, les chagrins et l'envie amènent souvent un fatal désespoir, ou minent et consument lentement le corps.

De toutes les affections qui accompagnent l'ambition, il n'en est point de plus funeste que l'envie : on l'a vue quelquefois donner la mort, à l'instant même où l'ambitieux rencontrait l'objet de sa passion. Tissot rapporte l'histoire d'un magistrat suisse qui tomba mort aux pieds de son heureux concurrent, au moment où il s'approchait pour le féliciter de l'avoir emporté sur lui dans une élection populaire. On connaît tous les maux que cette passion, qui est elle-même composée du désir, de la douleur et de la haine, occasionne dans l'enfance. On voit fréquemment des enfans être affectés d'obstructions, de fièvres lentes, de consomptions, de convulsions, et d'autres maladies non moins dangereuses, parce que des parens ou des instituteurs, souvent injustes, leur témoignent moins d'amitié et leur font moins de caresses qu'aux autres.

On peut rapporter à l'ambition l'amour effréné des richesses et la passion du jeu. L'amour des richesses n'est pas une passion criminelle par elle-même, puisqu'elles sont les instrumens de nos besoins et de nos plaisirs. Mais il blesse l'ordre social, et il devient un crime, lorsque, porté à l'excès, il fait employer des moyens obliques et illégitimes pour s'enrichir, ou lorsqu'il dégénère en avarice, espèce de monstre qui tourmente cruellement ses victimes, pour rendre malheureux tout ce qui l'environne.

La passion du jeu dérive de la soif des richesses et du désœuvrement. Elle est aussi nuisible à la société que préjudiciable à la santé : elle prive la première de la portion de travail, d'industrie ou de talens que chaque individu lui doit ; et elle donne lieu à tous les maux qui dépendent de la vie sédentaire, de la contention excessive de l'esprit, et des passions qui en sont inséparables. Souvent elle corrompt le cœur au point de faire commettre des injustices ; et, comme l'a très bien dit madame des Houlières,

> Le désir de gagner, qui nuit et jour occupe,
>   Est un dangereux aiguillon.
> Souvent, quoique l'esprit, quoique le cœur soit bon,
>   On commence par être dupe,
>   On finit par être fripon.

Quoique l'ambition produise des effets funestes, elle n'est pas néanmoins par elle-même plus mauvaise que l'amour, lorsqu'elle est contenue dans de justes bornes, car la nature nous dit d'agrandir notre être aussi-bien que de le multiplier. Cette passion, dirigée vers une bonne fin, mérite les plus grands éloges ; elle crée les savans, les artistes et les héros, dont les efforts, animés par l'espérance de la gloire, tendent au bien général, et illustrent le pays qui leur donna le jour. Le désir de se survivre, en faisant du bien aux hommes, est l'ambi tion la plus noble et la plus louable ; et après elle c'est l'ambition de la gloire littéraire. Ces deux passions étendent l'àme, et font oser les plus grandes choses, comme les plus difficiles et les plus utiles aux hommes.

On a vu quels étaient les dangers qui résultaient de l'abus des passions : il n'est pas aussi aisé de les prévenir. Une éducation sage est la seule digue qu'on puisse leur opposer, et souvent elle est impuissante. Il faut s'habituer de bonne heure à les contenir dans de justes bornes, car, pour peu qu'on leur laisse faire de progrès, elles deviennent de cruels tyrans, qui détruisent la santé et déchirent impitoyablement leurs victimes.

Il n'est pas en notre pouvoir d'empêcher les excès subits de joie et de tristesse, qui mettent le désaccord dans les mouvemens de la machine, et quelquefois donnent la mort. Néanmoins, en s'accoutumant à ne voir qu'avec quelque indifférence les événemens de la vie, on peut parvenir à être moins sensible à ceux qui sont extraordinaires et inattendus ; c'est le moyen le plus sûr de diminuer cette grande vivacité avec laquelle on se laisse aller au premier mouvement des passions.

Les personnes qui sont nées avec un tempérament porté à la volupté, doivent s'interdire l'usage des alimens succulens et échauffans, ainsi que celui du vin et des liqueurs, *sine Cerere et Baccho friget Venus*. Il convient qu'elles ne restent pas trop long-temps au lit, et surtout lorsqu'elles ne dorment plus. Elles doivent fuir les conversations et les pensées libertines, les peintures lascives et les livres obscènes, mais surtout les personnes avec lesquelles elles ont eu des liaisons tendres ; elles ne doivent pas rester oisives, et même il est indispensable qu'elles fassent des exercices fatigans, car la source de l'amour est dans l'oisiveté. On demanda à Théophraste ce que c'était que l'amour ? Il répondit que c'était une maladie de l'âme oisive. C'est ce qui a fait dire à Ovide :

> Otia si tollas, perière cupidinis arcus,
>   Despectæque jacent et sine luce faces.

Le travail est l'antidote de cette passion, a dit avec raison le philosophe de Genève ; et, en effet, quand les bras sont exercés, l'imagination se repose, et quand le corps est bien las, le cœur ne s'échauffe pas. C'est pourquoi on a conseillé la chasse pour écarter l'amour ; on a fait Diane son ennemie, et l'allégorie est très juste.

Il est bien plus difficile d'éviter les passions tristes et haineuses ; mais on peut diminuer les dangers auxquels elles exposent, par un régime doux et délayant, et, comme la digestion ne peut se faire d'une manière convenable dans ces circonstances, par rapport au spasme dont est affecté l'épigastre, il faut ne manger qu'en très petite quantité, faire de l'exercice pour rappeler les forces à la circonférence, et chercher à se distraire par des sociétés agréables, les spectacles, les lectures amusantes, et les voyages, qui ont le triple avantage de procurer de l'exercice, de faire changer d'air et de distraire l'esprit ; trois puissantes causes qui opèrent les changemens les plus avantageux.

La passion du jeu est difficile à réprimer quand on en a une fois contracté l'habitude, elle entraîne souvent avec l'altération de la santé la perte de la fortune. On ne devrait jouer que pour procurer du délassement à l'esprit. La fuite totale du jeu est le seul moyen qu'on ait à employer pour prévenir ses funestes effets.

La peur et la crainte sont des passions dont il n'est pas en notre pouvoir de détruire le germe. Il convient d'éloigner des enfans, dans la première éducation, les vieilles femmes et les domestiques, qui leur font ordinairement des contes de revenans, de fantômes, de sorciers, et de quantité d'autres absurdités, dont les impressions subsistent toute la vie ; ôtent à l'âme toute son énergie, et exposent à une infinité de maux. Tout ce qu'on peut recommander pour s'aguerrir et diminuer la disposition à la crainte et à la peur, c'est de se-

couer le joug des préjugés , en réfléchissant mûre-
ment sur les objets de nos craintes.

L'ambition des richesses et des honneurs exige
trop de soins et trop d'inquiétudes pour qu'un
homme sensé s'y livre à l'excès ; les espérances
flatteuses , et le plus souvent vaines , dont cette
passion nous berce , ne valent pas , lors même
qu'elles se réalisent , les peines et les dangers auxquels elle expose. Ses fruits ne sauraient entrer en
compensation avec la bassesse et l'infamie dont le
plus souvent le couvrent ses sectateurs. L'homme
sage , au sein de l'abondance et au faîte des honneurs , est moins occupé à monter plus haut et à
amasser davantage , qu'à jouir , et à répandre le
bonheur ; il fait consister sa félicité dans la bienfaisance et dans la sérénité d'une âme pure , et il
est digne d'en goûter long-temps les douceurs.
Heureux celui qui se persuade que tout excès dans
les passions est un vice , et dans les plaisirs , une
maladie ! Jouir des avantages et des agrémens de
la vie , sans les rechercher avec trop de peines ,
régler selon la raison les mouvemens de la nature ,
sacrifier les faveurs de la fortune et les honneurs
aux délices de la liberté , et vivre au sein de sa
famille et de l'amitié , voilà en quoi consiste le
bonheur d'ici bas.

Il y a long-temps qu'on agite cette question ,
savoir , lequel est le plus avantageux à l'homme ,

d'être sensible, ou indifférent ! L'indifférence rend incapable de goûter les douceurs de la tendresse et de l'amitié ; elle paralyse le cœur, et en ferme l'avenue à toutes les passions. La sensibilité, au contraire, fait éprouver vivement toutes les affections ; elle ouvre l'ame aux plus douces impressions, et nous fait partager les maux de nos semblables. L'homme insensible ne connaît point les plaisirs, et son cœur glacé est étranger aux voluptés de l'amour. Sans sentiment, comme sans désir, il est presque un automate. L'homme, au contraire, dont l'àme est électrisée par le sentiment, trouve sa félicité dans tout ce qui l'environne ; il s'intéresse au sort de ses semblables ; l'humanité est pour lui un lien sacré, et quelles délices ne trouve-t-il pas à partager avec l'infortune et l'amitié, ses biens et ses plaisirs ? L'homme sensible connaît donc la vie et en jouit délicieusement, tandis que celui à qui a été refusé le sentiment, est né sous un astre sinistre. Ce dernier ne connaît point les pures jouissances de l'ame ; son cœur cuirassé d'un triple airain, repousse loin de lui les plus douces impressions, il ne sacrifie jamais ni aux plaisirs, ni aux grâces, et sa vie n'est qu'un long sommeil.

CHAPITRE V ET DERNIER.

Des Travaux de l'esprit, et du Régime des gens de lettres.

LES études sont à l'âme ce que les exercices et les travaux sont au corps : elles sont utiles à la vie , lorsqu'elles sont modérées ; elles produisent les mêmes effets que les passions, et entretiennent la libre circulation des forces. Le plaisir qui accompagne l'exercice de la pensée et du sentiment se répand en quelque sorte sur tous les organes, et ne contribue pas peu à maintenir le juste équilibre d'action dans les différens foyers de la sensibilité, et l'harmonie des fonctions, desquels résulte la santé. Il n'est même pas rare de voir des hommes habitués à donner une partie de leur temps à l'étude, qui, de même que ceux qui mènent une vie active, sont bientôt affectés de maladies graves lorsqu'ils interrompent ou cessent les travaux dont ils ont contracté l'habitude. Les exercices de l'esprit, contenus dans de justes bornes, n'abrégent point les jours, ainsi que l'ont avancé quelques détracteurs des sciences , dont le cœur désavouait la plume ; et on voit la plupart des savans parvenir au plus grand âge. Homère, Parmenide, Hippocrate, Platon, Pythagore, Plutarque, sont morts dans une très grande vieillesse : Solon, Thalès et Pittacus, trois sages de la Grèce, vécurent chacun cent ans : Zénon en vécut quatre-vingt-dix-huit, Démocrite cent quatre ; Cornaro à Venise, et Fontenelle à Paris, ont augmenté le nombre des centenaires. Qui ne sait que Galilée, Boyle, Locke, Leibnitz, Newton, Boerhaave, et de nos jours Voltaire, Buffon, etc. etc. ont poussé fort loin leur carrière, et ont vécu près d'un siècle ? On serait tenté de croire que les médecins, qui fournissent aux autres les moyens de prolonger leur vie et de conserver leur santé, occupent un rang distingué parmi les hommes parvenus à un âge avancé ; mais l'expérience démontre le contraire ; c'est surtout à eux que s'appliquent ces mots : *Aliis inserviendo consumuntur, aliis medendo moriuntur.*

Les travaux excessifs de l'âme sont très nuisibles, et détruisent bientôt la constitution la plus forte. Outre les mauvais effets que produit la vie sédentaire à laquelle ils astreignent, ils sont encore nuisibles par rapport à l'application trop forte, qui suscite une foule d'affections nerveuses, rarement curables. Il faut du relâche à l'esprit comme au corps, et l'homme n'est pas plus fait pour les contentions continuelles que pour une action perpétuelle : il serait aussitôt détruit par l'une que par l'autre (1). C'est principalement sur le cerveau que l'application forte et constante produit sa funeste action ; on a vu les plus beaux génies s'éclipser bientôt et délirer, parce qu'ils n'avaient pas usé sobrement de l'étude. Tissot rapporte l'exemple de quelques enfans nés avec de grandes dispositions, que des instituteurs insensés forçaient à des études immodérées, et qui en contractèrent l'épilepsie pour le reste de leur vie. Van Swieten dit avoir observé la même chose. Hoffmann parle d'un jeune homme qui éprouvait des accès épileptiques toutes les fois qu'il s'était appliqué à l'étude plus que de coutume. Pétrarque paya tout aussi chèrement son penchant pour l'étude. Pascal voyait sans cesse à ses pieds un gouffre de feu ; Jurieu, célèbre par ses disputes théologiques et par un commentaire de l'Apocalypse, était fréquemment tourmenté de coliques, qu'il attribuait à sept cavaliers qui se battaient dans ses entrailles. Il existe une multitude de faits semblables, qui prouvent combien il est dangereux de se livrer avec excès et sans ménagement à la culture des sciences. Je ne doute pas même que les affections nerveuses, si communes de nos jours, ne dépendent en grande partie de cette espèce de fureur que la plupart des jeunes

____

(1) *Morbus est etiam aliqui per sapientiam mori.* PLIN.

2.   37

personnes ont pour la lecture des romans, qui non seulement corrompent le cœur et le disposent aux passions, mais encore jettent le système nerveux dans une mobilité extrême, de laquelle résultent le désordre et l'irrégularité des mouvemens, sources d'une infinité de maux.

La région épigastrique concourt puissamment aux travaux de l'âme, et surtout le diaphragme, l'estomac et la grande courbure du colon. C'est dans ces parties que sont réfléchies les forces, qu'elles se fixent et se concentrent lors des profondes méditations comme des grands efforts corporels : les poumons semblent dans ces circonstances être refoulés vers les parties supérieures ; c'est pourquoi la respiration se ralentit; quelquefois elle est suspendue et mêlée de soupirs. On éprouve dans cette région un resserrement semblable à celui qu'opèrent les affections pénibles. On conçoit aisément, d'après cela, que les travaux immodérés de l'esprit altèrent les forces digestives, et disposent à la mélancolie, qui reconnaît pour cause l'habitude qu'ont prise les forces et les humeurs de se diriger constamment vers l'épigastre, et d'y former des embarras. Le mécanisme des opérations intellectuelles est dans la plus grande dépendance de l'action de l'épigastre ; le cerveau ne peut agir sans lui : la ten-

sion du diaphragme, de l'estomac, de la grande courbure du colon, et de presque tous les organes épigastriques, est nécessaire aux méditations. Ces organes sont en quelque sorte les excitateurs du cerveau ; ce sont eux qui l'électrisent et qui en font jaillir la pensée : mais si leur action constante favorise les élans du génie, ils sont très préjudiciables à la santé et abrégent la durée de la vie. « Que l'on considère, dit Robert (1), un
» homme fortement occupé de son objet : il
» semble qu'il soit devenu insensible. Rien d'ex-
» térieur ne peut remuer son âme : on lui parle,
» il n'entend pas ; si on le touche, il ne le sent
» pas ; il n'aperçoit pas même les objets qui
» sont sous ses yeux. Les organes de ces divers
» sens semblent être privés d'action. Pourquoi
» donc cette singularité d'effets ? N'est - ce pas
» parce que l'action se trouve partagée entre le
» centre phrénique et le cerveau ? Ou bien,
» c'est que tout l'effort se porte à l'intérieur d'où
» il naît une nouvelle détermination dans le cou-
» rant des humeurs ; elles se portent plus au
» ventre, et donnent lieu à la mélancolie, quand
» le travail est long et se répète souvent. » On
voit en effet que lorsque cette direction des ose

---

(1) Traité de médecine, tome II, page 51.

lations nerveuses et des humeurs est habituelle et constante , il doit en résulter un surcroît d'action pour les organes épigastriques, et l'affaiblissement des autres ; et, les forces étant si inégalement réparties , il n'y a plus d'harmonie dans les mouvemens : les fonctions, surtout celles des viscères abdominaux , se dépravent, et c'est de là que dérivent une multitude de maux , qui se développent surtout dans l'âge viril , parce que c'est à cet âge que les forces , qui étaient expansives dans la jeunesse , prennent une direction contraire et convergent vers l'intérieur.

Les jeunes gens sont moins exposés aux dangers qu'entraînent après elles les études excessives , parce que , comme je l'ai dit en parlant des passions , les mouvemens et l'action se dirigent naturellement vers l'organe extérieur, et que l'épigastre est moins disposé à les retenir. Cependant cet âge n'est pas tout à fait exempt des suites fâcheuses qu'entraînent les études immodérées , surtout prolongées dans la nuit. Le somnambulisme d'un étudiant en médecine , rapporté par Bohn (1), une catalepsie complète arrivée à un autre, d'après le rapport de Fernel (2), en sont une preuve non

---

(1) HALLER , *Thes. med. pract.* , t. VII , p. 439.
(2) Pathol. , l. 5 , chap. 1.

équivoque, de même qu'une observation de Wep-
ffer (1), relative à un jeune homme de vingt-deux
ans qui, à force d'étudier, contracta une manie si
violente qu'il blessa plusieurs personnes et tua son
garde.

Quoique les effets des passions diffèrent peu de
ceux que produisent les travaux immodérés de
l'âme, l'action de ceux-ci est cependant moins
violente sur le centre phrénique, mais bien plus
forte sur le cerveau. De là vient que les grandes
contentions produisent plutôt des affections cérébrales, et les passions, des maladies qui ont leur
foyer primitif et immédiat dans les entrailles, telles
que les fièvres nerveuses, la mélancolie *cum ma-
terie*, etc. L'épigastre, dans les études immodérées
et constantes, réfléchit le spasme dont il est frappé
vers le cerveau, et en trouble l'organisation. Il est
très commun de voir la migraine, la surdité, la
cécité, l'apoplexie, la paralysie, mais surtout l'im-
bécillité, etc., être le triste partage des hommes
de lettres et des génies qui ont le plus illustré leur
siècle. Ils sont punis, a dit Tissot, par la partie
qui a péché. Le cerveau, trop long-temps ébranlé,
perd enfin la faculté de l'être : il tombe dans l'affaissement, et devient incapable de l'érection nécessaire, non pas seulement pour de nouvelles

____

(1) *Obs. de affect. cap.*, obs 85.

conceptions , mais encore pour se retracer les idées acquises; aussi voit-on pour l'ordinaire la mémoire s'affaiblir la première , et bientôt après les muscles de l'âme restent privés entièrement de leur ressort et de leur action.

Il est donc très dangereux de se livrer immodérément à l'étude , et il est absolument nécessaire à la santé des gens de lettres, qu'ils soulagent leur esprit par des récréations capables de les égayer et de leur faire oublier les affaires du cabinet , qu'ils fassent au grand air des exercices proportionnés à leurs forces, et qu'ils observent un régime analogue à la nature de leurs travaux.

On leur a conseillé avec raison les amusemens , les spectacles, la musique , la société , et surtout la fréquentation de personnes gaies et enjouées, dont une sorte de mépris les éloigne souvent pour leur malheur; en un mot, tout ce qui peut procurer à l'esprit fatigué des distractions agréables et lui rendre des forces. L'exercice du corps au grand air est absolument indispensable aux gens de lettres, pour reporter à l'organe extérieur les forces que les études ont concentrées dans l'épigastre, et ainsi en favoriser la circulation. Les promenades à pied, à cheval, les jeux qui mettent en action tous les membres, et la culture de la terre, leur sont de la plus grande utilité ; la dernière surtout, qui a l'avantage d'exercer non seulement toutes les parties, mais encore de porter dans le système l'arome suave et vivifiant des plantes. Les voyages ou promenades sur l'eau sont un excellent moyen de prévenir et de dissiper les obstructions du bas-ventre, de délayer la bile, de rétablir la perspiration, et en général de favoriser toutes les excrétions : les hommes de lettres qui ont l'occasion de se procurer ce mouvement avantageux, ne devraient pas la négliger. Les anciens étaient déjà convaincus de son utilité. L'empereur Auguste, qui était lui-même homme lettré et sujet à toutes les incommodités de cet état, préférait cet exercice à tous les autres (1). La natation procure les mêmes avantages.

Les médecins mécaniciens ont prétendu que les travaux de l'âme, comme ceux du corps, épuisaient les esprits animaux, et que de cette cause dépendaient la langueur des organes et la faiblesse qu'on ressent dans tous les membres. Cette erreur, ainsi que l'a très bien observé De Seze, est d'autant plus dangereuse qu'elle éloigne des secours les plus efficaces pour prévenir ou soulager les maux qu'entraînent les fortes contentions, secours qui consistent dans les exercices du corps. Si en effet ces esprits sont épuisés, l'exercice doit nécessairement nuire, puisqu'il augmente la débilité en évaporant

____

(1) *Si quo mari pervenire posset, potius navigabat.* Suétone.

une plus grande quantité d'esprits. Mais une multitude d'observations prouvent le contraire, et, pour en citer une bien convaincante, je rapporterai celle d'un homme âgé de trente ans, dont parle Robert (1).

« Cet homme, plein de sagacité, et doué d'une » imagination vive, a eu l'enfance et la jeunesse les » plus orageuses. Depuis l'âge de vingt ans son tem- » pérament s'est fortifié, et sa santé, quoique déli- » cate, est beaucoup meilleure. Cet homme aime » beaucoup le travail ; quelquefois il lui arrive de » s'y livrer avec trop d'ardeur et d'opiniâtreté. Les » suites de ces excès sont un tremblement de tous » les membres, et une faiblesse extrême, qui, à la » vérité, ne sont que passagers. Ce qui lui réussit » le mieux pour sortir de cet état d'anéantissement, » sont des promenades longues et forcées ; quoi- » qu'il les fasse immédiatement après son travail, il » n'en est pas moins assuré de recouvrer toutes ses » forces. »

Cette seule observation est suffisante pour prouver que l'effet du travail de l'esprit n'est pas de causer un épuisement réel, mais bien de diriger toute l'action vers un même foyer, qui la retient au lieu de la réfléchir ; qu'il en prive les autres parties, et produit ainsi une faiblesse, non d'épui-

____

(1) Traité de médecine, tome II, page 223.

sement, mais de concentration, que l'exercice dissipe. .

Le régime des gens de lettres doit être analogue aux forces, et on ne voit pas qu'ils doivent s'abstenir d'aucune espèce d'alimens sains, pourvu qu'ils en usent modérément. Il convient seulement qu'ils évitent ceux de difficile digestion, et surtout ceux gras, visqueux, les fritures, la pâtisserie, les légumes venteux, les viandes dures, fumées, salées, etc. Ces sortes d'alimens ne sauraient convenir à la plupart des gens de lettres, chez lesquels l'action vitale, concentrée dans l'épigastre, dégénère bientôt en un spasme vif, pour peu qu'ils usent de substances alimentaires d'une digestion difficile ; quant à ceux même qui sont plus forts et dont les facultés digestives ont plus d'énergie, il est aussi prudent qu'ils s'en abstiennent.

On a recommandé aux gens de lettres l'usage de l'eau pour toute boisson. Ce conseil sévère, et démenti par l'exemple des médecins hommes de lettres qui l'ont donné, peut être utile dans quelques circonstances particulières ; mais on ne voit pas qu'une petite quantité d'un vin généreux et léger, pur ou trempé d'eau, puisse être nuisible. L'expérience prouve d'ailleurs le contraire : si l'on cite les exemples de Démosthène, de Locke et de Haller, etc., qui n'ont jamais bu de vin, on y peut opposer une foule de savans et d'artistes qui en ont fait usage sans inconvénient ; et il n'y a que ceux qui ne se sont pas contenus dans les bornes que prescrivent la raison et le désir de se conserver, auxquels cette boisson ait été préjudiciable. En général , la vie abstème n'est guère convenable qu'à ceux qui en ont contracté l'habitude de bonne heure. Le vin est le premier des toniques et des cordiaux : il convient donc aux hommes de lettres , dont les forces ont besoin d'être réparées , et l'esprit égayé. Il aide le travail de la digestion ; et , sans contredit, il vaut bien la rhubarbe , l'aloès , et autres drogues semblables d'apothicaire que , par une des contradictions les plus bizarres, l'on a conseillées aux gens de lettres , comme toniques et fortifians.

Ce que je viens de dire du vin doit s'étendre au café, qui, pris modérément et non habituellement, ne peut être qu'avantageux aux hommes de lettres ; il n'y a que ceux qui ont des nerfs d'une extrême mobilité , ou ceux auxquels il cause des insomnies, le tremblement, etc., ou d'autres symptômes nerveux, qui doivent absolument s'en interdire l'usage. L'exemple de Fontenelle , de l'immortel Voltaire, et de tant d'autres grands hommes qui faisaient leurs délices de cette boisson excitante, et qui néanmoins sont parvenus à un grand âge , réfute victorieusement tous les vains argumens de ces docteurs qui, de leur cabinet, dictent au genre humain des leçons qu'on ne suit guère, et qu'eux-mêmes ne mettent pas en pratique. Il y a d'ailleurs des hommes de lettres auxquels l'usage du café est indispensable.

Un conseil plus utile aux gens de lettres est celui de ne pas se livrer à l'étude immédiatement après le repas, parce que, les forces se trouvant partagées entre le cerveau et l'estomac, ils n'en ont pas assez l'un et l'autre pour remplir leurs fonctions ; l'étude devient, dans ce cas, pénible et infructueuse, et la digestion en est troublée. Il faut, pour travailler utilement et conserver sa santé, ne se mettre à l'ouvrage qu'une heure au plutôt après le repas.

Il n'est guère possible d'assigner les heures les plus convenables à l'étude : cela dépend beaucoup des dispositions dans lesquelles on se trouve, et de l'habitude qu'on a contractée. Il n'y a qu'une règle à suivre sur ce point, c'est de se livrer au travail quand il est aisé, et de le fuir lorsqu'on n'a pas la conception facile et les idées nettes. Il est des personnes qui travaillent mieux l'après-midi ou la nuit que dans les autres parties du jour : mais assez généralement c'est le travail du matin qui est le plus profitable, et, comme l'ont très bien dit les poëtes, l'aurore est l'amie des muses; outre qu'on est moins distrait, c'est qu'on a les idées plus heureuses, et l'imagination plus vive, surtout lorsque le souper de la veille a été léger et pris de bonne heure.

Il est utile aussi que les gens de lettres établissent leur muséum dans la partie la plus élevée de la maison ; qu'il soit vaste, bien éclairé, aéré et, autant qu'il est possible, exposé à l'est, et plutôt à la campagne que dans les villes. Le choix d'un bon air est de la plus grande importance ; il influe sur l'âme aussi-bien que sur le corps. Un air sain, dit Hippocrate, donne de l'esprit, un air épais le rend lourd :

Bœotum in crasso jurares aëre natum.

Il faut de même, pour bien vaquer aux études, un air tempéré, qui ne soit ni trop chaud ni trop froid. Dodart (1) parle d'un jeune homme, d'un esprit précoce, qui perdait entièrement la mémoire pendant les jours caniculaires, et qui la récupérait aussitôt que l'air était un peu rafraîchi ; et Lancisi, médecin des papes Innocent XI et Clément XII, écrit à Cocchi que pendant les grandes chaleurs de l'été il était incapable de méditer et d'écrire.

Les gens de lettres doivent se livrer rarement aux plaisirs de l'Amour, qui non seulement sont préjudiciables à leur santé, mais qui affaiblissent l'énergie du cerveau, nécessaire à la production

____

(1) Hist. de l'Académie roy. des sc., 1705, p. 72.

de la pensée : Minerve fréquente rarement les jardins d'Idalie.

Ils doivent dormir au moins sept à huit heures par jour, et ne point prolonger leurs veilles trop avant dans la nuit : celles-ci renforcent la tension et le spasme des organes épigastriques, qui rendent dans la suite le sommeil presque impossible, et qui occasionent l'irrégularité dans les mouvemens ; elles portent le trouble dans les fonctions, et augmentent les causes des maladies attachées à l'amour excessif des lettres.

Pervigiles meditabundus ne ducito noctes ;
Ordo placet Musis et amant alterna Camœnæ.
Si delectari somno viresque lucrari
Inde cupis, serâ meditari desine nocte.

Carm. de hom. sano et ægroto.

FIN.

TABLE

DES SECTIONS ET CHAPITRES

CONTENUS

DANS CE SECOND ET DERNIER VOLUME.

Fin de la Table.

www.ingramcontent.com/pod-product-compliance
Lightning Source LLC
LaVergne TN
LVHW010601180726
843502LV00001B/102